# Die Handtherapie

Andrea Moser

# Die Handtherapie

Behandlungsstrategien für die
Ergotherapie und Physiotherapie

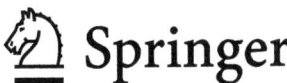

Andrea Moser
St. Veit an der Glan, Österreich

ISBN 978-3-662-71174-3    ISBN 978-3-662-71175-0  (eBook)
https://doi.org/10.1007/978-3-662-71175-0

Die Deutsche Nationalbibliothek verzeichnet diese Publikation in der Deutschen Nationalbibliografie; detaillierte bibliografische Daten sind im Internet über https://portal.dnb.de abrufbar.

© Der/die Herausgeber bzw. der/die Autor(en), exklusiv lizenziert an Springer-Verlag GmbH, DE, ein Teil von Springer Nature 2025

Das Werk einschließlich aller seiner Teile ist urheberrechtlich geschützt. Jede Verwertung, die nicht ausdrücklich vom Urheberrechtsgesetz zugelassen ist, bedarf der vorherigen Zustimmung des Verlags. Das gilt insbesondere für Vervielfältigungen, Bearbeitungen, Übersetzungen, Mikroverfilmungen und die Einspeicherung und Verarbeitung in elektronischen Systemen.
Die Wiedergabe von allgemein beschreibenden Bezeichnungen, Marken, Unternehmensnamen etc. in diesem Werk bedeutet nicht, dass diese frei durch jede Person benutzt werden dürfen. Die Berechtigung zur Benutzung unterliegt, auch ohne gesonderten Hinweis hierzu, den Regeln des Markenrechts. Die Rechte des/der jeweiligen Zeicheninhaber*in sind zu beachten.
Der Verlag, die Autor*innen und die Herausgeber*innen gehen davon aus, dass die Angaben und Informationen in diesem Werk zum Zeitpunkt der Veröffentlichung vollständig und korrekt sind. Weder der Verlag noch die Autor*innen oder die Herausgeber*innen übernehmen, ausdrücklich oder implizit, Gewähr für den Inhalt des Werkes, etwaige Fehler oder Äußerungen. Der Verlag bleibt im Hinblick auf geografische Zuordnungen und Gebietsbezeichnungen in veröffentlichten Karten und Institutionsadressen neutral.

Springer ist ein Imprint der eingetragenen Gesellschaft Springer-Verlag GmbH, DE und ist ein Teil von Springer Nature.
Die Anschrift der Gesellschaft ist: Heidelberger Platz 3, 14197 Berlin, Germany

Wenn Sie dieses Produkt entsorgen, geben Sie das Papier bitte zum Recycling.

*Dieses Buch ist all jenen gewidmet, die mich inspiriert, begleitet und unterstützt haben. Besonders aber gilt mein Dank meinen wahren Lehrmeisterinnen – all meinen Handpatientinnen. Wie oft habe ich euren Mut und eure Geduld bewundert, eure Fähigkeit, immer wieder zur Therapie zu kommen und unermüdlich für eure eigene Gesundheit zu arbeiten. Eure Entschlossenheit, eure gesunde Hand zurückzugewinnen, ist für mich eine große Quelle der Inspiration.*

# Vorwort – über Bauchgefühl und Fachwissen

Eine Handtherapeutin besitzt fundiertes therapeutisches Fachwissen über Verletzungen und Erkrankungen an Händen und deren Behandlung. Dabei spielen Einfühlungsvermögen, Zuversicht und ein aufmerksames Bauchgefühl eine entscheidende Rolle in der professionellen Ausübung des Berufes. Bauchgefühl – ist es nicht fahrlässig, sich in einem medizinisch-therapeutischen Kontext darauf zu berufen? Ganz und gar nicht, wenn genau überlegt wird, woher dieses Bauchgefühl entspringt. Es zeigt sich, dass Vertrauen in das eigene Bauchgefühl immer mehr gerechtfertigt ist.

Bauchgefühl entsteht durch langjährige praktische berufliche Erfahrung, gekoppelt mit großer fachlicher Expertise und Neugier. Es läuft im Gehirn hinter der Ebene der bewussten Gedanken ab. Alle Vorerfahrungen aus dem Fachbereich werden einbezogen, um die bestmögliche Lösung zu berechnen. Dieser Prozess durchläuft so viele Ebenen im Gehirn, dass am Ende unklar bleibt, worauf genau dieses Gefühl beruht. Dennoch ist es verlässlich und ein guter Berater im Hintergrund, auch wenn es in einer von Röntgenbildern, Ultraschall und Evidenzen geprägten Welt nicht mehr im Vordergrund steht.

Therapeutinnen, die bereits viele Handverletzungen behandelt haben, wissen intuitiv, wie viel Übungsbelastung bei einer bestimmten Verletzung angebracht ist, sodass sie für die genähte Sehne nicht zu viel wird. Sie können einschätzen, ob eine Übung hilfreich sein wird und die Funktion verbessern kann. Das therapeutische Bauchgefühl meldet beispielsweise Alarm, wenn Frau Musterfrau – die Hauptfigur dieses Buches – einem Kreislaufkollaps nahe ist, weil der Anblick ihrer Verletzung für sie herausfordernd ist. Gleichzeitig gibt es das Vertrauen, dass Frau Musterfrau nicht umfallen wird, wenn ihre Gedanken rechtzeitig abgelenkt werden, etwa durch ein belangloses Gespräch. Das Bauchgefühl motiviert zum Zögern, Nachdenken, Anpassen der Belastung oder zu einem Handeln mit Zuversicht. „Das wird schon wieder", sagt die Therapeutin. Woher kommt diese Sicherheit? – Vom Bauchgefühl.

Doch wie es der Lauf der Zeit so will, nehmen Therapeutinnen ihr erlangtes praktisches Fachwissen mit in den Ruhestand oder behalten all ihre individuellen Ideen und persönlichen Erfahrungen in den vier Wänden ihres Therapieraums. Und damit auch ihr Bauchgefühl. Ein großer Verlust, der wenig sinnvoll erscheint.

Aus diesem Gedanken heraus entstand die Idee, in diesem Buch einen Einblick in einen Therapieraum zu gewähren – vergleichbar mit einem Blick durch ein offenes Fenster. Allerdings geht dieser Einblick noch weiter: Er reicht bis in die

Gedankenwelt der Therapeutin und der Patientin. Auf diese Weise werden klinische Entscheidungsprozesse, die sonst oft im Verborgenen ablaufen, sichtbar gemacht. Gleichzeitig eröffnet sich ein Zugang zu den Emotionen und Überlegungen der Betroffenen.

In diesem Buch wird Frau Musterfrau, eine fiktive Patientin, die Leserinnen durch die Inhalte führen. Sowohl sie als auch die behandelnde Therapeutin wurden bewusst weiblich gewählt, um Frauen in der medizinisch-therapeutischen Fachwelt mehr Sichtbarkeit zu verleihen. Dieser Ansatz unterstreicht die Bedeutung der Frauen – insbesondere in einem Berufsfeld, das stark weiblich geprägt ist, jedoch häufig in einem männlich dominierten Umfeld agiert. Aus diesem Grund wird in diesem Buch das generische Femininum als Gendermodell verwendet. Damit sollen weibliche Rollenbilder gestärkt und die Leserinnen ermutigt werden, sich in der Fachwelt sichtbar zu machen. Selbstverständlich sind dabei alle Geschlechter respektvoll mitgemeint.

Hinter dem Namen Frau Musterfrau verbergen sich viele Geschichten, Gefühle, Diagnosen und Erfahrungen. Ihre Erlebnisse schaffen einen realistischen Praxisbezug, lassen Leserinnen miterleben und mitfühlen und eröffnen einen besonderen Blick in die Welt der Handtherapie. Der Blick durch das Fenster in den Therapieraum fungiert dabei als wiederkehrendes Stilmittel, wie ein roter Faden. Es verbindet den fachlich-wissenschaftlichen Inhalt mit praktischen Aspekten – also dem „Bauchgefühl" der Therapeutin. Auf diese Weise werden sowohl wissenschaftliche Grundlagen als auch intuitive, erfahrungsbasierte Komponenten einer Behandlung sichtbar gemacht, um einen ganzheitlichen Zugang zur Handtherapie zu vermitteln.

Dieses Buch soll kein gewöhnliches Fachbuch über Diagnosen und Behandlungsmaßnahmen sein, sondern vielmehr ein Werk, das Perspektiven und Gedanken einfängt, um Fachwissen auf eine Weise zu vermitteln, die verständlich und direkt anwendbar ist. Gerade durch diese zusätzliche Ebene möchte es die Leserinnen inspirieren und dabei unterstützen, das Gelernte unmittelbar in die Praxis zu übertragen.

Dieses Buch ist ein Begleiter für therapeutische Studienlehrgänge, eine Unterstützung für Vortragende und zugleich eine praktische Hilfe bei konkreten Fragestellungen in der Handtherapie. Es richtet sich aber auch an aktiv tätige Therapeutinnen, die ihren Behandlungsprozess reflektieren und optimieren möchten: Als wertvolles Nachschlagewerk und Inspirationsquelle – verfasst mit Herz, Verstand, einer Prise Bauchgefühl sowie fundiertem Fachwissen und wissenschaftlichen Evidenzen. Viel Freude beim Lesen!

St. Veit an der Glan, Österreich                                                       Andrea Moser

**Interessenkonflikt** Der/die Autor*in hat keine für den Inhalt dieses Manuskripts relevanten Interessenkonflikte.

# Inhaltsverzeichnis

**1 Die Hand aus verschiedenen Perspektiven** .................... 1
   1.1  Die Hand aus philosophischer Sicht ................. 1
   1.2  Die Hand verstehen – Wegweiser für eine
        gezielte Handtherapie. ........................... 2
   1.3  Die Hand und ihr ästhetischer Aspekt ................ 4
   1.4  Handtherapie – mehr als nur Funktionen. .............. 7
   Literatur. ............................................. 10

**2 Hierarchische Pyramide handtherapeutischer Behandlungsmaßnahmen.** ............................................ 11
   2.1  Die unterste Ebene der Pyramide – Adhärenz
        und therapeutische Allianz. ...................... 13
   2.2  Die 2. Ebene der Pyramide – die Patientinnenedukation. ....... 15
   2.3  Die 3. Ebene der Pyramide – der Alltagseinsatz .............. 18
   2.4  Die 4. Ebene der Pyramide – Training von Handfunktionen. ..... 19
   2.5  Die 5. Ebene der Pyramide – manuelle
        therapeutische Techniken. ........................ 23
   2.6  Die oberste Ebene der Pyramide – Maßnahmen
        mit niedriger Evidenzlage ........................ 25
   2.7  Quiz über die handtherapeutische Behandlungspyramide. ...... 27
   Literatur. ............................................. 28

**3 Die Rolle unspezifischer Faktoren in der Handtherapie** ............ 31
   3.1  Das Placebo und das Nocebo. ...................... 32
   3.2  Die Kontextfaktoren. ........................... 34
   3.3  Die Erwartungshaltung .......................... 34
   3.4  Die Bedeutung unspezifischer Faktoren im Behandlungserfolg .... 35
   3.5  Quiz über die Kontextfaktoren in der Handtherapie: .......... 36
   Literatur. ............................................. 37

**4 Anatomie für Therapeutinnen – relevant
für die handtherapeutische Praxis** ............................. 39
   4.1  Die Finger ................................. 41
   4.2  Der Daumen. ............................... 45
   4.3  Der Kleinfinger .............................. 49

| | | |
|---|---|---|
| 4.4 | Die Mittelhand | 51 |
| 4.5 | Die MCP-Gelenke | 55 |
| 4.6 | Die Handwurzel | 58 |
| 4.7 | Das Handgelenk und seine Biomechanik | 61 |
| 4.8 | Unterarm, Elle und Speiche: eine funktionelle Einheit | 65 |
| 4.9 | Die Muskulatur des Unterarmes | 68 |
| 4.10 | Die Muskulatur der Finger | 71 |
| 4.11 | Palpation der anatomischen Strukturen | 74 |
| 4.12 | Ein Blick auf ein Röntgenbild einer Hand | 77 |
| 4.13 | Quiz über die Anatomie der Hand | 79 |
| | Literatur | 80 |

**5 Die optimale Therapieeinheit** .................................................................. 81

| | | |
|---|---|---|
| 5.1 | Das hellgrüne Segment – Kontaktaufnahme und Clinical Reasoning | 82 |
| 5.2 | Das blaue Segment – Assessments, Mobilisation und funktionelle Übungstherapie | 85 |
| 5.3 | Das gelbe Segment – die Hand im Alltag benützen | 89 |
| 5.4 | Das dunkelgrüne Segment – von Belohnung und der Macht der Berührung | 91 |
| 5.5 | Top-the-Bottom-up-and-down-Ansatz | 92 |
| 5.6 | Die korrekte Übungsdosis – immer schmerzorientiert | 95 |
| 5.7 | Therapiezielformulierung, aber SMART | 97 |
| 5.8 | Quiz über die optimale Therapieeinheit, Übungsdosis und Bottom-up-and-down | 98 |
| | Literatur | 99 |

**6 Assessments – die Messung der Handfunktion** ........................................ 101

| | | |
|---|---|---|
| 6.1 | Qualitätskriterien für Assessments – was ein gutes Messinstrument ausmacht | 103 |
| 6.2 | Relevante Assessments für die Kraft und Beweglichkeit | 104 |
| 6.3 | Relevante Assessments für die Geschicklichkeit und Sensibilität | 106 |
| 6.4 | Relevante Assessments für die Alltagsperformance | 107 |
| 6.5 | Quiz über die Handfunktionen und Assessments | 111 |
| | Literatur | 112 |

**7 Funktionstraining – Kraft und Beweglichkeit für die Hand** ........................ 115

| | | |
|---|---|---|
| 7.1 | Kraft und ihre physiologischen Grundlagen | 115 |
| 7.2 | Trainingsideen für kräftige Hände | 119 |
| 7.3 | Beweglichkeit – und physiologische Grundlagen | 123 |
| 7.4 | Trainingsideen für bewegliche Hände | 125 |
| 7.5 | Quiz zu Gelenkbeweglichkeit und Kraft | 130 |
| | Literatur | 130 |

## 8 Funktionstraining – Geschicklichkeit und Sensibilität für flinke Finger ... 133
- 8.1 Geschicklichkeit und physiologische Grundlagen ... 133
- 8.2 Vielfältige Trainingsideen für geschickte Finger ... 136
- 8.3 Sensibilität und physiologische Grundlagen ... 142
- 8.4 Vielfältige Trainingsideen für die Sensibilität ... 145
- 8.5 Quiz über das Feinmotorik- und Sensibilitätstraining ... 150
- Literatur ... 150

## 9 Die Stabilität der Hand, eine verlässliche Basis ... 153
- 9.1 Handstabilität aus spiraldynamischer Sicht ... 155
- 9.2 Spiraldynamische Beurteilung einer Hand ... 156
- 9.3 Die stabilisierende Rolle der Hand und Fingerkraft ... 160
- 9.4 Übungsideen für ein stabiles Handgelenk ... 160
- 9.5 Stabilität durch Feedforward ... 164
- 9.6 Quiz über spiraldynamische Aspekte und die Stabilität der Hand ... 165
- Literatur ... 167

## 10 Manuelle Therapie – eine integrative Betrachtung ... 169
- 10.1 Manuelle Therapie – eine kritische Reflexion und Wege zur Stärkung der Evidenzbasis ... 173
- 10.2 Praktische Anleitung zur Durchführung der manuellen Therapie ... 177
- 10.3 Manuelle Therapie – die Bindegewebetechnik ... 179
- 10.4 Manuelle Therapie – die Gelenkmobilisation ... 181
- 10.5 Quiz über die Bindegewebetechnik und Gelenkmobilisation ... 186
- Literatur ... 187

## 11 Von der Wunde zur geschmeidigen Narbe ... 189
- 11.1 Die Haut – mehr als nur ein Schutzmantel ... 190
- 11.2 Die Phasen der Wundheilung ... 191
- 11.3 Wunden beurteilen – Gefahr erkennen ... 193
- 11.4 Wundheilung und Handtherapie – Von der Ruhe zur Rehabilitation ... 194
- 11.5 Die therapeutische Narbenmobilisation ... 196
- 11.6 Quiz über die therapeutische Narbenmobilisation ... 206
- Literatur ... 207

## 12 Neurokognitive Therapieansätze – „the brain is the gain" ... 209
- 12.1 Aktion Observation Therapy ... 210
- 12.2 Graded Motor Imagination ... 211
- 12.3 Spiegeltherapie ... 213
- 12.4 Quiz über neurokognitive Therapiemaßnahmen ... 217
- Literatur ... 218

| | | |
|---|---|---|
| **13** | **Schmerz – ein mieser Begleiter** ................................ | 219 |
| | 13.1 Schmerz – Umgang während der Handtherapie .............. | 221 |
| | Literatur. ................................................. | 228 |
| **14** | **Das CRPS-Syndrom – Schreckgespenst der Handtherapie** ......... | 231 |
| | 14.1 CRPS – ein „Best of" – wenn nichts mehr geht. ............... | 236 |
| | 14.2 CRPS und der biopsychosoziale Therapieansatz............... | 239 |
| | 14.3 Schritt-für-Schritt-Anleitung zur CRPS-Therapie.............. | 242 |
| | 14.4 Quiz über den Umgang mit dem CRPS-Syndrom............... | 244 |
| | Literatur. ................................................. | 245 |
| **15** | **Abschließende Gedanken – nie aufhören, voneinander zu lernen** .... | 247 |
| | 15.1 Danke an alle meine Begleiterinnen ....................... | 248 |
| | 15.2 Interessenskonflikt ..................................... | 249 |
| **Literatur.** | | 251 |

# Abkürzungsverzeichnis

| | |
|---|---|
| ADL | Activities of Daily Living |
| AOT | Action Observation Therapy |
| CMC-Gelenk | Karpometakarpalgelenk, Grundgelenk |
| CRPS | komplexes regionales Schmerzsyndrom |
| DASH | Disabilities of the Arm, Shoulder, and Hand |
| DIP | distales Interphalangealgelenk, Endgelenk |
| ECU | Extensor carpi ulnaris |
| FCR | Musculus flexor carpi radialis |
| FCU | Musculus flexor carpi ulnaris |
| FKHA | Fingerkuppen-Hohlhand-Abstand |
| GMI | Graded Motor Imagination |
| IP-Gelenk | Interphalangealgelenk |
| MCP | Metakarpophalangealgelenk |
| MHQ | Michigan Hand Questionnaire |
| Mo-PUT | Moberg Picking-Up Test |
| MT | Manualtherapie |
| NHP | Nine Hole Peg Test |
| NRS | Numerische Ratingskala |
| PIP | proximales Interphalangealgelenk, Mittelgelenk |
| PSFS | Patient Specific Function Scale |
| PRWE | Patient-Rated Wrist Evaluation |
| TAM | Total Active Motion |
| TCM | Traditionelle Chinesische Medizin |

# Die Hand aus verschiedenen Perspektiven

1

▶ Hände bieten einen faszinierenden Anblick, besonders in alltäglichen Situationen. Ihre geschmeidigen und raschen Bewegungen und ihre Fähigkeit, komplexe Aufgaben im Alltag auszuführen, sind bemerkenswert, etwa in einem Café, wo die arbeitenden Hände einer Kellnerin ein volles Tablett durch den Gastraum balancieren oder die Hände einer Besucherin treffsicher Zucker in ihren Kaffee rühren. Wie geschickt und flink diese Hände arbeiten! Es ist faszinierend, wie Hände die Kreativität, die im menschlichen Gehirn entsteht, an die Oberfläche transportieren: Sie basteln, schreiben, modellieren, musizieren – ein wahres Wunderwerk der Natur. Wie wichtig sind daher gesunde Hände und – äquivalent dazu – die effiziente Handtherapie. Im Folgenden wird das Behandlungsobjekt der Handtherapie beschrieben und ein Einblick in verschiedene Aspekte über die Hand gegeben.

## 1.1 Die Hand aus philosophischer Sicht

Vor einigen Millionen Jahren spaltete sich die Entwicklung des Menschen und Menschenaffen, zwei eigenständige Arten von Säugern entstanden. Es begann die Evolution des modernen Menschen. In der Folge bildete sich sein wichtigstes Instrument aus, das ihm in einem außergewöhnlichen Zusammenspiel mit seinem Gehirn zu einem großen Vorteil gegenüber anderen Lebewesen und zu magischer Kreativität verhalf – die Hand.

Die Hand stellt für den Menschen das wichtigste Werkzeug dar. Ohne ihre Funktionalität wären wir in vielerlei Hinsicht stark eingeschränkt. Wir dürfen sehr stolz auf sie sein, sind wir doch das einzige Lebewesen der Gattung der Säuger, dessen Flosse, Huf oder Pfote sich zu einem so geschickten und vielseitigen Werkzeug entwickelt hat. Ohne Hände wäre das berühmte Rad zwar vielleicht erfunden worden, jedoch nicht gebaut. Ohne Rad keine Kutsche, ohne Kutsche kein Handel zwischen den Dörfern, ohne Handel keine Entdeckungen abgelegener Kontinente, ohne

© Der/die Autor(en), exklusiv lizenziert an Springer-Verlag GmbH, DE, ein Teil von Springer Nature 2025
A. Moser, *Die Handtherapie*, https://doi.org/10.1007/978-3-662-71175-0_1

Entdeckungen keine Eroberungen und Kriege... aber dafür kann nun die Hand per se sicher nichts.

Die Hand gehört philosophisch betrachtet zu uns Menschen wie der Mond zu den Sternen oder wie die Ebbe zur Flut, denn sie bestimmt unsere Individualität. Unsere Hände sind das Werkzeug, durch das wir in der Welt tätig werden. Sie eröffnen uns Zugang zu den verschiedenen Dimensionen des Lebens, nämlich dem „doing, being, becoming and belonging" resp. dem „Tun, Sein, Werden und Zugehören", die alle miteinander verbunden sind (Satinik et al. 2019). Durch das Tätigsein im Alltag, dem "doing", entstehen Produkte, und diese definieren uns als Person als "being". Die Hand, die Brot knetet, lässt uns eine Bäckerin werden; die Hand, die schreibt, definiert uns als Lehrerin; und die Hand, die näht, formt uns zu einer Designerin; diesen Prozess beschreibt das "becoming". In weiterer Folge erleben wir ein Gefühl der Zugehörigkeit zu einer Gruppe oder Gemeinschaft, das belonging".

Die Wichtigkeit unserer Hände wird uns oft erst dann bewusst, wenn eine von ihnen nicht mehr richtig funktioniert, Schmerzen bereitet oder uns im Alltag behindert. Eine Verletzung oder Erkrankung der Hand kann das gesamte System der Betätigung und die Dimensionen des Lebens aus dem Gleichgewicht bringen. In solch einem Fall wird die betroffene Person in ihrem Grundbedürfnis nach Tätigsein massiv eingeschränkt, was nicht nur körperliche, sondern auch psychische Folgeerkrankungen nach sich ziehen kann. Die Hand ist somit nicht nur ein physisches Werkzeug, sondern eng mit unserem Dasein verknüpft, sie ist ein unverzichtbarer Teil unserer Identität. Sie ermöglicht uns nicht nur die Ausübung von Tätigkeiten, sondern auch die Verbindung zu anderen Menschen und zur Welt um uns herum. Eine Beeinträchtigung der Hand kann daher nicht nur die körperliche Funktionsfähigkeit einschränken, sondern auch tiefgreifende Auswirkungen auf das emotionale Wohlbefinden und die soziale Integration haben. Die Hand steht symbolisch für unsere Fähigkeit zu handeln, zu kommunizieren und uns auszudrücken. In der Handtherapie wird daher nicht nur ihre physische Rehabilitation angestrebt, sondern auch die ganzheitliche Unterstützung auf emotionaler und sozialer Ebene, um Patientinnen ein selbstbestimmtes und erfülltes Leben zurückzugeben.

## 1.2 Die Hand verstehen – Wegweiser für eine gezielte Handtherapie

Das Verständnis über die beeindruckende Vielfalt der Hand und ihre Fähigkeit, im Zusammenspiel von Kraft, Präzision, Stabilität und Geschicklichkeit zu agieren, ist essenziell, damit Therapeutinnen die verschiedenen Funktionen und Fähigkeiten der Hand bewusst erkennen können. Denn nur, wer alle ihre relevanten Funktionsaspekte klar versteht, kann darauf aufbauend planen und diese gezielt behandeln. Nur so kann eine Handfunktion wiederhergestellt werden, die ein freudvolles, müheloses und flüssiges Agieren im Alltag ermöglicht – ohne während einer Tätigkeit ins Stocken zu geraten, um über Bewegungsabläufe nachdenken zu müssen. Deshalb wird im Folgenden explizit auf die vielseitigen Funktionen der Hand eingegangen, auf ihre Evolution und die komplexen Mechanismen, die ihren präzisen und vielseitigen Einsatz ermöglichen.

Die Menschenhand ist stark, sie kann ein Auto anschieben und Baumstämme tragen. Sie ist präzise, manche Hände können Harfe spielen oder mit einem dünnen Bleistift wunderschöne Schwünge schreiben. Meistens ist die Hand geschickt, sie kann ein volles Tablett tragen, ohne etwas zu verschütten, oder bei der Nahrungszubereitung Kräuter und Gemüse in hohem Tempo ganz klein schneiden. Sie kann auch in die Zukunft sehen. Sie fängt einen Ball und kennt dabei exakt seine Flugbahn. Die Hand fängt eine Fliege ein, dafür berechnet sie deren Flugrichtung, um das Insekt daraufhin geschickt in der Faust einzuschließen. Sie kann mit anderen Personen kommunizieren, indem sie im richtigen Moment als Antwort einen oder mehrere bestimmte Finger bewegt. Die Hand ist stabil, sie kann einen Tennisschläger zuverlässig und im richtigen Moment fixieren, obwohl der Ball mit hoher Geschwindigkeit auf sie zuschießt, oder sie kann einen Handstandüberschlag mit Anlauf durchführen, ohne sich zu verbiegen. Sie kann jemanden unsanft einen Kinnhaken verpassen, aber auch zärtlich ein kleines, zerbrechliches Küken in sein Nest zurückheben.

Sie ist eine Teamworkerin, sie kann ihre Tätigkeit weiter ausführen, obwohl die Augen nicht mehr auf sie gerichtet sind und die Beine zeitgleich ein schwieriges Hindernis überwinden müssen. Eine Menschenhand kann während des Joggens im Wald nach einem Handy greifen, es geschickt in die Hand drehen und das Display bedienen. Die Hand erhält die dafür benötigten Informationen von abertausenden Sinnesrezeptoren. Tast-, Druck-, Temperatur- und Schmerzempfinden arbeiten gemeinsam mit Rezeptoren in der Gelenkkapsel und ermöglichen präzise Bewegungswahrnehmung und vorausscheuende Objektmanipulation.

Die meisten dieser Funktionen laufen unbewusst ab, auf einer hoch automatisierten Bewegungsebene. Wir Menschen müssen bei all diesen Tätigkeiten nicht bewusst daran denken, wie wir sie durchführen. Wir müssen nicht überlegen, ob der Daumen genau gegenüber vom Zeigefinger steht, um eine Perle aufzulesen, oder ob die Kraft richtig gewählt wurde, um nach einem Ei zu greifen, ohne es zu zerdrücken. Nur wenn unsere Hand etwas Neues durchführen muss, ist mehr zielgerichtete Aufmerksamkeit vom Gehirn notwendig. Durch Wiederholung der neuen Bewegung wird die Tätigkeit immer rascher und routinierter bewältigt, das nennt sich motorisches Lernen. Dafür benötigt die Hand tausendfache Wiederholung, also Übung, Übung, Übung und Routine.

Die Hand ist ein wahres Wunderwerk, das auf dieser Vielzahl von Grundvoraussetzungen aufgebaut ist. Sie sammelt kontinuierlich Informationen aus der Umwelt und steht in einem unersetzlichen Austausch mit dem Gehirn, ihrer zentralen Steuerinstanz. Dieses komplexe Zusammenspiel elementarer Handfunktionen mit einer „realen Intelligenz" – unserem Gehirn – ermöglicht der Hand die außergewöhnliche Präzision und Geschicklichkeit. Diese reale Intelligenz ähnelt in gewisser Weise einem Algorithmus einer KI, da sie sich kontinuierlich weiterentwickelt – ist ihr jedoch weitaus überlegen, da sie eben auf realen Erfahrungen und Lernprozessen basiert und nicht auf unkontrollierten Einträgen beliebiger User. Sie beinhaltet gewissermaßen einen integrierten Faktencheck. Sobald eine dieser Funktionen beeinträchtigt wird, verliert die Hand ihre Fähigkeit, zuverlässig zu agieren – mit oft erheblichen Folgen für die Lebensqualität.

Während künstliche Intelligenz bereits in vielen Bereichen, wie dem Verfassen von Texten, Rechnen, Einparken oder Navigieren, Einzug gehalten hat, bleibt die menschliche Hand mit ihren überragenden Fähigkeiten unerreicht. Ihre Geschicklichkeit, Flexibilität, Reaktionsfähigkeit und Kraft sind einzigartig und heben sie grundlegend von Robotern ab. Genau das macht es für Personen mit Amputationen besonders herausfordernd, sich im Alltag an eine Hand- oder Fingerprothese zu gewöhnen, da diese die Komplexität und Präzision der natürlichen Hand nie vollständig nachbilden kann. Die Unterschiede in der taktilen Wahrnehmung und der motorischen Feinheit sind signifikant. Alltägliche Aufgaben wie das Greifen eines Glases oder das Halten eines Stifts stellen daher für Prothesenträgerinnen eine bleibende Herausforderung dar. Auch wenn Prothesen eine wertvolle Unterstützung bieten und sich viele Menschen mit der Zeit daran gewöhnen, bleibt die natürliche Hand unerreicht.

## 1.3 Die Hand und ihr ästhetischer Aspekt

▶ Besonders in den letzten Jahren haben der Körper und sein ästhetischer Aspekt an Wertigkeit in der Gesellschaft zugenommen: Schön sein, jung bleiben, gut aussehen, glatte Haut haben – all dies sind Werte, die unter anderem von vielen sozialen Medien hochgehalten werden. In diesem Kontext ist der ästhetische Aspekt der Hände nicht unbeachtet geblieben. Wie oft hört man, dass ältere Personen über Hautveränderungen am Handrücken oder über verdickte Gelenke an den Fingern klagen und diese als hässlich empfinden. Sie möchten ihre eigene Hand deshalb gar nicht mehr ansehen. Wie wichtig sind heutzutage „gestylte" Fingernägel, zurechtgefeilt, gegelt, lackiert und mit Strasssteinen besetzt? Dementsprechend gibt es viele Berufsgruppen, die sich um das Aussehen der Hände kümmern, wie Maniküristinnen, Nageldesignerinnen, Kosmetikerinnen oder Hautärztinnen und sogar vielfach Pharmakonzerne.

Doch das Augenmerk auf die Ästhetik der Hände zeigt sich nicht nur im Alltag. Auch nach Verletzungen oder Erkrankungen spielen das Aussehen und die ästhetische Wahrnehmung eine zentrale Rolle. Oft lässt sich beobachten, dass Personen nach einer Handverletzung zwar mit der wiedererlangten Handfunktion zufrieden sind, jedoch nicht mit dem veränderten Aussehen der Hand. Narben, Rötungen, gekrümmte oder unregelmäßige Fingernägel und vor allem fehlende Finger können für Betroffene zu einem enormen psychischen Stressfaktor werden. Ein Beispiel ist ein berühmter Wiener Bürgermeister, dessen Hand durch eine Briefbombe schwer verletzt wurde und der sie in einem zur Krawatte passenden Handschuh versteckte. Fraglich ist, ob er selbst Probleme mit dem Aussehen seiner Hand hatte oder ob er sie vor den Blicken anderer verbarg, um die Betrachter zu schützen. Vielleicht

## 1.3 Die Hand und ihr ästhetischer Aspekt

wollte er seiner Umgebung die entstellte Hand nicht zumuten, oder er wollte dem neugierigen Nachfragen und den daraus resultierenden Erklärungen entgehen, die ihn immer wieder an sein Trauma erinnerten. All diese Überlegungen zeigen, dass die ästhetische Wahrnehmung der Hand eng mit dem Selbstwertgefühl und der sozialen Identität verbunden ist, aber auch mit dem emotionalen Verarbeitungsprozess einer Verletzung.

Die Hand ist nicht nur ein funktionales Werkzeug, sondern auch ein Teil unserer Selbstrepräsentation. Eine durch Verletzung entstellte Hand hinterlässt nicht nur körperliche, sondern auch emotionale Narben.

Die Ästhetik der Hand beeinflusst zudem die zwischenmenschliche Kommunikation, denn Hände sind ein zentrales Ausdrucksmittel: Wir geben uns die Hand zur Begrüßung, unterstützen unsere Sprache mit Gesten oder drücken durch Berührungen Nähe und Fürsorge aus. Wenn Betroffene Hemmungen haben, ihre Hand zu zeigen, weil sich ihr Erscheinungsbild verändert hat, kann dies ebenso ihre sozialen Beziehungen erheblich beeinträchtigen. Die Ästhetik der Hand ist kein oberflächliches Thema, sondern tief in unsere Identität und unser Selbstverständnis eingebettet. Veränderungen an der Hand können das innere Gleichgewicht erheblich beeinträchtigen. Deshalb hat der ästhetische Aspekt in der Handtherapie eine wichtige Bedeutung – als integraler Bestandteil eines ganzheitlichen Ansatzes, der nicht nur die Funktionalität, sondern auch das emotionale und soziale Wohl der Betroffenen stärkt.

Daher spielt die Rehabilitation des äußeren Erscheinungsbildes der Hand in der Handtherapie eine wesentliche Rolle. Das Behandeln von Narben, das Korrigieren von Fehlstellungen oder gekrümmten Fingern sowie die Pflege von verletzten Fingernägeln gehört direkt zur therapeutischen Arbeit am äußeren ästhetischen Erscheinungsbild der Hand.

▶ Die 3 therapeutischen Ansätze – die physische Verbesserung der Handfunktion, die Optimierung des äußeren Erscheinungsbildes und die emotionale Unterstützung bei der Akzeptanz bleibender Veränderungen – erfordern ein hohes Maß an Einfühlungsvermögen und Fachwissen. Sie legen den Grundstein dafür, das veränderte Aussehen anzunehmen und ein persönliches Gefühl der Zufriedenheit wiederzufinden.

Ein weiterer, aber ebenso wichtiger Aspekt ist die Begleitung der Betroffenen bei der Akzeptanz ihres veränderten Aussehens. Die Förderung eines positiven Selbstbildes, das den neuen Zustand der Hand akzeptiert, ist ein entscheidender Schritt. Dieser Prozess braucht Zeit – Zeit, in der emotionale Narben heilen können, aber auch Zeit, um mit unbedachten Kommentaren wie "Was ist denn mit deiner Hand passiert?" umzugehen, die oft unbeabsichtigt verletzend wirken.

Das zentrale handtherapeutische Therapieziel dabei ist es, zwei unterschiedliche Aspekte zu fördern: Zum einen das Gewöhnen an die veränderte Hand, was Zeit und aktive Auseinandersetzung erfordert, und zum anderen die Zufriedenheit der Betroffenen, die durch sichtbare Funktionsverbesserungen entsteht. Während das

Gewöhnen einen Prozess der Anpassung und Akzeptanz darstellt, schafft die Zufriedenheit durch Fortschritte in der Handfunktion ein Gefühl von Erfolg und Kontrolle. Diese neu gewonnene Wertschätzung für das, was die Hand wieder leisten kann, trägt schließlich dazu bei, mit ästhetischen Veränderungen eher Frieden zu schließen.

> **Ein Blick durch das Fenster – der Weg zum neuen Ich**
>
> Der Blick durch das Fenster in den Therapieraum zeigt Frau Musterfrau, eine Lehrerin, die sich durch einen tragischen Unfall den Daumen vollständig amputiert hat. Die Veränderung ihrer Hand war für sie von Anfang an schwer zu ertragen. Der fehlende Daumen an ihrer nunmehr viergliedrigen Hand war ihr ein Graus, und der Schock über die drastische Veränderung saß wie ein Dorn tief in ihrem inneren Selbstbild.
>
> Selbst ein halbes Jahr nach dem Unfall zeigte sie ihre Hand nicht offen. Sie versteckte sie, fühlte sich unwohl und genierte sich besonders in ihrem Beruf als Lehrerin. Die Möglichkeit, mit ihrer Hand Gesten durchzuführen – eine wichtige Kommunikationsform in ihrem Alltag – war verloren gegangen. Noch schwerer wog jedoch die innere Last: Sie hatte das Gefühl, mit der beeinträchtigten Hand vor den Eltern und Kindern nicht bestehen zu können. Vor allem ihre Schülerinnen wollte sie nicht mit dem Anblick ihrer veränderten Hand konfrontieren, da sie selbst keinen Frieden damit gefunden hatte.
>
> Daher schlug ihre Therapeutin vor, eine Schmuckprothese anfertigen zu lassen. Diese speziell angefertigte Prothese dient dazu, den fehlenden Daumen optisch nachzubilden und die natürliche Form der Hand ästhetisch aufzuwerten. Diese Entscheidung half der Lehrerin, inneren Frieden zu finden. Die Prothese gab ihr ein Gefühl von Vollständigkeit und ermöglichte es ihr, mit ihrer Hand in der Öffentlichkeit sichtbarer zu sein. Doch die Reise war noch nicht vorbei. Nach einem Jahr, in dem sie bemerkte, wie geschickt sie ihre daumenlose Hand funktional einsetzen konnte, wurde die gefühllose Prothese eher zu einer Belastung. Ästhetisch hatte sie zunächst geholfen, doch funktional brachte sie mehr Hindernisse als Nutzen. Es war ein Moment des Loslassens, als sie sich entschied, die Prothese abzulegen und ihre viergliedrige Hand zu akzeptieren und schätzen zu lernen.
>
> Dieser Prozess war tief mit innerer Bewegung und Veränderung verbunden – nicht nur körperlich, sondern auch emotional und beruflich. Frau Musterfrau begann neben ihrer Therapie eine Coaching-Ausbildung. Der innere Konflikt mit ihrer Hand führte sie zu einer neuen Form der Selbstwirksamkeit. Sie entdeckte nicht nur neue Fähigkeiten, sondern auch einen neuen beruflichen Weg. Ihre Erfahrungen machten sie stärker, und die Akzeptanz ihrer Hand veränderte nicht nur ihr Leben, sondern ließ sie auch andere Menschen mit ähnlichen Herausforderungen auf deren Weg unterstützen. So wurde aus einem Verlust ein Neuanfang – für ihre Hand, ihren Geist und ihren Beruf. ◄

## 1.4 Handtherapie – mehr als nur Funktionen

Auf der Suche nach einer Definition des Berufs einer Handtherapeutin stößt man zunächst auf eine interessante Erkenntnis: Der Duden (Duden online) kennt das Wort „Handtherapeutin" nicht. Das lässt vermuten, dass Handtherapie weniger bekannt ist, als oft angenommen wird. Eine genaue Definition liefert jedoch die Deutsche Arbeitsgemeinschaft für Handtherapie. Sie beschreibt Handtherapie als umfassende Rehabilitation von Personen mit angeborenen, traumatischen und degenerativen Erkrankungen der oberen Extremität und deren Folgen. Ziel der Handtherapie ist es, die funktionsgestörte Hand wieder für den zielgerichteten, automatisierten und koordinierten Gebrauch zu befähigen oder Kompensationsmöglichkeiten für verlorene Handfunktionen zu entwickeln. Dabei geht es darum, den Betroffenen die Ausübung ihrer Tätigkeiten und Beschäftigungen weitestgehend zu ermöglichen, um ihren Anforderungen im sozialen, häuslichen und beruflichen Bereich gerecht zu werden. Zur Handtherapie gehören Schienenbehandlung, manuelle Therapie, Sensibilitätstraining, aktive und passive Bewegungsübungen, Selbsthilfetraining für die Aktivitäten des täglichen Lebens und physikalische Maßnahmen (DAHTH e. V., 1999).

Handtherapeutinnen sind auf die Rehabilitation von verletzten und erkrankten Händen spezialisiert. Sie verfügen über fundiertes medizinisches Wissen, kombiniert mit einem umfassenden Funktionsverständnis der Hand. Dabei wissen sie genau, wie Handfunktionen behandelt, trainiert, wieder automatisiert und in alltägliche Tätigkeiten integriert werden können. Jede heilende Hand muss so nachbehandelt werden, dass sie nicht durch zu früh eingesetzte Maßnahmen erneut verletzt oder durch übermäßige Schonung im Heilungsprozess behindert wird. Hier hat sich der frühfunktionelle Ansatz bewährt: Frühes Mobilisieren kann ruhigstellungsbedingte Komplikationen und den Abbau anatomischer Strukturen verhindern und gleichzeitig den Stoffwechsel sowie die Heilung fördern. Angepasste Belastungen durch gezielte therapeutische Übungen machen verletzte Sehnen gleitfähiger und gebrochene Knochen belastbarer. Das Prinzip „Wer rastet, der rostet" gilt besonders für verletzte oder erkrankte Sehnen und Gelenke an den Händen, die schneller „einrosten" als andere Körperteile.

Handtherapeutinnen besitzen darüber hinaus ein umfassendes anatomisches Wissen über Muskeln, Sehnen, Gelenke und deren Biomechanik. Sie verstehen den Aufbau einer effizienten Handfunktion und sind mit den physiologischen Stoffwechselprozessen sowie den Abläufen der Wundheilung vertraut. Sie erkennen die Bedeutung eines flexiblen Bindegewebes und einer elastischen Narbe für die Wiederherstellung der Handfunktion. Dieses breite Verständnis ermöglicht es ihnen, gezielte Therapieansätze zu entwickeln und individuelle Behandlungspläne zu erstellen, die auf die spezifischen Bedürfnisse und Herausforderungen ihrer Patientinnen zugeschnitten sind. Darüber hinaus wissen sie, wie Funktionsübungen so gestaltet werden können, dass der Heilungsprozess einer Verletzung nicht gefährdet oder eine Krankheit nicht verschlimmert wird.

Das Berufsbild der Handtherapeutin ruft in unseren Köpfen klare Assoziationen hervor: Ein verletztes Handgelenk wird von den Händen einer Therapeutin bewegt, eine Schiene oder Orthese an eine verletzte Hand angepasst, ein farbiges Tape aufgeklebt, eine Narbe behandelt, ein Verband angelegt, oder es werden Bewegungsübungen durchgeführt. Diese sichtbaren Tätigkeiten sind klar erkennbar und direkt mit dem Beruf verbunden. Doch weit darüber hinaus gibt es viele wertvolle Arbeiten, die unsichtbar bleiben. Das mentale Begleiten auf dem Weg zur Genesung nach einer Handverletzung oder -erkrankung gehört dazu.

Therapeutinnen nehmen dabei feinste Nuancen an Emotionen wahr, versuchen, diese zu benennen, einzuordnen und angemessen darauf zu reagieren. Ebenso bleiben die für den Therapieverlauf förderlichen Gesprächstechniken unsichtbar: Aktives Zuhören, das Stellen offener Fragen und das angemessene Informieren zählen zu den Kernkompetenzen therapeutischer Berufe (Rollnick et al., 2020). Auch die Begegnung auf Augenhöhe, das Stärken von Hoffnung und die Vermittlung eines positiven Therapieerlebnisses sind essenzielle Bestandteile der Handtherapie. All diese Arbeitsschritte bleiben unsichtbar, bilden jedoch eine wesentliche Grundlage für den Behandlungserfolg und beruhen auf umfassender therapeutischer Expertise.

Für biomedizinische Behandlungsmaßnahmen nach einer Verletzung gibt es klar definierte Richtlinien wie Ruhigstellungs- und Heilungszeiten. Ebenso herausfordernd sind jedoch die zuletzt beschriebenen Therapiemaßnahmen auf psychosozialer Ebene, die nicht durch konkret sichtbare Arbeitstätigkeiten definiert werden können. Diese Arbeit erfordert eine Kombination aus psychologischer und pädagogischer Kompetenz und stellt auf kognitiver Ebene eine ebenso große Herausforderung dar wie die körperliche Arbeit.

Ich möchte diese Arbeit auf psychosozialer Ebene in der Handtherapie gern mit einem Lied von Herbert Grönemeyer veranschaulichen. Dieses Lied verdeutlicht genau diesen unsichtbaren handtherapeutischen Prozess hinter den Kulissen und berührt mich daher sehr:

„…Und plötzlich spür' ich hinter mir… Was schiebt mich an, gibt mir 'ne Kraft, die zieht mich aus dem Tief', denn es gibt so viel zu verlieren… Deine Hand sie schiebt…" (Grönemeyer, 2022)

> **Die Hand – unser einzigartiges Werkzeug**
> Die Hand ist weit mehr als ein funktionales Organ – sie ist Ausdruck unserer Identität, unserer Kreativität und unserer Fähigkeit, mit der Welt zu interagieren. Ihre Präzision, Geschicklichkeit und Anpassungsfähigkeit machen sie unersetzlich. Erst wenn ihre Funktion eingeschränkt ist, wird ihre zentrale Bedeutung für unser Leben spürbar.
>
> Handtherapie ist daher weit mehr als die Wiederherstellung von Beweglichkeit – sie bedeutet, Menschen ihre Autonomie, ihr Selbstvertrauen und ihr Tun zurückzugeben. Denn eine gesunde Hand ist nicht nur ein Werkzeug, sondern ein Schlüssel zur Lebensqualität.

## 1.4 Handtherapie – mehr als nur Funktionen

### Ein Blick durch das Fenster: Handtherapie – mehr als nur Funktionen

Schauen wir zu Frau Musterfrau und zu ihrer Handtherapeutin. Diese geht mit Frau Musterfrau ein Stück ihres Lebens, das gerade durch eine belastende Handverletzung aus der Bahn geraten ist. Frau Musterfrau sitzt auf der Behandlungsliege, die Hand auf einem weichen Kissen abgelegt, das Handgelenk ist noch geschwollen und steif. Ihre Therapeutin schaut ruhig auf die Hand von Frau Musterfrau und beginnt damit, das Handgelenk in eine sanfte Streck- und Beugebewegung zu führen. Das ist passive Mobilisation, erklärt sie.

Die Therapeutin spürt, wie das Gewebe lockerer und geschmeidiger wird, das Bindegewebe sich allmählich lockert und löst und die Narbe sich mit jedem Handgriff besser anfühlt. „Es tut ein wenig weh, aber nicht so schlimm wie am Anfang", berichtet Frau Musterfrau.

Dabei liegt der Fokus ihrer Therapeutin nicht nur auf der zu behandelnden Verletzung, den passenden Behandlungsrichtlinien und förderlichen Funktionsübungen, sondern auch auf den Persönlichkeitsmerkmalen von Frau Musterfrau und auf ihrer aktuellen psychischen Verfassung. Ist sie heute mutig, ängstlich, verzweifelt oder zuversichtlich? Ist sie müde, angespannt oder fordernd? Es wird gelobt, bestärkt, beruhigt und getröstet. Es wird zugehört, nachgefragt, zusammengefasst und aufgeklärt. Gleichzeitig wird eine passende Therapiemaßnahme angeleitet: erste Greifübungen mit Besteck oder Schreibwerkzeug, eine Übung zur Verbesserung der Gelenkbeweglichkeit oder eine schmerzlindernde Technik. All diese Maßnahmen fördern die Selbstwirksamkeit und unterbrechen das belastende Gefühl der Hilflosigkeit. Damit der Einsatz der Hand im Alltag besser gelingen kann, legt die Therapeutin noch rasch einen farbigen, elastischen Tapeverband an, um die sensomotorische Wahrnehmung des Handgelenks zu fördern, ohne es gleichzeitig zu stabilisieren. „Es geht um Sicherheit, nicht um Immobilisierung", erklärt sie. „Das Tape kann Sie unterstützen, das Handgelenk besser zu spüren und Vertrauen in die eigene Bewegung zurückzugewinnen."

Frau Musterfrau fühlt sich verstanden und verlässt nach der Handtherapie glücklich und gestärkt die Praxis. Sie hat das Gefühl, dass ihre verletzte Hand wieder etwas Neues geschafft hat. Sie weiß nun, was sie selbst dafür tun kann, versteht ihre Verletzung und deren Auswirkungen und ist darüber informiert, mit welcher Genesungszeit sie rechnen muss. In diesem Moment fühlt sich Frau Musterfrau nicht mehr nur als Patientin, die „eine Behandlung benötigt", sondern als aktive Mitgestalterin ihrer eigenen Heilung. Das Wissen um ihre eigenen Ressourcen und die Bedeutung ihrer aktiven Teilnahme an der Therapie gibt ihr Zuversicht. Frau Musterfrau weiß, dass dieser Weg nicht ohne Hürden sein wird, aber sie fühlt sich bereit, jede Herausforderung Schritt für Schritt zu meistern. Sie blickt hoffnungsvoll in die Zukunft: „Ich kann das schaffen." ◄

## Literatur

Deutsche Arbeitsgemeinschaft für Handtherapie (DAHTH) e. V. (1999). DAHTH Leitfaden.
Grönemeyer, H. (2022). Deine Hand (Liedtext).
Dudenredaktion. (o.J.). Handtherapeutin. In Duden online. Abgerufen am 7. September 2024, von https://www.duden.de/rechtschreibung/Handtherapeutin
Rollnick, S., Miller, W. R., & Butler, C. C. (2020). *Motivierende Gesprächsführung in den Heilberufen: Core-Skills für Helfer* (2. Aufl.). Probst Verlag.
Satinik, T., et al. (2019). Kerndomänen der Ergotherapie. In M. Le Granse, M. Van Hartingsveldt, & A. Kinébanian (Hrsg.), *Grundlagen der Ergotherapie* (1. Aufl., S. b-006-163235). Georg Thieme Verlag. https://doi.org/10.1055/b-006-163235

# 2 Hierarchische Pyramide handtherapeutischer Behandlungsmaßnahmen

▶ **Trailer** Was tun, wenn die gewählte Maßnahme nicht die erhoffte Wirkung zeigt? Wie fühlt es sich an, wenn der gewünschte Erfolg bei der behandelten Hand ausbleibt und Unsicherheit an der eigenen therapeutischen Kompetenz nagt? Wie bewahrt man Selbstkontrolle, wenn die innere Stimme fragt: *War es die richtige Technik? Ist mein Ansatz wirklich die beste Option?*

Das sind Gedanken, die jede Therapeutin kennt, aber selten offen anspricht. Die Evidenzpyramide kann helfen – sie zeigt nicht nur, wie wichtig die fundierte Auswahl von Therapiemaßnahmen ist, sondern auch, wie Therapeutinnen lernen, mit diesen inneren Fragen umzugehen und ihre Maßnahmen kritisch zu evaluieren.

Der Begriff „Evidenz" beschreibt die wissenschaftliche Grundlage, die für die Beurteilung der Wirksamkeit von therapeutischen Behandlungen herangezogen wird. Um zu verstehen, was evidenzbasierte Handtherapie bedeutet, ist es wichtig, den Begriff in diesem Kontext zu erläutern. Evidenzbasierte Praxis vereint drei wesentliche Aspekte: die Zweckmäßigkeit der therapeutischen Behandlung, die Stärke der Therapieeffekte und die Kausalität, also den Zusammenhang zwischen Ursache und Wirkung der Therapiemaßnahmen (Voigt-Radloff, 2007). Dabei spielen sowohl die Validität – also ob und in welchem Ausmaß eine Behandlung tatsächlich das behandelt, was sie vorgibt zu behandeln – als auch die Reliabilität, also die Wiederholbarkeit der Behandlungsergebnisse, eine zentrale Rolle (Himme, 2007).

---

**Ergänzende Information** Die elektronische Version dieses Kapitels enthält Zusatzmaterial, auf das über folgenden Link zugegriffen werden kann [https://doi.org/10.1007/978-3-662-71175-0_2]

Therapeutinnen arbeiten evidenzbasiert, um nicht nur ihre professionelle Glaubwürdigkeit zu steigern und ihre Arbeitszufriedenheit zu erhöhen, sondern auch, um sich vor rechtlichen Konsequenzen, wie etwa Klagen, zu schützen. Diese evidenzbasierte Vorgehensweise entspricht sowohl einer moralischen als auch einer beruflichen Verpflichtung (Ritschl et al., 2016). Durch die Orientierung an aktuellen wissenschaftlichen Erkenntnissen stellen sie sicher, dass sämtliche Behandlungsmaßnahmen auf nachweisbaren Evidenzen beruhen (Borgetto et al., 2007) (Abb. 2.1).

Zur besseren Orientierung können die einzelnen Maßnahmen nach ihrem evidenzbasierten Wirkungshintergrund in einer hierarchischen Pyramide angeordnet werden. Sie zeigt den rangbezogenen Aufbau eines ganzheitlichen, evidenzbasierten Behandlungsansatzes in der Handtherapie. Die verschiedenen Ebenen dieser Pyramide verdeutlichen die Wirksamkeit der jeweiligen Maßnahmen. Je weiter unten eine Maßnahme in der Pyramide platziert ist, desto besser ist ihre Wirksamkeit belegt und desto häufiger sollte sie angewendet werden. Maßnahmen an der Spitze haben eine schwache Evidenzbasis und sollen deshalb nur ergänzend und selten eingesetzt werden.

Die Idee, Behandlungsmaßnahmen in Form einer Pyramide darzustellen, orientiert sich an einem Beitrag des Instagram-Accounts *Physio meets Science* (Instagram, 2021) und wurde speziell für die handtherapeutische Praxis adaptiert.

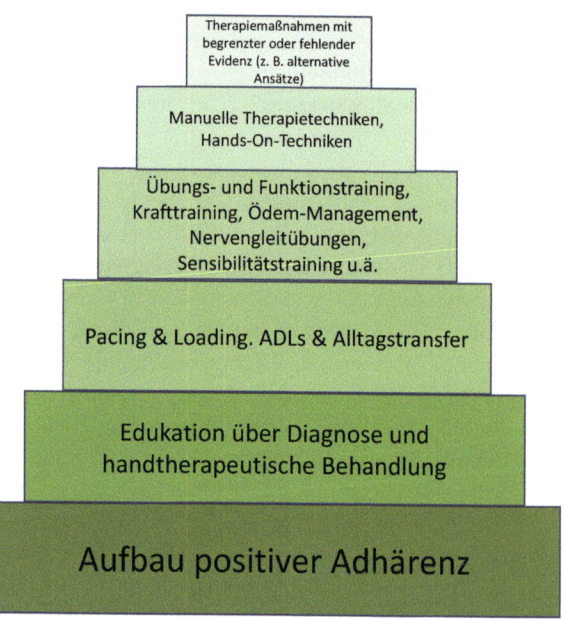

**Abb. 2.1** Hierarchische Pyramide handtherapeutischer Maßnahmen

## 2.1 Die unterste Ebene der Pyramide – Adhärenz und therapeutische Allianz

Laut *Duden* beschreibt Adhärenz Treue und Anhänglichkeit, während der *Pschyrembel* ein partnerschaftliches Verhältnis zwischen Behandlerin und behandelter Person hervorhebt. Nach der Definition der Weltgesundheitsorganisation (World Health Organization, 2003) beschreibt Adhärenz das Ausmaß, in dem Patientinnen die Empfehlungen ihrer Gesundheitsdienstleisterin über die vereinbarte Dauer hinweg befolgen. Dabei geht der Begriff über die bloße Durchführung der vorgeschlagenen Maßnahmen hinaus und umfasst auch die aktive Mitwirkung der Patientin im therapeutischen Prozess. Besonders im Kontext handtherapeutischer Übungsprogramme stellt Adhärenz eine wesentliche Grundlage für den Behandlungserfolg dar.

Die Bedeutung von Adhärenz zeigt sich besonders im Vergleich zur früher verwendeten *Compliance*. Während Compliance lediglich die einseitige, passive Befolgung von Anweisungen beschrieb, hebt Adhärenz das partnerschaftliche Verhältnis zwischen Therapeutin und Patientin hervor. Dieses partnerschaftliche Konzept unterstützt eine nachhaltige Motivation der Patientin und stärkt ihre aktive Rolle im therapeutischen Prozess.

Eine vertrauensvolle und empathische Beziehung zwischen Therapeutin und Patientin spielt dabei eine zentrale Rolle. Diese therapeutische Allianz motiviert die Patientin, langfristig aktiv mitzuwirken, und hilft ihr, die Bedeutung der Übungen für ihre Genesung besser zu verstehen. Eine gezielte Förderung der Adhärenz und damit der therapeutischen Allianz kann somit die Effektivität der Therapie erheblich steigern und das Management von Handverletzungen oder -erkrankungen nachhaltig verbessern.

Gezielte Adhärenz in der Handtherapie entsteht durch Faktoren wie Erklärung, Zuhören, Ermutigung, gemeinsames Üben, Freude, Fachkompetenz, Beruhigung und Förderung der Aktivität (Elzer, 2019). Eine empathische und positive therapeutische Beziehung verstärkt die Wirkung jeder weiteren Behandlungsmaßnahme und unterscheidet sich deutlich von autoritären oder neutralen Ansätzen. Daher können Adhärenz- und Allianzbildung als bewusst durchgeführte Behandlungsmaßnahme eingestuft werden, um die Effizienz aller darauf aufbauenden Maßnahmen zu steigern (Meade et al., 2019).

Eine Atmosphäre des Vertrauens erleichtert nicht nur die Zusammenarbeit, sondern erhöht auch die Wirksamkeit therapeutischer Maßnahmen erheblich. Gleichzeitig ist der Aufbau von Adhärenz ein bewusster und häufig herausfordernder Arbeitsschritt in der Handtherapie. Therapeutinnen sind angehalten, unabhängig von persönlichen Belastungen wie Schlafmangel oder beruflichem Stress eine positive, unterstützende Haltung zu bewahren.

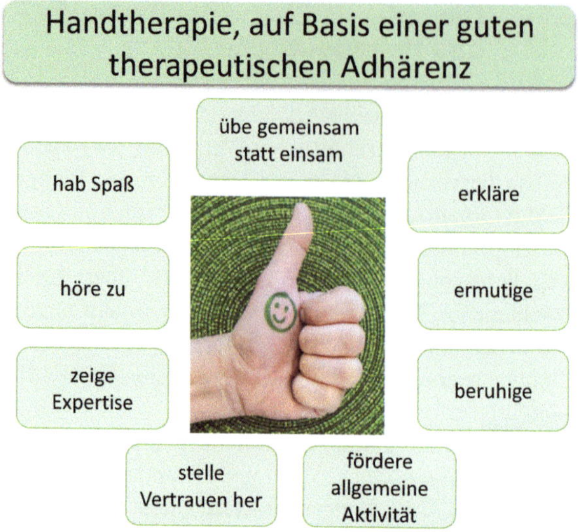

**Abb. 2.2** Die Basis der Handtherapie

**Handtherapie, auf Basis einer guten therapeutischen Adhärenz**

- übe gemeinsam statt einsam
- hab Spaß
- erkläre
- höre zu
- ermutige
- zeige Expertise
- beruhige
- stelle Vertrauen her
- fördere allgemeine Aktivität

Mit bewusst eingesetzten Kommunikationsstrategien, wie beispielsweise dem *Motivational Interviewing*, das durch offene Fragen, aktives Zuhören und Empathie die intrinsische Motivation fördert (Rollnick et al., 2020), wird die Basis für einen positiven Kontakt mit der Patientin geschaffen. Dies erfordert jedoch Geduld, gezielten Einsatz von Kommunikationsmethoden und aktives, konzentriertes Arbeiten seitens der Therapeutin (Abb. 2.2).

> **Ein Blick durch das Fenster: Adhärenzbildung – ein anstrengender, aber lohnender Prozess**
>
> Erlauben wir uns kurz einen Blick auf Frau Musterfrau und ihre Handtherapeutin. So wie jeden Tag hat die Therapeutin ihre kleine Tochter zuvor aufgeweckt, sie war etwas verschnupft und daher nicht so gut gelaunt. Sie hat sie getröstet, ihr zur Sicherheit rasch Fieber gemessen und nebenbei ein Pausenbrot für sie gerichtet, sie in den Kindergarten gebracht und sich danach mit dem Auto durch den dichten Stadtverkehr geschlängelt. Sie hat die Praxis startklar gemacht, das Toilettenpapier nachgefüllt, schnell einen Kaffee für später aufgestellt und die Unterlagen von Frau Musterfrau kurz studiert. Die Therapeutin hat noch Adrenalin und Hektik im eigenen Inneren, sie hat viele Dinge in Eile erledigt, sie atmet nochmals kurz durch – ausatmen, lange ausatmen –, denn nun beginnt ihr Arbeitstag. Ein Schalter legt sich um, und sie schlüpft in ihre berufliche Rolle als Handtherapeutin. Sie begrüßt Frau Musterfrau gelassen und selbstverständlich mit einem freundlichen Lächeln. Sie stellt konzentriert offene Fragen, hört bewusst zu und analysiert blitzschnell die Antworten, ohne dabei ihre Patientin zu belehren. Die Handtherapeutin wendet Kommunikationstechniken an, um die Gefühle, Ängste und Befindlichkeit von Frau Musterfrau in den Mittelpunkt zu stellen, so kann sie sowohl körperlich-diagnosespezifische Probleme als auch psychisch-soziale Hürden von Frau Musterfrau detektieren und Behandlungs-

maßnahme daraufhin spezifizieren. Wie geht es Frau Musterfrau? Sie ist unzufrieden, eine Übung ist ihr nicht gut gelungen, und sie hat daher weniger geübt als sonst. Daher erklärt die Therapeutin nochmals die zuletzt angeleiteten Übungen und erstellt einen stimmigen schriftlichen Übungsplan für zu Hause. Sie korrigiert einfühlsam die Durchführung der Übung und erklärt zum wiederholten Mal geduldig die Bewegungsrichtungen des Handgelenks. Sie bestärkt ihre Patientin, aktiv zu bleiben, macht ihr Hoffnung auf Besserung und bleibt dabei jedoch realistisch. Frau Musterfrau erzählt von ihrer Angst, nie wieder stricken zu können. Die Therapeutin analysiert diese Sorge und beleuchtet gleichzeitig die Fortschritte in der Handgelenkbeweglichkeit, die Frau Musterfrau für ihr Hobby benötigt. Sie lobt und wertschätzt ihre Anstrengungen, um ihr Ziel zu erreichen, nämlich kuschelige Socken für ihre Tochter zu stricken. Die Therapeutin lächelt und … nein, sie plaudert nicht nur einfach so, weil sie so eine nette Person ist und von innen heraus mühelos immer gut gelaunt, die nie Stress hat und im Alltag nie an ihre eigenen Grenzen stößt. Die Therapeutin lächelt, denn sie arbeitet hoch professionell und konzentriert auf eine einfühlsame und bindungsfördernde Art und Weise. ◄

## 2.2 Die 2. Ebene der Pyramide – die Patientinnenedukation

Die zweite Ebene der Pyramide ist die Edukation, der Prozess der Wissensvermittlung und des Lernens in einem therapeutischen Kontext, die Aufklärung und Information der Patientinnen über ihre Erkrankung, die Behandlungsmöglichkeiten, die therapeutischen Übungen und den Umgang mit den Symptomen. Ziel der Edukation ist es, das persönliche Verständnis der Patientinnen zu fördern, ihre Selbstwirksamkeit dadurch zu stärken und sie somit aktiv in den Heilungsprozess einzubeziehen. So können Patientinnen informierte Entscheidungen treffen und ihre individuellen Behandlungsziele formulieren (Meade et al., 2019).

Dafür sind, neben spezifischem medizinisch-therapeutischem Fachwissen, wiederum fundierte Kommunikationskompetenzen erforderlich, um den individuellen Wissensstand, Ängste, Befürchtungen sowie katastrophisierende Glaubenssätze der Patientinnen zu erkennen und gezielt durch erklärende Edukation zu entschärfen.

Häufig zeigt sich, dass Patientinnen mit akuten Verletzungen oder Erkrankungen der Hand in einem psychischen Ausnahmezustand sind und dadurch schnell überfordert werden. Während einer Visite oder im Gespräch mit Ärztinnen zeigt sich häufig Nervosität, und die begrenzte Zeit reicht oft nicht aus, um alle Fragen zu klären. Dies kann dazu führen, dass Betroffene trotz eines ausführlichen Gesprächs weder die Bedeutung ihrer Verletzung oder Erkrankung noch die durchgeführten operativen Maßnahmen oder das erforderliche postoperative Verhalten vollständig verstehen.

Die drei zentralen Fragen, die Patientinnen stets beschäftigen, lauten: Wie lange wird die Heilung dauern? Wird es bleibende Einschränkungen geben? Was kann ich selbst zur Heilung beitragen? Bleiben diese Fragen unbeantwortet, kann dies Unsicherheiten und Sorgen verstärken, die häufig zu Schonverhalten führen und eine negative Spirale in Gang setzen.

Unwissenheit führt zu Ängsten, diese Ängste führen zu Schonung, und Schonung führt zu Inaktivität. Um diesem Teufelskreis entgegenzuwirken und das Sicherheitsgefühl der Patientinnen zu stärken, ist es unerlässlich, offene Gespräche über die Diagnose, die Behandlungsoptionen und die therapeutischen Maßnahmen zu führen. Wissen über die Erkrankung nimmt das Unberechenbare und verleiht den Patientinnen Macht. Wer Macht besitzt, wird aktiv und beteiligt sich selbstbewusst am Heilungsprozess.

Es ist von großer Bedeutung, darauf hinzuweisen, dass die aktive Mitarbeit der Patientinnen an der Handtherapie stets das übergeordnete Ziel sein muss. Uninformierte und dadurch ängstliche Patientinnen zeigen häufig keine Mitarbeit, führen ihre Heimübungen nicht durch oder nehmen ihre Behandlungstermine nicht wahr. Wird dieser Unsicherheit mit Belehrungen und strengen pädagogischen Ansätzen begegnet, die ein Gefälle in der therapeutischen Beziehung schaffen, kann dies Widerstand sowie Gefühle von Frustration und sogar Wut hervorrufen. Solche Emotionen sind häufig Ausdruck von Unsicherheit und Überforderung.

Negative Emotionen wie Wut oder Ungeduld sollten nicht vorschnell als mangelnde Compliance interpretiert werden. Stattdessen sind sie häufig Ausdruck von Unsicherheit oder Überforderung, die sich in Verhaltensweisen wie der Nichteinhaltung von Übungen oder dem verspäteten Erscheinen zu Therapieterminen zeigen können. Solche Emotionen sollten von Therapeutinnen als Hinweis auf zugrunde liegende Ängste oder Überforderung verstanden werden. Wütende, schroffe und ungeduldige Patientinnen können durch gezielte Edukation und spezifische Adhärenzstrategien angesprochen werden, um diese Emotionen gezielt zu bearbeiten und so die therapeutische Zusammenarbeit zu fördern.

Therapeutinnen tragen die Verantwortung, Adhärenz aktiv zu fördern – insbesondere durch verständliche und patientenorientierte Aufklärung, empathische Kommunikation und den Aufbau einer partnerschaftlichen therapeutischen Beziehung. Es sollte vermieden werden, Patientinnen aufgrund von Unfreundlichkeit oder ablehnendem Verhalten pauschal als „incompliant" einzustufen. Vielmehr liegt die Förderung der individuellen Adhärenz in der therapeutischen Verantwortung. Empathie, adäquate Informationsbereitstellung und Beratung sind hierbei von zentraler Bedeutung (Cole et al., 2019).

Eine als „incompliant" wahrgenommene Patientin zeigt häufig keinen Unwillen, sondern ist vielmehr das Resultat unzureichender Information oder eines fehlenden Vertrauensverhältnisses. Werden diese Barrieren durch gezielte Edukation, umfassende Aufklärung über die Verletzung und den Aufbau einer stabilen therapeutischen Beziehung überwunden, kann die Patientin die nötige Mitarbeit entwickeln und aktiv am Heilungsprozess teilnehmen.

## Ein Blick durch das Fenster – Edukation als Schlüssel zur Selbstwirksamkeit

Und wie sieht das Frau Musterfrau? Nach ihrer letzten Kontrolle im Unfallkrankenhaus ist sie aufgewühlt. Zuerst wartet sie 2 Stunden im Wartebereich, vertreibt sich die Zeit am Handy, bis plötzlich alles Schlag auf Schlag geht. Als sie in eine Nachbehandlungskabine gerufen wird und auf dem angebotenen Stuhl Platz nimmt, versucht sie, sich an den Namensschildern der Anwesenden zu orientieren. Ihre behandelnde Ärztin hat bereits das Kontrollröntgenbild auf einem Bildschirm geöffnet und diktiert routiniert den Befund über die Radiusfraktur. Frau Musterfrau, die sich einen Überblick verschaffen will, bemerkt kaum, was gesprochen wird.

Was wollte sie noch einmal fragen – ob sie mit der Hand wieder stricken darf? Die Ärztin wirft einen kurzen Blick auf ihre geschwollenen Finger und merkt beiläufig an, dass das nicht mehr zur Verletzung passe. Frau Musterfrau blickt zwischen ihren Fingern, dem Röntgenbild und der Ärztin hin und her. Die Frage zum Stricken schwebt in ihrem Kopf, doch sie wird von einem unguten Gefühl überlagert. Was meinte die Ärztin genau? Ganz leise schleicht sich ein Gefühl von Verunsicherung ein. Als ihr die Sekretärin die Überweisung zur Handtherapie in die Hand drückt, ist sie beunruhigt. Ihre Gedanken kreisen nur noch um das Röntgenbild und den schattenhaften Frakturspalt.

Im Wartebereich überlegt sie, nochmals zurückzukehren, doch die Vorstellung, wieder anzuklopfen, ist ihr unangenehm. Stattdessen entscheidet sie sich, ihre Hand kaum zu bewegen, um nichts falsch zu machen. Sie kauft sich ein Tuch, bindet es um ihren Nacken und schlingt es um ihren Arm, sodass ihre Hand darin sicher liegt – wie in einer Babytrage vor ihrem Körper. So fühlt sie sich sicherer, überzeugt davon, dass sie ihrer Hand keinen weiteren Schaden zufügt. Doch wie geht es jetzt weiter?

Die Schwellung wird schlimmer, die Finger sind unbeweglich, und auch die Farbe ihrer Hand macht ihr Sorgen. Auf Empfehlung einer Bekannten ruft sie schließlich doch noch eine Handtherapeutin an. Glücklicherweise erhält sie kurzfristig einen Termin.

Im Behandlungszimmer wird sie freundlich begrüßt. Die entspannte Atmosphäre nimmt ihr sofort etwas von ihrer Anspannung. Sie nutzt die Gelegenheit, um ihrer Therapeutin alle Fragen zu stellen, die sich angestaut haben – auch die beunruhigende Röntgenaufnahme und der Kommentar der Ärztin kommen zur Sprache. Schritt für Schritt erklärt die Therapeutin alles: Der sichtbare Frakturspalt auf dem Röntgenbild ist normal und kein Grund zur Sorge, da es Zeit braucht, bis eine Fraktur vollständig verheilt. Selbst ihr Hobby, das Stricken, wird besprochen. Die Therapeutin ermutigt sie, mit einem groben Muster und dickeren Nadeln zu beginnen, regelmäßig Pausen einzulegen und so die Hand langsam wieder zu belasten.

Mit diesen Informationen kehrt das Vertrauen in ihre eigene Hand zurück. Sie versteht, dass die Schwellung durch den Nichtgebrauch und das Tuch verursacht wurde. Jetzt freut sie sich, endlich wieder aktiv werden zu dürfen, und bedauert nur, nicht schon früher zur Therapie gegangen zu sein. Ihr Strickzeug liegt bereit, und das nächste Muster formt sich bereits in ihren Gedanken. ◂

## 2.3  Die 3. Ebene der Pyramide – der Alltagseinsatz

Auf der 3. Ebene der Pyramide steht der angemessene Einsatz von Hand und Arm im Alltag – sei es bei der Hausarbeit, bei Gartenarbeiten, bei Hobbys oder im Beruf. Ziel ist es, Patientinnen zu ermöglichen, für sie bedeutungsvolle Tätigkeiten auszuführen (Koesling, 2007). Dabei werden die in der Handtherapie erarbeiteten Handfunktionen wie Kraft, Beweglichkeit und Geschicklichkeit direkt in den Alltag integriert und dadurch automatisch trainiert. Die Beweglichkeit eines Gelenks, die Muskelkraft, die Ausdauer und die Belastungsfähigkeit der Hand bilden wesentliche Grundlagen für die Durchführung alltäglicher Aktivitäten (Koesling, 2007).

Diese Tätigkeiten werden nicht nur individuell an die Interessen und Bedürfnisse der Patientinnen angepasst, sondern selbstverständlich auch an den Heilungszustand der Hand. So wird sichergestellt, dass keine heilenden Strukturen gefährdet werden. Ziel ist es, die Selbstverständlichkeit zurückzugewinnen, die verletzte Hand im Alltag wieder natürlich, spontan und mit Freude zu gebrauchen.

Ein verletzter Arm soll beim Gehen wieder automatisch mitschwingen können, statt wie ein schutzbedürftiges Kind vor dem Körper getragen zu werden. Ein geheilter Finger darf beim Greifen nicht mehr bewusst weggestreckt, sondern soll selbstverständlich und unbewusst eingesetzt werden. Auch der Daumen soll wieder den Schlüssel greifen können, um das Türschloss aufzusperren, ohne dass auf die gesunde Hand ausgewichen wird. Ebenso soll das Handgelenk beim Ausführen von Tätigkeiten zielsicher und funktional bewegt werden, damit Kompensationen durch andere Gelenke überflüssig werden. Die Hand soll wieder selbstverständlich an alltäglichen Bewegungen und Gesten mitwirken – beim Händeschütteln, in der Körpersprache oder beim Gestikulieren. Ziel ist es, dass die Bewegungen der Hand so natürlich und automatisiert ablaufen, dass keine Einschränkungen mehr wahrgenommen werden.

Nach akuten Verletzungen oder Erkrankungen ist es ein wichtiger Bestandteil der Therapie, Patientinnen Sicherheit zu geben, welche Bewegungen im Alltag förderlich und heilungsunterstützend sind und welche vorübergehend besser vermieden werden sollten. So werden heilende Strukturen geschützt und Verzögerungen im Heilungsprozess vermieden.

Jede zurückgewonnene Alltagstätigkeit ist ein wesentlicher Fortschritt auf dem Weg zu den angestrebten Therapiezielen – weit mehr, als es eine manuelle Technik oder passive Bewegung bewirken könnten. Die Wiederaufnahme von Tätigkeiten, die Freude bereiten, steigert nicht nur spürbar die Lebensqualität, sondern fördert gleichzeitig die Handfunktionen. Diese Tätigkeiten werden zur unbewussten therapeutischen Übung und schenken Patientinnen das Gefühl von Kontrolle und Selbstwirksamkeit.

Das Besondere daran ist, dass die Wiederaufnahme liebgewonnener Tätigkeiten nicht nur die Lebensfreude spürbar steigert, sondern gleichzeitig auch die Handfunktionen fördert – und das ganz nebenbei und ohne zusätzlichen Übungsaufwand. Die Tätigkeit selbst wird zur therapeutischen Übung und schenkt Patientinnen ein Gefühl von Kontrolle und Selbstwirksamkeit. Dadurch wird die intrinsische Motivation gestärkt – eine Motivation, die von innen herauskommt und den handtherapeutischen Prozess auf selbstverständliche Weise unterstützt.

> **Beispiel**
>
> Es ist gut, dass Frau Musterfrau bereits erkannt hat, dass das Stricken zwar ihr Ziel ist, sie jedoch zuerst ihre Handgelenkbeweglichkeit und die Koordination ihrer Finger verbessern muss. Die Stricknadel ist ihr immer wieder aus der Hand gerutscht, und sie hat mehrfach Laufmaschen produziert. Als sie heute den Therapierraum betritt erzählt sie ihrer Therapeutin davon – ein wenig enttäuscht, aber auch mit einem Hauch Selbstironie. Was sie jedoch nicht erwähnt: Wie sie das Strickzeug entnervt weggelegt, ein paar Flüche ausgestoßen und es schließlich in die Mülltonne geworfen hat. Alles muss man ja nicht bis ins letzte Detail preisgeben.
>
> Ihr Handgelenk ist für das Stricken noch zu unbeweglich, und die Finger haben an Koordination und Schnelligkeit eingebüßt – zu lange waren sie durch Gips und Dreieckstuch zur Untätigkeit gezwungen. Auf ihrem Weg zurück zu Wolle und Stricknadeln wird sie ihre Hand zunächst im Alltag einsetzen. Tätigkeiten, die schnelle Fingerbewegungen und Handgelenkbeweglichkeit fördern, sollen die sensomotorischen Muster wieder aktivieren. Denn Bewegungen, die einst automatisiert waren, lassen sich viel leichter durch praktische Alltagsaufgaben reaktivieren als durch monotone Übungen, bei denen die Gedanken leicht abschweifen oder eine Fernsehsendung im Hintergrund läuft.
>
> Um ihr geliebtes Hobby, das Stricken, zu erreichen, setzt sie ihre Hand jetzt gezielt bei Hausarbeiten ein, die genau diese Fähigkeiten trainieren. Ihren Mann hat sie bereits darauf hingewiesen, dass er ihr nicht mehr alles abnehmen darf – Kartoffeln schälen, Zwiebeln schneiden, einen Auflauf vorbereiten oder einen Kuchen backen, das will sie wieder selbst machen.
>
> Oft ertappt sie sich dabei, wie ihre gesunde Hand instinktiv die Arbeit übernimmt, die eigentlich ihrer verletzten Hand „zustehen" würde. Auf Anraten ihrer Therapeutin hat sie deshalb eine Strategie entwickelt: Sie stellt sich vor, dass ein kleiner Kobold auf ihrer Schulter sitzt, der sie freundlich daran erinnert, wenn sie ihre Hand schont oder einen Finger vorschnell wegstreckt. Manchmal zwickt er ihr auch sanft ins Ohrläppchen, wenn sie sich in alten Schutzmustern verliert. Der Kobold wird irgendwann verstummen dürfen – dann nämlich, wenn sie ihre Hand wieder ganz selbstverständlich und automatisch im Alltag einsetzt.
>
> Und natürlich, wenn sie wieder stricken kann. Denn das bleibt ihr Ziel, und es rückt jeden Tag ein Stück näher. ◄

## 2.4 Die 4. Ebene der Pyramide – Training von Handfunktionen

Auf der 4. Ebene der Pyramide stehen gezielte therapeutische Interventionen auf muskuloskelettaler Ebene.

Die motorisch-funktionellen Behandlungsverfahren umfassen therapeutische Methoden zur Mobilisation von Muskeln, Nerven und Gelenken, zur Koordination von Bewegungsabläufen sowie zur Behandlung sensibler Dysfunktionen (Wendt, 2007). Durch diese Maßnahmen werden einzelne Funktionen der Hand gezielt verbessert: Beweglichkeit, Kraft, Geschicklichkeit und Spüren (Sensorik). Diese 4 Funktionen können als die Schlüsselkompetenzen der Hand bezeichnet werden. Sie kennzeichnen eine gesunde Hand und garantieren ihren effizienten Einsatz im Alltag.

Kraft ist notwendig, um schwere Gegenstände zu heben, zu tragen oder mit groben Werkzeugen wie einem Hammer, einer Blechschere oder einer Motorsäge zu arbeiten. Doch Kraft allein genügt nicht.

Beweglichkeit ermöglicht es den Hand- und Fingergelenken, sich flexibel und präzise zu ihrem Einsatzort zu bewegen. Eine verbesserte Beweglichkeit erhöht das Bewegungsrepertoire und damit die Möglichkeiten, mit den einzelnen Fingern zielgerichtet ein Objekt zu manipulieren. Doch Beweglichkeit allein reicht auch nicht.

Geschicklichkeit sorgt dafür, dass die Finger am Einsatzort präzise manipulieren können – etwa beim Anziehen von Schrauben, beim Fixieren kleiner Teile oder beim Einfädeln eines Vorhanghakens. Doch Geschicklichkeit allein genügt ebenfalls nicht.

Spüren und sensorische Kontrolle sind ebenso essenziell. Der Bewegungssinn (Propriozeption) und die Oberflächensensibilität spielen eine zentrale Rolle, indem sie dem Gehirn Informationen über Gelenkstellungen und Oberflächenbeschaffenheiten liefern. Sie tragen nicht nur zur Vermeidung von Verletzungen bei, sondern ermöglichen durch kontinuierliches Feedback auch die Ausführung feinmotorischer Aufgaben. Die Propriozeption sorgt dafür, dass die Hand und die Finger präzise positioniert werden können, während die Oberflächensensibilität vor äußeren Gefahren wie Hitze schützt. Gemeinsam schaffen sie die Voraussetzungen für gezielte feinmotorische Bewegungen, etwa das Einstecken einer Münze in ein Sparschwein.

Diese 4 Funktionen wirken wie die „Vier Musketiere": Sie arbeiten zusammen und garantieren, dass die Hand sicher, effizient und schmerzfrei eingesetzt werden kann.

Daher werden diese 4 Funktionen auch in der Handtherapie isoliert trainiert.

- **Beweglichkeit trainieren:**

Um die Beweglichkeit von Gelenken zu verbessern, werden spezifische Bewegungsübungen im gesamten Bewegungsrepertoire erarbeitet. Bewegungen können langsam oder schnell ausgeführt werden, in einem kleinen Radius oder bis zum Gelenkende, und in unterschiedliche Richtungen erfolgen. Gelenke können in ihrer Endlage eingestellt und dort gehalten werden. Je mehr Gelenkstellungen erreicht und präzise eingestellt werden können, desto leichter gelingen spezifische Tätigkeiten im Alltag. Die Wiederherstellung einer breiten Palette an Gelenkwinkeln ermöglicht es der Hand, auch bei komplexen Bewegungen flexibel zu reagieren und die Aufgaben effizient zu bewältigen.

Für die Instruktion von Bewegungsübungen ist eine verständliche Erklärung der Anatomie der betroffenen Gelenke, Muskeln und Sehnen von wesentlicher Bedeutung. In diesem Kontext kann von therapeutischer Bewegungsedukation gesprochen werden, einem Ansatz in der Handtherapie, bei dem Patientinnen nicht nur Bewegungen ausführen, sondern auch die zugrunde liegende Anatomie und Funktionsweise der betreffenden Gelenke und Muskeln verstehen. Patientinnen werden durch das Wissen über ihre eigene Körpermechanik in die Lage versetzt, ihre Bewegungen selbstständig zu optimieren und zu kontrollieren.

- **Kraft aufbauen:**

  Ebenso kommen punktgenaue Kräftigungsübungen sowohl der Hand- als auch der Unterarmmuskulatur zum Einsatz. Diese sorgen dafür, dass Kraft zuerst aufgebaut und gleichzeitig dosiert eingesetzt werden kann. Eine Kraftübung kann darin bestehen, eine Knetmasse zusammenzudrücken, um die Griffkraft zu steigern, oder mit dem Handgelenk mit einem Thera-Band gegen Widerstand zu üben, um die Kraft im Unterarm zu fördern. Das Kraftrepertoire umfasst impulsive maximale Kontraktionen, ausdauernde, wiederholte Kontraktionen im Wechsel mit Antagonisten, das Anspannen und lange Halten sowie das Dosieren der Kraft. Diese verschiedenen Muskelaktivitäten fördern die Handkraft, indem sie schnelle, starke Kontraktionen, längere Belastungen und gezielte Stabilisation von Gelenken kombinieren. Durch gezielte Steigerung der Intensität und Dauer wird das Kraftpotenzial der Hand systematisch aufgebaut, ohne sie zu überlasten.

- **Geschicklichkeit fördern:**

  Durch Feinmotorik- oder Geschicklichkeitstraining mit unterschiedlichen Gegenständen aus dem Alltag wie Knöpfen, Schrauben oder Münzen wird das Geschicklichkeitsrepertoire verbessert. Es umfasst sowohl schnelles als auch langsames Beugen und Strecken der Fingergelenke, gezieltes Greifen und Aufsammeln kleiner Gegenstände, das Dosieren der dafür benötigten Feinkraft sowie gezielte, ausdauernde Haltearbeit der Finger ohne Zittern. Ebenso wird das abgestimmte einander Zuarbeiten der Finger in präzisen Bewegungsabläufen trainiert. Durch diese Übungen werden die Finger flinker und verlässlicher, das Manipulationstempo steigt, und Greifvariationen werden zunehmend automatisiert.

- **Sensibilität trainieren:**

  Spür- und Sensibilitätstraining kommt bei verletzten oder erkrankten Nerven zum Einsatz. Dabei werden Fingerkuppen mit Materialien, die unterschiedliche Oberflächen haben, stimuliert. Nach einer Nervenverletzung lässt sich die Wahrnehmung eines Spürreizes am Rezeptororgan des Fingers nicht unmittelbar verbessern, da der verletzte Nerv Zeit zur Regeneration und Heilung benötigt. Was jedoch geübt werden kann, ist das Interpretieren der durch die Verletzung „verwischt und verschwommen" wahrgenommenen Oberflächen. Durch diese zentrale Verarbeitung, bei der das Gehirn lernt, die veränderten Sinneseindrücke neu zu interpretieren, kann allmählich ein neues, „normales" Spüren wiederhergestellt werden.

Dies alles sind biomechanische Therapieansätze, welche gezielt einzelne Handfunktionen trainieren und die Funktionalität der Hand sichern. Sie stellen das Fundament für das Erreichen einer gesunden Hand dar. Biomechanische Therapieansätze werden vor allem in der Akutbehandlung einer Handverletzung oder -erkrankung benötigt: Diese gezielten Funktionsübungen bewirken, dass Sehnen wieder gleitfähig, Gelenke wieder geschmeidig und stabil, Muskeln wieder kräftig, Narben unempfindlicher und schlussendlich Greiffunktionen der Hand wieder automatisiert werden. Ein Spitzgriff, um eine Münze einsammeln zu können, ein Klemmgriff, um etwas aufzuschließen, die Handkraft, um eine Flasche zu öffnen, der Faustschluss, um einen Hammer zu halten, der 3-Punkt-Griff für das Schreiben – all diese Fähigkeiten kehren Schritt für Schritt zurück.

### Ein Blick durch das Fenster – die 4 Handfunktionen

Blicken wir noch einmal kurz auf unsere Hauptdarstellerin, Frau Musterfrau. Was sehe ich da? Sie kann ihre schwere Einkaufstasche wieder sicher tragen, ohne die Hand ausschütteln zu müssen, weil sie ermüdet. Dadurch hat sie die gesunde Hand frei, um die Tür aufzuschließen – ohne so wie früher die Tasche abstellen zu müssen. Und jetzt bedient sie auch noch scheinbar mühelos ihr Handy, indem sie flink eine SMS tippt ... eins, zwei, abgesendet! Dank ihrer gezielten Kraft- und Bewegungsübungen hat sie ihre Hand so trainiert, dass sie diese täglichen Herausforderungen problemlos meistert.

Frau Musterfrau hat regelmäßig mit einer Hantel gearbeitet, die Handkraft mit Therapieknete geduldig aufgebaut und dabei die Finger in unterschiedlichen Griffvarianten in die Knete gepresst, so wie sie es in der Handtherapie gelernt hat. Einmal mit 2 Fingern, ganz rund wie eine Zange, dann ganz spitz wie eine Pinzette, im Wechsel spitz und rund, im Klemm- und Schlüsselgriff sowie im 3-Punkt-Griff. Hätte ihre Therapeutin ihr dies nicht gezeigt, wäre sie nie auf die vielen Variationen gekommen und hätte die Knete nur fantasielos gedrückt. Mit Widerstandsklammern und Gummiringen konzentrierte sie sich darauf, die kleinen, feinen Handmuskeln zu kräftigen, um deren Kontrolle und Koordination zu steigern. Ihre Fingerbeweglichkeit nahm sie gezielt in Angriff: Sie sammelte Murmeln auf, stoppte die Zeit und merkte schnell, wie ihre Bewegungen flinker und präziser wurden.

Sie zog an einem Theraband, wobei sie die Übungen präzise dosierte – mal schnell, mal langsam und in verschiedenen Gelenkwinkeln. Ihre Therapeutin richtete zunächst ihre Ausgangsstellung ein, meistens die Schultern, da sie diese unbewusst immer wieder zu den Ohren hochzog. „Schulterblätter in die Hosentasche versenken", dieser Satz der Therapeutin hatte sich bei Frau Musterfrau gut eingeprägt. Bald war sie selbst in der Lage, ihre Haltung zu korrigieren, aber „so einfach war das gar nicht!", war die Erkenntnis von Frau Musterfrau.

Die Mobilisation der Fingergelenke war besonders mühsam, die Fingergelenke waren so eingerostet, es fühlte sich an, als ob ihre Fingersehnen die kleinen Gelenke kaum bewegen konnten. Deshalb setzte sie die andere Hand ein, um die Gelenke sanft in die Beugung zu drücken und die Position zu halten. Dadurch gelang es ihr mit der Zeit schon fast wieder, eine vollständige Faust zu bilden. Und so nähert sich ihr Wunsch, wieder stricken zu können, langsam der Realität. „Und das ist gut so", schlussfolgert Frau Musterfrau, schließlich benötigt sie ja noch diverse Weihnachtsgeschenke.

Dank ihrer durchdachten und individuell abgestimmten Übungstherapie hat Frau Musterfrau ihr Funktionsrepertoire ihrer Hand erheblich erweitert. Sie kann ihre Hand wieder kraftvoll und geschickt einsetzen – und sogar schon die ersten Reihen beim Stricken gelingen mühelos. Ein Erfolg, den sie sich selbst erarbeitet und redlich verdient. hat. ◄

## 2.5 Die 5. Ebene der Pyramide – manuelle therapeutische Techniken

Auf der 5. Ebene der Pyramide finden sich manuelle Therapietechniken, die sich in 3 Hauptkategorien unterteilen lassen: Weichteiltechniken, Mobilisationstechniken und Manipulationstechniken (Reiß, 2007). Diese Techniken beinhalten das gezielte Berühren und Behandeln eines verletzten Körperteils, seiner Muskeln oder Gelenke durch die feinfühligen Hände einer Handtherapeutin, die geschickte und routinierte spezifische Grifftechniken anwendet. Dabei werden das Weichteilgewebe, die Muskulatur, die Haut sowie das Bindegewebe, verschoben, schmerzende Punkte in der Muskulatur werden gezielt gedrückt, und Gelenke werden sanft oder intensiver bewegt.

Die präzisen Bewegungen und Grifftechniken stimulieren aufsteigende und hemmende Bahnen des Nervensystems und führen zu einer Entspannung und Schmerzlinderung, was laut neuesten Evidenzen eine zentrale Wirkung der manuellen Therapie darstellt (Lavazza et al., 2021). Dabei betont Lavazza, dass die Effektivität insbesondere auf der Interaktion zwischen neurophysiologischen Mechanismen und den gezielten Grifftechniken basiert, wobei die subjektive Wahrnehmung der Patientin eine entscheidende Rolle spielt.

Durch manuelle Therapietechniken, bei denen Gelenkbewegungen durch die Therapeutin geführt werden, können verloren gegangene Gelenkbewegungen oder Bewegungsmuster aktiviert, bewusst gemacht und langfristig automatisiert werden. Diese Techniken wirken nicht nur schmerzlindernd, sondern erfüllen zudem auch die psychologische Erwartung der Patientin an eine durch Berührung heilende Therapie. Dies verstärkt das subjektive Empfinden der Wirksamkeit und trägt wesentlich zur positiven Wahrnehmung bei. Ein Beispiel aus der Praxis wäre das gezielte Mobilisieren eines vermeintlich "verklebten" Kapselgewebes nach einer Verletzung, um eine schmerzfreie Beweglichkeit und bessere Gelenkmechanik zu fördern.

Besonders im Bereich der Gelenke versprechen manuelle Techniken eine gezielte Beeinflussung von gelenknahen Gewebestrukturen und beteiligten Knochen. Ziel ist es, Adhärenzen im Kapsel-Band-Apparat zu lösen oder die Position einzelner Knochen zu korrigieren, um eine bessere Ausrichtung (Alignment) und eine verbesserte Gelenkmechanik zu erreichen. Diese Annahmen werden in der manualtherapeutischen Praxis häufig vertreten. Wissenschaftlich ist jedoch umstritten, in welchem Ausmaß durch manuelle Techniken tatsächlich mechanische Veränderungen erzielt werden können, oder ob die Effekte primär auf neurophysiologische Mechanismen zurückzuführen sind.

Die Durchführung dieser Techniken erfordert ein hohes Maß an professioneller Hands-on-Expertise und ein fundiertes Verständnis der anatomischen und physiologischen Strukturen. Dabei ist es entscheidend, Manipulations- und Grifftechniken nach klar definierten Vorgaben durchzuführen, wie sie von den Entwicklern der manuellen Techniken beschrieben wurden. Gelenkflächen werden mit höchster Präzision gegeneinander geführt, um kontrolliertes Gleiten, Rollen oder eine optimale Zentrierung zu ermöglichen. Eine fein abgestimmte Wahrnehmung der gelenknahen Strukturen wie Sehnen, Bänder und Gelenkkapsel ist erforderlich, um während der Behandlung bewirkte Veränderungen im Gelenk wahrzunehmen und die Grifftechniken entsprechend anzupassen.

In der manualtherapeutischen Praxis ist oft die Vorstellung präsent, dass diese Techniken vergleichbar mit der Reparatur einer Maschine funktionieren: Wie das Festziehen einer lockeren Schraube wird angenommen, dass ein Schaden durch gezielte Eingriffe behoben wird, was eine sofortige Funktionsverbesserung nach sich zieht. Dieses Konzept spiegelt das Bestreben wider, durch präzise und gezielte Maßnahmen schnelle und nachhaltige Ergebnisse zu erzielen. Ob diese mechanistische Sichtweise jedoch wissenschaftlich haltbar ist, wird in Kap. 15 näher untersucht, insbesondere in Bezug auf die Rolle neurophysiologischer Prozesse und die Evidenz für mechanische Korrekturen.

> **Ein Blick durch das Fenster – Manuelle Therapie oder Hand on Hands**
>
> Frau Musterfrau freut sich heute besonders auf ihre Handtherapie. Vorgestern hat sie zum ersten Mal wieder gestrickt – und wie es oft passieren kann, hat sie dabei übertrieben und die Pausen vergessen. Nun ist ihre Hand angeschwollen, die Finger sind dicker als gewöhnlich, und das Gelenk fühlt sich unbeweglich an, fast wie eingerostet. Genau über dem Handwurzelbereich zeigt sich eine teigige Weichteilstelle, die vorgestern noch nicht da war – da ist sich Frau Musterfrau sicher. Und alles schmerzt, aber immerhin ist eine Socke fertig geworden. Umso mehr erwartet sie heute die heilenden Hände ihrer Therapeutin. Sie ist sicher: „Die wird das schon wieder hinkriegen." Denn irgendetwas muss beim Stricken passiert sein, und das gehört wahrscheinlich einfach wieder ins richtige Lot gebracht, oder eingerenkt – wie das ihre Bekannte von ihrer Therapie an der Wirbelsäule berichtet hat.
>
> Die Therapeutin beginnt mit sanften, einfühlsamen Griffen und massiert den Unterarm, während sie gezielt Druck auf bestimmte Muskelpunkte ausübt. Dann streicht sie mit langsamen, rhythmischen Bewegungen entlang der geschwollenen Finger, um die Flüssigkeit aus dem Gewebe zu lösen. Mit ruhigen Streichbewegungen arbeitet sie an der Schwellung, transportiert ödematöse Flüssigkeiten nach zentral zum Ellbogengelenk und stimuliert dort mit kreisenden Massagebewegungen die Lymphknoten. ‚So sanft wie mit Katzentatzen', denkt frau Musterfrau, und ihre Finger werden allmählich dünner. Dann legt die Therapeutin ihre Hand flächig um das schmerzende Handgelenk und übt einen leichten Zug auf den Gelenksspalt aus, das ist eine bewährte Traktionstechnik. Sofort

empfindet Frau Musterfrau eine angenehme Entlastung im Gelenk. „Ja genau, genau da hakt es meistens", verkündet sie und ist froh, endlich die Bestätigung zu bekommen, dass die Therapeutin den ihr bekannten Schmerz auffinden und sogar beeinflussen kann.

Mehrmals führt die Therapeutin die Hand sanft durch die schmerzhaften Bewegungsrichtungen. Immer wieder zentriert sie das Gelenk, hilft dem konvexen und dem konkaven Gelenkpartner, die richtige Gleitrichtung zu finden. Als sie das Frau Musterfrau erklärt, ist diese begeistert ob der Expertise ihrer Therapeutin. Und siehe da: Die Beweglichkeit wird allmählich wieder besser – flüssiger und angenehmer. Frau Musterfrau ist erleichtert. Sie spürt, dass der Schmerz nachgelassen hat und das Gelenk wieder flüssig reagiert. Sie vertraut ihrer Hand wieder und nimmt sich fest vor: Das nächste Mal beim Stricken wird sie es langsamer angehen lassen und nicht so lange am Stück arbeiten. ◄

## 2.6 Die oberste Ebene der Pyramide – Maßnahmen mit niedriger Evidenzlage

Den Abschluss der Pyramide bilden Therapiemaßnahmen, deren Wirksamkeit wissenschaftlich nicht ausreichend belegt ist. Diese Methoden werden häufig als komplementäre oder unterstützende Ansätze eingesetzt, obwohl ihre Effekte in der wissenschaftlichen Fachwelt kontrovers diskutiert werden. Ein prominentes Beispiel hierfür ist das Kinesiotaping.

Kinesiotapes sind elastische Bänder, die auf die Haut aufgebracht werden, um Muskelaktivität zu unterstützen, Schmerzen zu lindern oder die Propriozeption zu verbessern. Die wissenschaftliche Evidenz hierzu ist jedoch uneinheitlich. Eine aktuelle Untersuchung von Justo-Cousiño et al. (2024) zeigte beispielsweise, dass Kinesiotaping bei gesunden Personen keine signifikante Verbesserung der Propriozeption bewirkt. Dies deutet darauf hin, dass die häufig propagierten Effekte auf die Eigenwahrnehmung der Gelenke nicht eindeutig nachweisbar sind.

Ein weiteres Beispiel sind Ansätze aus der Traditionellen Chinesischen Medizin (TCM), die in der Handtherapie gelegentlich Anwendung finden. Zu den etablierten Techniken zählen unter anderem Akupunktur mit dem Akkupunkturstäbchen und Schröpfen. Das Akkupunkturstäbchen wird oft zur Schmerzbehandlung eingesetzt, wobei viele Patientinnen subjektive Linderung berichten. Wissenschaftliche Studien, wie die von Eigenschink et al. (2023) und Yuan (2016), zeigen jedoch, dass „echte" Akupunktur und „Scheinakupunktur" (Placeboakupunktur) vergleichbare Effekte auf die Schmerzreduktion haben. Dies unterstreicht die Relevanz des Placeboeffekts bei dieser Therapieform.

Auch das Schröpfen, bei dem ein Vakuum erzeugt wird, um die Durchblutung zu fördern und Heilungsprozesse anzuregen, erfreut sich wachsender Beliebtheit. Dennoch fehlt es an ausreichenden wissenschaftlichen Belegen, die die Wirksamkeit dieser Methode untermauern. Xu und Xia (2019) beschreiben in einer Übersichtsarbeit, dass trotz steigender Anwendung der TCM in der westlichen Medizin viele ihrer Effekte nicht evidenzbasiert sind.

Handtherapeutinnen tragen eine ethische Verantwortung gegenüber ihren Patientinnen. Dies verpflichtet sie, den Einsatz von Methoden mit fraglicher wissenschaftlicher Evidenz sorgfältig zu überdenken. Komplementäre Ansätze wie Kinesiotaping oder TCM-Techniken sollten daher nur unter klar definierten Rahmenbedingungen angewendet werden. Die Patientin muss dabei vollständig aufgeklärt und ihre Zustimmung eingeholt werden. Zudem sollten diese Maßnahmen immer mit entsprechender Zurückhaltung eingesetzt werden, um die Prinzipien der evidenzbasierten Praxis zu wahren und einen nachhaltigen Behandlungserfolg sicherzustellen.

> **Ein Blick durch das Fenster – Maßnahmen niedriger Evidenz: OK oder Schwurbelei?**
>
> Frau Musterfrau schwört auf die blauen elastischen Tapes, die sie schon einmal von einem Masseur im Urlaub am Campingplatz aufgeklebt bekommen hat. Damals, als sie mit ihrer Tochter im Zelt auf einer alten Luftmatratze geschlafen hat, hatte sie sehr unbequem gelegen, was zu einem steifen und schmerzenden Nacken führte. Dieser unerträgliche brennende Spannungsschmerz, der bis in ihr Ohr ausstrahlte, hatte unter dem blauen, kühl wirkenden Tape deutlich nachgelassen. Sie kann sich noch gut daran erinnern. Heute bittet sie ihre Therapeutin daher um ihre Meinung zu dem Tape und – wenn möglich – auch um ein blaues Tape für ihre Hand, denn die schmerzt seit gestern wieder mehr.
>
> Die Therapeutin lächelt und weiß, dass die Farbe des Tapes in Bezug auf den Schmerz im Handgelenk keine wirkliche Rolle spielt, aber sie sagt nichts. Manchmal ist es besser, die erwartete Wirkung für sich arbeiten zu lassen und zu schweigen. Sie greift also zu einem blauen Tape und appliziert es gekonnt auf Frau Musterfraus Hand. Mit präzisen Handgriffen klebt sie das Tape so auf, dass es die Sehnen und Muskeln unterstützt. Der ganze Arbeitsschritt war rasch erledigt, und der blaue Streifen zieht sich sanft über Handgelenk und Finger – genau so, wie es sich Frau Musterfrau gewünscht hat. ◄

> **Evidenz trifft Praxis – die Kunst der Handtherapie**
> Therapie ist kein starres Schema, sondern ein lebendiger Prozess, in dem wissenschaftliche Evidenz, therapeutische Erfahrung und die individuelle Patientin aufeinandertreffen. Die hierarchische Pyramide hilft, Maßnahmen mit nachgewiesener Wirksamkeit von solchen mit schwächerer Evidenz zu unterscheiden – und sie gezielt einzusetzen.
>
> Doch auch die beste Technik entfaltet ihre volle Wirkung nur im richtigen Kontext: Vertrauen, Motivation und die aktive Beteiligung der Patientin sind die wahren Bausteine eines erfolgreichen Therapieprozesses. Wer Therapie als ganzheitliches Zusammenspiel versteht, schafft nicht nur kurzfristige Linderung – sondern auch nachhaltige Veränderung.

## 2.7 Quiz über die handtherapeutische Behandlungspyramide

1. *Was beschreibt der Begriff „Evidenz" im therapeutischen Kontext?*
   a) Die Erfahrung der Therapeutinnen
   b) Die wissenschaftliche Grundlage der Wirksamkeit von Therapien
   c) Die Meinung der Patientinnen
2. *Was bedeutet Validität im Zusammenhang mit einer Behandlung?*
   a) Die Wiederholbarkeit der Behandlungsergebnisse
   b) Ob eine Behandlung tatsächlich das behandelt, was sie vorgibt
   c) Die Geschwindigkeit der Heilung
3. *Was bedeutet Adhärenz in der Handtherapie?*
   a) Die passive Beteiligung der Patientinnen
   b) Das Ausmaß, in dem die Patientin die Empfehlungen ihrer Therapeutin befolgt
   c) Die Vertrauensbeziehung zwischen Patientin und Therapeutin
4. *Warum ist eine positive Allianz für den Erfolg einer Therapie wichtig?*
   a) Sie reduziert die Notwendigkeit weiterer Maßnahmen
   b) Sie erhöht die Effizienz aller Behandlungsmaßnahmen
   c) Sie ist rechtlich vorgeschrieben
5. *Welche Kommunikationsstrategien sind bei der Adhärenzbildung wichtig?*
   a) Schnelle Antworten und kurze Gespräche
   b) Offene Fragen und aktives Zuhören
   c) Nur körperliche Untersuchungen
6. *Welches Ziel hat die Patientinnenedukation?*
   a) Patientinnen zu motivieren, zur Therapie zu kommen
   b) Patienten über Diagnose und Behandlungsmaßnahmen aufzuklären und dadurch die aktive Teilhabe zu fördern
   c) Nur Informationen über die Krankheit zu geben
7. *Welche der folgenden Techniken gehört nicht zu den manuellen Therapien?*
   a) Gezieltes Drücken schmerzhafter Punkte in der Muskulatur
   b) Sanftes oder intensives Bewegen von Gelenken
   c) Einsatz von Medikamenten zur Schmerzlinderung
   d) Verschiebung des Weichteilgewebes, der Muskulatur und des Bindegewebes
8. *Was beschreibt die oberste Ebene der Pyramide in Bezug auf Therapiemaßnahmen?*
   a) Sie bezieht sich auf Therapiemaßnahmen, deren Wirkung wissenschaftlich nicht ausreichend belegt ist.
   b) Sie umfasst Therapiemaßnahmen mit stark belegter wissenschaftlicher Evidenz und effektiven Ergebnissen.
   c) Sie umfasst bewährte und wirksame Therapiemethoden aus der Alternativmedizin.
9. *Was ist das Hauptziel der 3. Ebene der Pyramide in Bezug auf die Handtherapie?*
   a) Die vollständige Heilung der Hand durch intensive medizinische Interventionen

b) Die Integration der Hand- und Armfunktionen in den Alltag, um die natürliche und spontane Nutzung der verletzten Hand wiederherzustellen
   c) Die Vermeidung jeglicher Bewegung des verletzten Arms, um weitere Verletzungen zu verhindern
10. *Was ist das übergeordnete Ziel der Handtherapie laut der Beschreibung?*
    a) Aktive Mitarbeit der Patientinnen durch positive Beeinflussung der Compliance
    b) exakteste Durchführung der Übungen
    c) Stetige Erhöhung der Übungseinheiten

Antworten: 1b, 2b, 3b, 4b, 5b, 6b, 7c, 8a, 9 b, 10a

## Literatur

Borgetto, B., Born, S., Bünemann-Geißler, D., Düchting, M., Kahrs, A.-M., Kasper, N., Menzel, M., Netzband, A., Reichel, K., Reßler, W., Schmidt, M., Seiferth, W., Thieme, H., & Winkelmann, B. (2007). Die Forschungspyramide—Diskussionsbeitrag zur Evidenz-basierten Praxis in der Ergotherapie. *ergoscience, 2*(2), Article 2. https://doi.org/10.1055/s-2007-963004

Cole, T., Robinson, L., Romero, L., & O'Brien, L. (2019). Effectiveness of interventions to improve therapy adherence in people with upper limb conditions: A systematic review. *Journal of Hand Therapy, 32*(2), 175–183.e2. https://doi.org/10.1016/j.jht.2017.11.040

Eigenschink, M., Bellach, L., Leonard, S., Dablander, T. E., Maier, J., Dablander, F., & Sitte, H. H. (2023). Cross-sectional survey and Bayesian network model analysis of traditional Chinese medicine in Austria: Investigating public awareness, usage determinants and perception of scientific support. *BMJ Open, 13*(3), e060644. https://doi.org/10.1136/bmjopen-2021-060644

Elzer, M. (2019). Angewandte Kommunikation in der Physiotherapie. Ein Kurzlehrbuch mit Praxisbeispielen (1. Aufl.). KVM – der Medizinverlag.

Himme, A. (2007). Gütekriterien der Messung: Reliabilität, Validität und Generalisierbarkeit. In S. Albers, D. Klapper, U. Konradt, A. Walter, & J. Wolf (Hrsg.), *Methodik der empirischen Forschung* (S. 375–390). Gabler. https://doi.org/10.1007/978-3-8349-9121-8_25

Justo-Cousiño, L. A., Da Cuña-Carrera, I., Alonso-Calvete, A., & González-González, Y. (2024). Effect of Kinesio taping on wrist proprioception in healthy subjects: A randomized clinical trial. *Journal of Hand Therapy, 37*(2), 184–191. https://doi.org/10.1016/j.jht.2023.10.010

Koesling, C. (2007). Training im Lebenspraktischen Bereich. In C. Scheepers, U. Steding-Albrecht, P. Jehn, & C. Berting-Hüneke (Hrsg.), *Ergotherapie: Vom Behandeln zum Handeln. Lehrbuch für die theoretische und praktische Ausbildung* (3., überarb. u. erw. Aufl., S. 300). Thieme.

Lavazza, C., Galli, M., Abenavoli, A., & Maggiani, A. (2021). Sham treatment effects in manual therapy trials on back pain patients: A systematic review and pairwise meta-analysis. *BMJ Open, 11*(5), e045106. https://doi.org/10.1136/bmjopen-2020-045106

Meade, L. B., Bearne, L. M., Sweeney, L. H., Alageel, S. H., & Godfrey, E. L. (2019). Behaviour change techniques associated with adherence to prescribed exercise in patients with persistent musculoskeletal pain: Systematic review. *British Journal of Health Psychology, 24*(1), 10–30. https://doi.org/10.1111/bjhp.12324

Physio meets Science (Instagrampost, 2021).

Reiß, I. (2007). Manuelle Therapie. In C. Scheepers, U. Steding-Albrecht, P. Jehn, & C. Berting-Hüneke (Hrsg.), Ergotherapie: Vom Behandeln zum Handeln. Lehrbuch für die theoretische und praktische Ausbildung (3., überarb. u. erw. Aufl., S. 271). Thieme.

Ritschl, V., Weigl, R., Stamm, T. A., & Mériaux-Kratochvila, S. (Hrsg.). (2016). Wissenschaftliches Arbeiten und Schreiben: Verstehen, Anwenden, Nutzen für die Praxis. Springer.

Rollnick, S., Miller, W. R., & Butler, C. C. (2020). *Motivierende Gesprächsführung in den Heilberufen: Core-Skills für Helfer* (2. Aufl.). G.P. Probst Verlag.

Voigt-Radloff, S. (2007). Evidenzbasierte Praxis. Scheepers, C., Steding-Albrecht, U., Jehn, P., & Berting-Hüneke, C. (Hrsg.). (2007). Ergotherapie: Vom Behandeln zum Handeln. Lehrbuch für die theoretische und praktische Ausbildung (3., überarb. u. erw. Aufl). Thieme.

Wendt, H. (2007). Behandlungsverfahren. In C. Scheepers, U. Steding-Albrecht, P. Jehn, & C. Berting-Hüneke (Hrsg.), Ergotherapie: Vom Behandeln zum Handeln. Lehrbuch für die theoretische und praktische Ausbildung (3., überarb. u. erw. Aufl., S. 269). Thieme.

World Health Organization. (2003). Adherence to long-term therapies: Evidence for action. *World Health Organization.*. https://iris.who.int/handle/10665/42682. Zugegriffen am 09.01.2025.

Xu, J., & Xia, Z. (2019). Traditional Chinese Medicine (TCM) – Does its contemporary business booming and globalization really reconfirm its medical efficacy & safety? *Medicine in Drug Discovery, 1,* 100003. https://doi.org/10.1016/j.medidd.2019.100003

Yuan, Q., Wang, P., Liu, L., Sun, F., Cai, Y., Wu, W., Ye, M., Ma, J., Xu, B., & Zhang, Y. (2016). Acupuncture for musculoskeletal pain: A meta-analysis and meta-regression of sham-controlled randomized clinical trials. *Scientific Reports, 6*(1), 30675. https://doi.org/10.1038/srep30675

# Die Rolle unspezifischer Faktoren in der Handtherapie 3

▶ Stellen Sie sich vor, Sie könnten Ihre Behandlungserfolge mit minimalem Aufwand steigern – allein durch Ihr Auftreten, eine schöne Lampe oder ein ansprechendes Poster. Das Wissen über unspezifische Faktoren ermöglicht es Ihnen, die Wirkung jeder Therapiemaßnahme zu optimieren. Erfahren Sie, warum kein Therapieerfolg jemals nur die Summe der Therapiemaßnahmen ist – und wie Sie mit einem bewussten Umgang diese unsichtbaren Bausteine nutzen können, um Ihre Patientinnen bestmöglich zu unterstützen.

Neben den vielfältigen Therapiemaßnahmen der hierarchischen Behandlungspyramide gibt es entscheidende Faktoren, die den Therapieerfolg maßgeblich beeinflussen. Diese unsichtbaren Bausteine steigern nicht nur die Effektivität einzelner Maßnahmen, sondern fördern den gesamten Behandlungsprozess. Für Therapeutinnen und Patientinnen gleichermaßen eröffnet sich hier eine Möglichkeit: Behandlungserfolge mit minimalem Aufwand erzielen – allein durch das Wissen um diese Faktoren und deren bewusste Integration in die Therapie, ohne zusätzlichen zeitlichen oder materiellen Mehraufwand (Abb. 3.1).

---

**Ergänzende Information** Die elektronische Version dieses Kapitels enthält Zusatzmaterial, auf das über folgenden Link zugegriffen werden kann [https://doi.org/10.1007/978-3-662-71175-0_3]

© Der/die Autor(en), exklusiv lizenziert an Springer-Verlag GmbH, DE, ein Teil von Springer Nature 2025
A. Moser, *Die Handtherapie*, https://doi.org/10.1007/978-3-662-71175-0_3

**Abb. 3.1** Unspezifische Wirkungsfaktoren in der Handtherapie

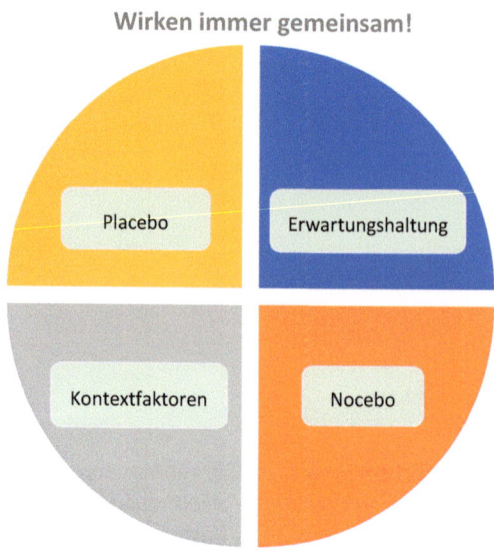

## 3.1 Das Placebo und das Nocebo

Ein Placebo ist ein Scheinmedikament, das einem echten Medikament in Aussehen und Geschmack gleicht, jedoch keine Wirkstoffe enthält (Duden online). Der Begriff stammt aus dem Lateinischen und bedeutet: "Du wirst gefallen." Der Placeboeffekt basiert laut Rossettini (2020) auf mehreren psychologischen Mechanismen wie der persönlichen Erwartung, der klassischen Konditionierung, dem Beobachtungslernen, der Denkweise und den individuellen Persönlichkeitsmerkmalen. Neurophysiologisch spielen dabei vor allem endogene Opioide und dopaminerge Systeme eine Rolle (Rossettini et al., 2020).

Die Wirksamkeit von Medikamenten und therapeutischen Maßnahmen beruht bis zu einem gewissen Grad auf diesen Mechanismen. So kann beispielsweise eine einfache, unspezifische Berührung – durchgeführt von einer Person ohne therapeutische Ausbildung, die lediglich wie eine Therapeutin auftritt – ähnliche schmerzlindernde Effekte erzielen wie eine spezialisierte Hands-on-Technik einer erfahrenen Handtherapeutin. Dies verdeutlicht die zentrale Rolle des Placeboeffekts in jeder Behandlung.

Der Placeboeffekt ist keineswegs etwas Verwerfliches, sondern stellt eine wertvolle Komponente jeder Behandlung dar, da er in gewissem Maße immer wirkt. Für Therapeutinnen ist das besonders vorteilhaft, da er unsere Arbeit erleichtert. Entscheidend ist jedoch, diesen Effekt zu erkennen, bewusst im Hinterkopf zu behalten und gezielt, aber verantwortungsvoll einzusetzen.

Doch wo verläuft die Grenze zwischen verantwortungsvollem Einsatz und sogenannter Schwurbelei? Dieser Begriff beschreibt pseudowissenschaftliche oder unklare Aussagen, die oft auf einem Mangel an fundierten Belegen oder einer klaren theoretischen Grundlage beruhen. Die Bezeichnung "Schwurbelei" wird verwendet, um Praktiken zu kennzeichnen, die zwar plausibel erscheinen mögen, jedoch keine wissenschaftlich überprüfbaren Grundlagen haben.

Aus ethischer Sicht wird der Einsatz des Placeboeffekts in der Handtherapie problematisch, wenn Maßnahmen überwiegend auf diesem Effekt beruhen. Da Placeboeffekte lediglich kurzfristig wirken und keine nachhaltige Lösung bieten, sollte ihr Einsatz stets sorgfältig abgewogen werden. Sie behandeln nicht die zugrunde liegende Ursache einer Erkrankung oder Verletzung der Hand.

Therapeutinnen, die ausschließlich auf den Placeboeffekt setzen, ignorieren wissenschaftlich fundierte Methoden, die durch robuste Forschungsergebnisse gestützt werden. Dies kann zu weniger effektiven oder sogar schädlichen Therapien führen und den Genesungsprozess unnötig verlängern.

Als Therapeutinnen tragen wir jedoch die ethische Verantwortung, stets eine evidenzbasierte und bestmögliche Behandlung zu gewährleisten (Ritschl et al., 2016). Der bewusste Umgang mit Placeboeffekten und ein fundiertes Wissen über deren Wirkung sind daher unerlässlich. Ständige Achtsamkeit und das Abwägen möglicher Konsequenzen sind geboten, da der Placeboeffekt ein kontroverses Thema in der therapeutischen Ethik bleibt.

Wie können Placeboeffekte auf moralisch vertretbare Weise in der Praxis genutzt werden? Laut Meißner (2022) und der Stellungnahme des wissenschaftlichen Beirats der deutschen Bundesärztekammer ist der Einsatz von Placebos unter bestimmten Voraussetzungen ethisch vertretbar. Diese umfassen: eine transparente Aufklärung über die Therapiemaßnahmen, den ausdrücklichen Wunsch der Patientin nach der spezifischen Behandlung, das Vermeiden unrealistischer Hoffnungen sowie das Vorbeugen von Abhängigkeiten gegenüber diesen Maßnahmen.

Das bedeutet, dass Patientinnen umfassend über alle relevanten Informationen zu einer Behandlung aufgeklärt werden müssen. Also doch ran an Gitter- und farbige Kinesiotapes, an Akupunkturstäbchen, Akupressurpflaster und Faszienrollen? Ja – aber nur mit Bedacht und einer fundierten, ehrlichen Aufklärung!

Und was ist mit dem gegenteiligen Effekt, dem sogenannten Nocebo? Der Begriff bedeutet aus dem Lateinischen übersetzt: "Es wird dir schaden." Während ein Placebo eine positive Wirkung entfaltet, obwohl es keinen nachgewiesenen medizinischen Nutzen hat, beschreibt ein Nocebo eine negative Reaktion, die eintritt, ohne dass ein direkter schädlicher Einfluss vorliegt.

In der Handtherapie ist es entscheidend, Nocebos bewusst zu vermeiden. Dazu gehört der Verzicht auf Begriffe, die Ängste oder Katastrophengedanken schüren. Beispiele hierfür sind Formulierungen wie "gestörte Narbe", "reibt Knochen auf Knochen", "Verklebung", "falscher Gelenksrhythmus" oder "kaputtes und dezentriertes Gelenk". Solche Aussagen können unnötige Sorgen auslösen und fördern Bewegungsängste, Inaktivität oder den Schongebrauch einer verletzten Hand.

Ebenso sollten Behandlungen, die versprechen, eine "verklebte Faszie" zu lösen oder eine Narbe zu "entstören", kritisch hinterfragt werden. Diese Techniken suggerieren, dass die Faszie, Narbe oder Gelenkbewegung an sich ein Problem darstellt, was wissenschaftlich oft nicht haltbar ist. Solche Konzepte sind ein Nocebo und führen Patientinnen in eine Abhängigkeit von therapeutischen Maßnahmen.

Negative Begriffe und unwissenschaftliche Vorstellungen über anatomische Strukturen halten keiner wissenschaftlichen Überprüfung stand. Sie fördern Unsicherheit und behindern den Heilungsprozess. Ein bewusster, achtsamer Umgang mit Sprache und Konzepten ist daher essenziell, um Ängste abzubauen und den Therapieerfolg zu unterstützen.

## 3.2 Die Kontextfaktoren

Genauso wichtig wie das gezielte Berühren einer verletzten Hand bei einer manuellen Technik oder eine richtig angeleitete Bewegungsübung sind die Rahmenbedingungen, unter denen eine Therapiemaßnahme stattfindet. Diese Rahmenbedingungen werden als Kontextfaktoren bezeichnet. Positive Kontextfaktoren erleichtern das therapeutische Wirken und können durch bewusste Veränderungen gezielt beeinflusst werden (Steinmair et al., 2022).

Ist die Behandlerin adrett gekleidet, freundlich und empathisch? Ist das Behandlungszimmer hell und einladend, mit angenehmem Licht, Pflanzen oder medizinischen Plakaten, die Kompetenz ausstrahlen? Solche positiven Kontextfaktoren tragen wesentlich zur Behandlungseffektivität bei und wirken sich direkt auf die gesundheitsbezogenen Ergebnisse der Patientin aus (Rossettini et al., 2020).

Umgekehrt können negative Kontextfaktoren wie Unpünktlichkeit, eine versteinerte Mimik, eine unfreundliche Begrüßung oder ein unaufgeräumter Praxisraum den Behandlungserfolg beeinträchtigen.

Ein nettes Wort, eine angenehme Atmosphäre durch eine Duftlampe oder ein ansprechendes Bild, aber auch Freundlichkeit und Hilfsbereitschaft im Umgang mit Kolleginnen und Mitmenschen sind einfache positive Kontextfaktoren. Denn auch die Stimmung im Raum beeinflusst den Heilungserfolg.

Die therapeutische Profession erfordert daher eine positive Ausstrahlung, Humor, Zuversicht, Einfühlungsvermögen – und ein Lächeln, selbst an schwierigen Tagen. Manchmal eine ganz schön große Herausforderung!

## 3.3 Die Erwartungshaltung

Eine positive Erwartungshaltung an die Handtherapie entsteht, wenn besonders viel Gutes darüber berichtet wird. Dazu zählen die altbewährte Mundpropaganda, eine Empfehlung von Freundinnen, eine lobende Erwähnung durch Ärztinnen oder ein netter Zeitungsbericht über die Genesung von Patientinnen. So kann die gleiche Behandlung, wenn sie mit einer positiven verbalen Suggestion über die Therapeutin verbunden ist, Schmerzen noch mehr verringern und die Zufriedenheit mit dem eingetretenen Behandlungserfolg noch weiter erhöhen.

Dagegen kann eine verbale Suggestion von Unsicherheit die Wirksamkeit der Handtherapie negativ steuern (Rossettini et al., 2020). Eine Steigerung der Erwartungen der Patientinnen durch positive Informationen über die Behandlung beeinflusst die Gesundheitsergebnisse signifikant (Blasi et al., 2001).

Wenn die zu behandelnde Person in der Vergangenheit schon gesundheitlichen Nutzen durch eine andere Therapie erfahren hat, ist ihre Erwartung optimistischer, und umso besser wirkt diese Behandlung. Auch wenn eine Behandlungstechnik einen guten Ruf genießt – sei es durch die Erfahrung von Angehörigen, Freundinnen oder Kolleginnen –, wirkt sich das stark auf die Therapieergebnisse aus.

In einer sozialen Umgebung, in der es als selbstverständlich angesehen wird, bei Bedarf therapeutische Unterstützung in Anspruch zu nehmen, wird Therapie als etwas Wertvolles und Hilfreiches verankert.

## 3.4 Die Bedeutung unspezifischer Faktoren im Behandlungserfolg

Ohne die 3 beschriebenen Faktoren – Placebo, Kontextfaktoren und Erwartungshaltung – wäre jede therapeutische Maßnahme ein Stück weniger wirksam. Jede Therapeutin entwickelt einen individuellen Behandlungsstil, der maßgeblich von der eigenen Persönlichkeit sowie von der jeweiligen sozialen Umgebung und dem Arbeitsplatz geprägt ist.

Kontextabhängige Faktoren spielen eine wesentliche Rolle bei der Wirksamkeit der Behandlung und beeinflussen direkt die Qualität der gesundheitsbezogenen Ergebnisse der Patientinnen. Diese unspezifischen Faktoren wirken oft stärker, als auf den ersten Blick erkennbar ist. Sie prägen die Beziehung zwischen Therapeutin und Patientin und schaffen eine therapeutische Allianz, die ebenso entscheidend für den Behandlungserfolg ist wie die eigentliche Technik.

Daraus ergibt sich, dass es für Therapeutinnen stets eine Herausforderung bleibt, Behandlungserfolge rein wissenschaftlich nachzuweisen, da die 3 Faktoren immer mitwirken. In der therapeutischen Forschung ist es zudem schwierig, die tatsächlichen Effekte einer Behandlung von den unspezifischen Effekten zu trennen. Diese Vielschichtigkeit macht den menschlichen Aspekt der Therapie aus – was letztlich bedeutet, dass jeder Therapieerfolg mehr ist als nur die Summe der angewandten Techniken. Ein vertieftes Verständnis dieser unspezifischen Faktoren kann helfen, die Therapie noch effektiver zu gestalten und somit die Behandlungsergebnisse für Patientinnen zu verbessern.

Im Bewusstsein, dass die Wirkungsweise von therapeutischen Maßnahmen immer zu einem gewissen Prozentsatz auf der Vielfalt und Einzigartigkeit der Therapeutinnen beruht, möchte ich Sie, liebe Leserinnen, auf Folgendes hinweisen:

Viele der Behandlungsbeschreibungen in diesem Buch, ebenso wie die Erzählungen über Frau Musterfrau, basieren auf meiner langjährigen Erfahrung in der Handtherapie. Diese Erfahrung ist verbunden mit meiner unstillbaren Neugierde und Freude am Lernen – durch Fachbücher, wissenschaftliche Recherchen, Fortbildungen und Diskussionen mit Kolleginnen und Studentinnen.

Ich lade Sie ein, sich Anregungen zu holen, Ideen zu übernehmen oder sich inspirieren zu lassen. Vielleicht möchten Sie Ihren eigenen Behandlungsstil mit den hier vorgestellten Ansätzen vergleichen. Ich bin überzeugt, dass dieses Buch nicht die einzige Wahrheit darstellt und dass viele Therapeutinnen mit ihren persönlichen

Ansätzen und individuellen Kontextfaktoren hervorragende Therapieerfolge erzielen.

Deshalb möchte ich Sie ermutigen, kritisch zu bleiben und den fachlichen Austausch zu suchen. Ihre Erfahrungen und Meinungen sind wertvoll, und ich freue mich darauf, auch von Ihnen lernen zu dürfen.

> **Übersicht**
>
> Therapie ist weit mehr als Technik – sie ist Kommunikation, Atmosphäre und Erwartung. Placebo, Kontextfaktoren und Erwartungshaltung sind keine bloßen Randerscheinungen, sondern essenzielle Wirkungsverstärker. Ein freundliches Wort, ein durchdacht gestalteter Raum oder eine klare, optimistische Sprache können den Therapieerfolg maßgeblich steigern.
>
> Doch wo Licht ist, ist auch Schatten: Nocebo-Effekte, unbedachte Worte oder negative Assoziationen können den Heilungsverlauf ebenso hemmen. Verantwortungsvoll genutzt, sind unspezifische Wirkfaktoren eine mächtige Ressource – keine Manipulation, sondern die Kunst, eine optimale Heilungsumgebung zu schaffen. Denn am Ende zählt nicht nur die Methode – sondern wie sie vermittelt wird.

## 3.5 Quiz über die Kontextfaktoren in der Handtherapie:

1. *Was ist ein Placebo?*
   a) Ein Medikament mit aktiven Wirkstoffen
   b) Ein Scheinmedikament ohne Wirkstoffe
   c) Ein Medikament, das ausschließlich auf psychologischen Effekten basiert
   d) Ein Medikament, das langfristig keine Wirkung zeigt
2. *Was bedeutet das Wort „Placebo" übersetzt?*
   a) „Ich werde heilen"
   b) „Es wird dir schaden"
   c) „ich werde gefallen"
   d) „Es wird dir nützen"
3. *Wie beeinflusst der Placeboeffekt die Handtherapie?*
   a) Er kann eine kurzfristige Linderung bieten.
   b) Er heilt die Ursache der Erkrankung.
   c) Er spielt keine Rolle in der Therapie.
   d) Er ersetzt wissenschaftlich fundierte Methoden.
4. *Warum ist es wichtig, den Placeboeffekt zu erkennen?*
   a) Weil er immer die Hauptwirkung einer Behandlung darstellt
   b) Weil er keine nachhaltige Lösung bietet
   c) Weil er wissenschaftlich fundierte Methoden übertrifft
   d) Weil er die einzige Möglichkeit ist, Schmerzen zu lindern

5. *Was ist ein Nocebo?*
   a) Ein Medikament ohne Wirkung
   b) Ein negativer Effekt, der durch schädliche Einflüsse entsteht
   c) Eine negative Reaktion ohne tatsächlichen schädlichen Einfluss
   d) Eine positive Reaktion auf ein Placebo
6. *Welcher dieser Begriffe gilt als Nocebo und sollte in der Handtherapie vermieden werden?*
   a) Gestörte Narbe
   b) Bewegung und Berührung heilt
   c) Der Körper macht das schon, er ist bioplastisch
   d) Starke Muskeln
7. *Was sind Kontextfaktoren in der Handtherapie?*
   a) Medikamente, die den Heilungsprozess unterstützen
   b) Äußere Umstände, die die Behandlung beeinflussen
   c) Übungen, die spezifisch auf die Hand abgestimmt sind
   d) Techniken, die ausschließlich auf dem Placeboeffekt beruhen
8. *Welche der folgenden Aussagen über positive Kontextfaktoren trifft zu?*
   a) Sie haben keinen Einfluss auf den Therapieerfolg.
   b) Sie verstärken die Wirkung der Behandlung.
   c) Sie können durch negative Sprache ersetzt werden.
   d) Sie verhindern den Placeboeffekt.
9. *Was ist für eine positive Erwartungshaltung an die Handtherapie entscheidend?*
   a) Negative Berichte und Erfahrungen
   b) Die Ablehnung von medizinischen Maßnahmen
   c) Gute Empfehlungen und positive Vorerfahrungen
   d) Eine unprofessionelle Praxisumgebung
10. *Warum ist es für Therapeutinnen schwierig, den Behandlungserfolg wissenschaftlich nachzuweisen?*
    a) Weil der Erfolg ausschließlich auf dem Placeboeffekt basiert
    b) Weil jede Therapeutin einen individuellen Behandlungsstil hat
    c) Weil wissenschaftliche Methoden keinen Einfluss auf die Therapie haben
    d) Weil die Patientinnen immer dieselbe Reaktion auf jede Behandlung zeigen

Antworten: 1 b, 2 c, 3 a, 4 b, 5 c, 6 a, 7 b, 8 b, 9 c, 10 b

## Literatur

Blasi, Z. D., Harkness, E., Ernst, E., Georgiou, A., & Kleijnen, J. (2001). Influence of context effects on health outcomes: A systematic review. *The Lancet, 357*(9258), 757–762. https://doi.org/10.1016/S0140-6736(00)04169-6

Meißner, K. (2022). Placeboeffekte in der Medizin: Ursachen, Mechanismen, Befunde. Chinesische Medizin. *Chinese Medicine, 37*(3), 127–137. https://doi.org/10.1007/s00052-022-00069-x

Ritschl, V., Weigl, R., Stamm, T. A., & Mériaux-Kratochvila, S. (Hrsg.). (2016). Wissenschaftliches Arbeiten und Schreiben: Verstehen, Anwenden, Nutzen für die Praxis. Springer.

Rossettini, G., Camerone, E. M., Carlino, E., Benedetti, F., & Testa, M. (2020). Context matters: The psychoneurobiological determinants of placebo, nocebo and context-related effects in physiotherapy. *Archives of Physiotherapy, 10*(1), 11. https://doi.org/10.1186/s40945-020-00082-y

Steinmair, D., Ronge-Toloraya, A., & Löffler-Stastka, H. (2022). Veränderungen der Kontextfaktoren und deren Auswirkungen auf die Arzt-Patient-Beziehung. *psychopraxis. neuropraxis, 25*(1), 45–48. https://doi.org/10.1007/s00739-021-00774-

# Anatomie für Therapeutinnen – relevant für die handtherapeutische Praxis

▶ Anatomie ist mehr als nur Theorie. Dieses Kapitel zeigt, wie anatomische Strukturen funktionell zusammenspielen und wie man dieses Wissen in der täglichen Arbeit mit Patientinnen einsetzt: für eine gezielte Therapie, präzise Bewegungsanalysen und eine erfolgreiche Rehabilitation. Es bietet Handanatomie – nicht zum Lernen, sondern zum Verstehen. Denn Wissen wird erst dann wertvoll, wenn es in der Praxis ankommt.

Die menschliche Hand beruht auf einer hochkomplexen Anatomie. Ein fundiertes Verständnis der Handanatomie und Biomechanik ist entscheidend, um Rehabilitationsstrategien in der Handtherapie zu entwickeln, die sowohl den Erhalt der natürlichen Handfunktionen fördern als auch die Genesung nach Verletzungen gezielt unterstützen. Aus diesem Grund spielt Anatomie eine zentrale Rolle in der Ausbildung von Handtherapeutinnen. Studierende erlernen, wie Knochenstrukturen, Muskeln, Nerven und Organsysteme in komplexer Weise zusammenarbeiten, um die Hand in ihrer vollen Funktion zu erhalten.

In der Handtherapie geht es nicht um das Verständnis von Knochenstrukturen und Muskeln, um diese nach Verletzungen etwa wieder "zusammenzuflicken", sondern darum, wie diese anatomischen Details in Bewegungen und bei Alltagsaktivitäten miteinander interagieren.

Es geht darum zu verstehen, warum ein Muskel einen bestimmten Verlauf oder ein Knochen eine bestimmte Form hat und wie Abweichungen von dieser Norm zu Funktionsstörungen der Hand und zu einer Beeinträchtigung im Alltag führen können.

**Ergänzende Information** Die elektronische Version dieses Kapitels enthält Zusatzmaterial, auf das über folgenden Link zugegriffen werden kann [https://doi.org/10.1007/978-3-662-71175-0_4]

Denn die Funktion der Hand prägt deren Anatomie, sie beeinflusst die Form der einzelnen Knochen. Diese passen sich an Belastungen und Bewegungen an, denen sie ausgesetzt sind, und Knochengewebe entwickelt sich in Richtung der Kräfte, die auf das Gewebe einwirken. Die Hand ist kontinuierlich verschiedenen Belastungen ausgesetzt, wie etwa beim Greifen, Drücken oder Halten. Diese wiederholten Kräfte führen dazu, dass sich die Knochenstruktur anpasst und stärkt, um den Alltagsbelastungen besser standzuhalten. Besonders relevant ist hierbei, dass nicht nur die Knochenstruktur selbst, sondern auch die Beschaffenheit der umliegenden Gewebe wie Sehnen und Bändern gestärkt wird. Diese Anpassungen sorgen dafür, dass die Hand auch langfristig widerstandsfähiger gegenüber Verletzungen und Überlastungen bleibt. Daher sind die Knochen der Aufschlagshand eines Profitennisspielers, welche durch die wiederholte Belastung beim Tennisspielen kontinuierlich gefordert werden, in ihrer Struktur dicker. Das ist auch auf Röntgenbildern deutlich zu sehen. Im Gegensatz dazu sind die Beine eines Rollstuhlfahrers weniger muskelbepackt und auch dessen Knochen dünner, da sie durch die Lähmung keine ausreichenden Reize erfahren. In der Handtherapie kann dieses Verständnis genutzt werden, um gezielt Übungen und Belastungen zu planen, die den Stoffwechsel in verletzten oder erkrankten Handregionen fördern und damit den Heilungsprozess positiv beeinflussen.

Um dieses Wissen in der täglichen Praxis anzuwenden, wird die Anatomie in diesem Kapitel aus der Perspektive der Handtherapie dargestellt – relevant für die tägliche therapeutische Arbeit an verletzten oder erkrankten Händen.

> **Beispiel**
>
> Die Therapeutin sitzt an ihrem Schreibtisch, das Fenster weit geöffnet, der Blick schweift in den grünen Garten. Ein sanfter Wind weht durch das Zimmer, während sie nachdenklich auf ihr offenes Manuskript für dieses Buch blickt. Vor ihr liegt ein echtes anatomisches Knochenmodell einer Hand – abmontiert von ihrem „Knochenmaxel", jenem anatomischen Gesamtmodell, das in Therapieräumen oft mit Schals, Hüten oder Mundschutzmasken dekoriert wird. Immer wieder nimmt sie es in die Hand, dreht und wendet es – auf der Suche nach dem Punkt, der therapeutisches Anatomieverständnis besonders macht.
>
> Ihre Gedanken reisen zurück in den Hörsaal der medizinischen Universität Wien im Jahr 1991. Professor Gruber zeichnet mit geübter Hand die feinsten Details der Handanatomie an die Tafel – während er sie gleichzeitig an einem Modell neben sich erklärt, gestenreich und mit ansteckender Begeisterung. Sie erinnert sich an Malstifte, Tinte und das eifrige Mitschreiben – *„Das Mitschauen, das Mitzeichnen, das Angreifen der Knochen am Modell – das Erfassen aus allen Perspektiven war der Schlüssel"*, denkt sie und betrachtet ihr altes Knochenmodell, das sie einst so intensiv studiert hatte.
>
> Heute fließen all ihre Erkenntnisse aus der täglichen therapeutischen Praxis, moderne digitale Hilfsmittel wie Anatomie-Apps und YouTube-Videos sowie jahrelanges Beobachten von gesunden und erkrankten Händen in dieses Kapitel ein. Mit einem Lächeln legt sie die Finger auf die Tastatur und denkt: *„Vielleicht*

*sollte dieses Kapitel genauso erlebt werden wie damals im Hörsaal: haptisch, visuell und mit Leidenschaft für Details."*

Und so endet der Abschnitt mit einer Einladung: *„Wenn Sie möchten, nehmen Sie Ihr anatomisches Knochenmodell zur Hand und tauchen Sie mit mir ein in die faszinierende Welt der Handanatomie. Ertasten Sie Kanten, folgen Sie den beschriebenen Strukturen – und erfahren Sie, warum Anatomie nicht nur Theorie ist, sondern die Grundlage für eine gezielte und effektive Handtherapie bildet."* ◀

## 4.1 Die Finger

Die Knochen der Finger sind lang und schlank, um präzise und grazile Bewegungen zu ermöglichen – sei es in engen Räumen wie Hosentaschen, schmalen Schubladen oder sogar in einem Briefkastenschlitz.

Jeder Finger besteht aus 3 Knochen: der proximalen, der medialen und der distalen Phalanx. Diese Knochen sind durch 3 Gelenke miteinander verbunden, das Grundgelenk (MCP, Metakarpophalangealgelenk), das proximale Interphalangealgelenk (PIP, Mittelgelenk) und das distale Interphalangealgelenk (DIP, Endgelenk). Sie ermöglichen die Beugung und Streckung der Finger mit mehr als 90° Bewegungsfreiheit auf 3 Etagen, was nicht nur für die eben beschriebenen Greiffunktionen, sondern ganz besonders auch für den Faustschluss der Hand von zentraler Bedeutung ist.

Die Finger stellen das dünne, lange Ende des menschlichen Greifarms dar – bestehend aus Ober- und Unterarm – und ermöglichen präzise Manipulationen an einem Zielort. Dank der 3 Fingergelenke kann eine exakte Einstellung der Finger in einer größeren Bandbreite an Positionen erreicht werden, als dies mit nur 2 Gelenken möglich wäre. Das erlaubt ihnen, in tiefe Schüsseln oder schmale Öffnungen zu greifen, um kleine Gegenstände zu entnehmen und diese gezielt zwischen den Fingern auszurichten. Wären die Finger plumper, kürzer und mit nur 2 Gelenken ausgestattet, wären sie zwar stabiler und weniger verletzungsanfällig, jedoch deutlich ungeschickter in der Bewegung und weniger funktional im Alltag. Das lasst sich eindrucksvoll bei Patientinnen mit Amputationen beispielsweise an einer Endphalanx beobachten.

Auch die Anzahl der Finger ist funktional durchdacht: Die ersten 3 Finger sind dafür verantwortlich, einen Gegenstand aufzunehmen. Da sie zu dritt sind, können sie einen Gegenstand aus allen Richtungen umfassen, fein justieren, manipulieren, drehen und positionieren. Zudem ermöglicht diese Dreierkombination eine gewisse Redundanz: Sollte einem Finger etwas zustoßen, kann ein anderer der 3 Finger aushelfen, da alle ähnlich feinmotorisch begabt sind und die Aufgabe übernehmen können. Die beiden ulnaren Finger hingegen dienen dazu, die Faust zu schließen und einen Gegenstand darin zu fixieren, wie in einem Kofferraum.

Die Langfinger werden von 2 Muskelgruppen gesteuert: den extrinsischen und den intrinsischen Muskeln. Die extrinsischen Muskeln, die sich im Unterarm befinden, sind für die grobe Beweglichkeit und die Maximalkraft der Finger verantwortlich. Zu diesen Muskeln zählen:

- M. flexor digitorum profundus (tiefer Fingerbeuger), der die Beugung in den Fingergrund-, Mittel- und Endgelenken ermöglicht,
- M. flexor digitorum superficialis (oberflächlicher Fingerbeuger), der die Beugung in den Mittelgelenken unterstützt,
- M. extensor digitorum communis (gemeinsamer Fingerstrecker), der die Streckung aller Finger bewirkt,
- M. extensor indicis (Zeigefingerstrecker), der eine gezielte Streckung des Zeigefingers ermöglicht, und
- M. extensor digiti minimi (Kleinfingerstrecker), der speziell den Kleinfinger streckt.
- Die intrinsischen Muskeln der Langfinger spielen eine entscheidende Rolle bei der finalen Verstärkung der Handkraft und bei der Feinmotorik, sie sind quasi für das Finetuning von Fingerbewegungen zuständig. Zu diesen Muskeln gehören:
- M. flexor digiti minimi brevis (kurzer Beuger des Kleinfingers), der die Beugung im Grundgelenk des Kleinfingers unterstützt,
- M. opponens digiti minimi (Kleinfinger opponierender Muskel), der die Opposition des Kleinfingers ermöglicht,
- M. abductor digiti minimi (kurzer Abduktor des Kleinfingers), der den Kleinfinger von der Handmitte abspreizt,
- Mm. interossei (dorsale und palmare Zwischenknochenmuskeln), die für das Spreizen und Schließen der Langfinger sowie für die Stabilisierung der Fingergelenke verantwortlich sind, und
- Mm. lumbricales (wurmförmige Muskeln), die eine Beugung in den Fingergrundgelenken und eine Streckung in den Mittel- und Endgelenken ermöglichen und ebenso zur Stabilisierung beitragen.

### Beispiel

Die außergewöhnliche Geschicklichkeit unserer Langfinger lässt sich beobachten, wenn Frau Musterfrau mit einer spielerischen Leichtigkeit Schrauben ergreift, um sie in ein Regal, das sie zusammenschrauben möchte, einzudrehen. Ihre Finger, diesmal gesund und ohne Verletzungen, positionieren sich exakt vor und über dem kleinen Gefäß mit den Schrauben. Mit einem geschickten Griff erfasst sie eine, dann eine zweite und schließlich eine dritte Schraube – allesamt mit den ersten 3 Fingern im Spitzgriff. Während diese geschickt die kleinen Objekte manipulieren, bleiben die beiden "Kofferraumfinger" stets stabil und sichern die restlichen eingesammelten Schrauben, ohne dass eine einzige verloren geht. Der Unterarm sorgt für die nötige Bewegung und transportiert die Hand hin zum dritten Regalbrett, er verharrt auf dieser Höhe stabil, damit die Schrauben präzise in das Regal eingedreht werden können. Diese Alltagstätigkeit erfordert eine perfekte Harmonie der Arm- und Handstrukturen – von feiner Koordination der Finger bis zur koordinierten Positionierung des Unterarms, der die Hand und Finger an den Zielort steuert. ◄

## 4.1 Die Finger

Die Fingergelenke sind mit einer straffen Gelenkkapsel und widerstandsfähigen Bändern ummantelt, um für kraftvolle Bewegungen die benötigte Stabilität zu gewährleisten. Sie sind nur in einer Ebene bewegbar und nicht wie die körpernahen, proximaleren Gelenke des Arms – das Hand-, Ellenbogen- und Schultergelenk – in mehreren Ebenen. Durch die anatomische Bauweise ihrer beiden Interphalangealgelenke sind sie sowohl mobil als auch stabil. Wenn man die Fingerknochen am anatomischen Modell genau betrachtet, fällt auf, dass sie leicht nach vorn gekrümmt sind. Der kontinuierliche Zug der Beugesehnen hat diese leichte Biegung bewirkt. Der Schaft der Knochen ist im Querschnitt oval statt rund, und die vordere Seite, an der die Beugesehnen entlanggleiten, ist wie geschliffen glatt, um den Sehnen eine optimale Gleitfläche zu bieten. Die beiden Knochenenden der einzelnen Fingerglieder bilden jeweils die 2 Fingergelenke: das PIP und das DIP, das Mittel- und Endgelenk. Diese Gelenke arbeiten nicht nach dem Kopf-in-einer-Pfanne-Prinzip wie bei der Hüfte, sondern nach einem Rolle-in-einer Rille-System. Sie können sich infolgedessen nur in 2 Richtungen bewegen, in Beugung und Streckung, ein gewaltfreies seitliches Abweichen ist unmöglich.

Die beiden Fingergelenke sind durch eine stabile Gelenkkapsel und straffe Bänder gesichert, um eine stabile und zentrierte Bewegungsführung zu unterstützen. Die Bänder sind in Streckstellung gespannt, um ein seitliches Verrenken zu verhindern und um die Gelenke in ihrer optimalen zentralen Position zu halten. Die beiden Fingergelenke sind verlässlich stabil, wenn sie sich ausgestreckt einem Basketball entgegen bewegen, um ihn zu fangen, und sie knicken nicht um, wenn sie in eine hintere Hosentasche greifen müssen, um nach einem Taschentuch zu angeln. Kommt es jedoch durch eine plötzliche, außergewöhnlich schnelle Krafteinwirkung, wie etwa durch einen unerwarteten Ball oder einen überraschenden Sturz, zu einer impulshaften Verbiegung eines Fingergelenks, kann selbst ein sehr stabiles Band reißen. Häufig ist das hohe Tempo der entscheidende Faktor. So kommt es immer wieder zu Gelenkluxationen oder Verletzungen des Kapsel-Band-Apparates, bei denen die straffen Bänder um das Gelenk verletzt werden und das Gelenk unschön auseinanderdriftet oder in einen erschreckend unnatürlichen Winkel absteht.

Zur Behandlung einer solche Verletzung muss das betroffene Fingergelenk in Streckstellung ruhiggestellt werden, da dann seine Bänder gespannt sind und so eine Verkürzung des Bandapparats vermieden werden kann. Verletzungen am Band-Kapsel-Apparat äußern sich typischerweise durch starke Schmerzen, Schwellungen und eine eingeschränkte Beweglichkeit – ein klassischer Fall, der eine rechtzeitige handtherapeutische Intervention erfordert, um keine bleibende Bewegungseinschränkung davonzutragen.

Im Folgenden wird die Beugeseite der Fingerknochen im Detail betrachtet. Sie ist glatt und bildet exakt über den Gelenken eine längs gerichtete Führungsrille aus, in der die Beugesehnen liegen. Die glatte Fläche erstreckt sich entlang der gesamten Vorderseite der Fingerknochen und wirkt wie eine Rutschbahn, auf der die jeweiligen Beugesehnen optimal und fast reibungsfrei gleiten können. An den seitlichen Rändern der langen Fingerknochen haben sich scharfe Kanten gebildet, die wie ein Haltegriff wirken. Daran haften die Ringbänder optimal fest. Diese seitlichen Knochenkanten, die Anhaftstellen der Ringbänder, können durch Darüberstreichen am anatomischen Modell deutlich ertastet werden. Es gibt mehrere Ringbänder an jedem Finger, die sowohl quer über die Knochenschäfte (A1 bis A4) als auch gekreuzt (C0, C1 und C2) verlaufen. Die Ringbänder haben die Aufgabe, die beiden Beugesehnen in ihrer Rutschbahn entlang der Fingerknochen zu fixieren. Sie halten die beiden Sehnen ganz nahe am Knochen, sodass sie beim Beugen des Fingers nicht abheben, etwa wie die Sehne eines Bogens beim Bogenschießen. Eine Verletzung der Ringbänder kann zu einem Bogensehnenphänomen führen, bei dem dann die Beugesehnen nicht mehr richtig fixiert sind und sich vom Knochen abheben, eben wie die Sehne eines Bogens aus dem Schießsport. Das beeinträchtigt die Mechanik der Sehnen und damit die Funktion des betroffenen Fingers erheblich und führt später zu einer insgesamt eingeschränkten Beweglichkeit und oft zu einem Streckdefizit im PIP-Gelenk.

Eine Ringbandverletzung erfordert eine gezielte Handtherapie, um die normale Funktion des Ringbandes wiederherzustellen. In diesem Fall fertigt die Handtherapeutin einen engen Schutzring aus einem Thermoplastmaterial an, der das Abheben der Sehne bis zur gesicherten Ringbandheilung verhindern soll.

Generell ist eine optimale Gleitbahn der Sehnen für die Finger von großer Bedeutung, um ökonomisch zu arbeiten und reibungsarm zu gleiten. Zur Überprüfung der optimalen Gleitbahn der Beugesehnen, kann die auf einer Unterlage locker abgelegte Hand analysiert werden. Die 3 Langfingerknochen sollten in einem harmonischen Bogen übereinander liegen, der als Längsbogen der Hand bezeichnet wird. In entspannter Position erstreckt sich dieser Bogen von der Fingerspitze bis zum Handgelenk. Ein ausgeglichener Längsbogen ermöglicht den Beugesehnen ein reibungsloses Gleiten in ihrer Sehnenscheide. Weicht jedoch einer der Langfingerknochen von diesem Bogen ab und zeigt die Fingerlängskurve Unregelmäßigkeiten, entsteht eine Kante, über die die Beugesehne hinweggleiten muss. Dies führt naturgemäß zu erhöhter Reibung. Ungleichgewichte im Längsbogen können somit die Sehnenfunktion beeinträchtigen und das Risiko für degenerative Sehnenveränderungen oder Sehnenscheidenentzündungen erhöhen.

> Die Finger zeichnen sich durch ihre bemerkenswerte Anatomie aus. Sie sind lang und schlank und bestehen aus 3 Gelenken, die eine vielseitige Greiffunktion ermöglichen. Jedes Gelenk kann sich bis zu 90° beugen und in jedem Winkel fixiert werden, wodurch eine präzise Handhabung von Objekten, wie zum Beispiel das Ansetzen einer Schraube, möglich ist. Mit einer Gesamtbeugung von 180°, die es den Fingerspitzen erlaubt, die Hohlhand zu berühren, sind die Finger in der Lage, kraftvoll zu greifen und schmale Griffe stabil festzuhalten. Diese außergewöhnliche Beweglichkeit ermöglicht es den Fingern, sich sowohl zu einer Faust zu ballen, um sich bei Bedarf zu verteidigen, als auch kleine, feine Gegenstände präzise zu manipulieren. Eine Einschränkung dieser Bewegungsfreiheit, etwa durch Steifheit oder durch das Fehlen eines Fingers, würde die Funktionalität der Hand erheblich beeinträchtigen.

Die Innervation der Finger erfolgt durch das Zusammenspiel von 3 Nerven: dem N. medianus (Mittelnerv), dem N. ulnaris (Ellennerv) und dem N. radialis (Speichennerv). Diese Dreiteilung verringert nicht nur die Überlastung einzelner Nerven, sondern bietet auch Redundanz, die bei Nervenschädigungen eine teilweise Kompensation durch die anderen Nerven ermöglicht, sodass die Handfunktion weitgehend erhalten bleibt. Der N. medianus innerviert die Beugemuskulatur am Unterarm, den radialen Teil der intrinsischen Muskulatur sowie die sensiblen Bereiche der Fingerkuppen von Daumen, Zeige- und Mittelfinger sowie einen Teil des Ringfingers. Der N. ulnaris versorgt den ulnaren Teil der intrinsischen Handmuskeln und ist für die sensible Wahrnehmung der ulnaren Handkante sowie des Kleinfingers und eines Teils des Ringfingers zuständig. Die Feinmotorik der Hand wird hauptsächlich durch diese beiden Nerven gesteuert, wobei der N. ulnaris für die Bewegungen des Ring- und kleinen Fingers und der N. medianus für die präzisen Bewegungen des Daumens und der anderen Finger verantwortlich ist. Der N. radialis steuert die Streckmuskulatur der Finger am Unterarm und sorgt für die sensible Versorgung des Handrückens.

**Beispiel**

Ein Beispiel aus dem Alltag von Frau Musterfrau: Beim Einkaufen möchte sie eine Flasche Wasser aus dem Regal nehmen. Sie greift mit ihrer rechten Hand nach der Flasche und verwendet den Daumen, den Zeige- und Mittelfinger, um die Flasche sicher zu fassen. Der N. medianus sorgt für die präzisen Bewegungen dieser Finger, während der N. ulnaris die Bewegungen des Ring- und kleinen Fingers steuert, die die Flasche in der Folge in ihrer Hand stabilisieren. Ihre Hand funktioniert reibungslos, da die Innervation durch die 3 Nerven harmonisch zusammenarbeitet. ◄

## 4.2 Der Daumen

Der Daumen ist der einzige zweigliedrige Finger der menschlichen Hand und spielt eine zentrale Rolle ihrer Funktionalität, da er sich den Langfingern als Greif- und Manipulationspartner gegenüberstellen kann. Seine beiden Knochen, die proximale und die distale Phalanx, bilden zusammen ein Gelenk, das Interphalangealgelenk (IP-Gelenk).

Das IP-Gelenk des Daumens kann meist über 90° gebeugt werden, was die Präzision des Spitzgriffs mit den dreigliedrigen Fingern verbessert und das Erreichen vieler Punkte an der Handfläche ermöglicht – eine entscheidende Voraussetzung für viele Handfunktionen wie auch das Bedienen einer Handytastatur. Die Beweglichkeit des Interphalangealgelenks bis zum rechten Winkel erlaubt dem Daumen darüber hinaus feine Manipulationen, etwa das Aufkippen von Münzen mit Hilfe des Fingernagels – ein klarer Vorteil an der Supermarktkasse. Misslingt dies, sind viele peinlich berührt, wechseln unbewusst die Hand, wünschen sich aber die vollen 90° Beweglichkeit zurück.

Der proximale Fingerknochen bildet gemeinsam mit dem 1. Mittelhandknochen ein weiteres Gelenk, das Metakarpalgelenk (Grundgelenk). Es kann weniger stark gebeugt werden als das IP-Gelenk, ermöglicht aber zusätzlich eine seitliche Abduktion, um den Aktionsradius des Daumens insgesamt wieder zu vergrößern.

Beide Gelenke zusammen erlauben dem Daumen, sich auf 2 Etagen zu beugen und zu strecken. Manchmal ist das IP-Gelenk eines Menschen weniger beweglich, dann übernimmt das Grundgelenk umso mehr Beugefunktion, oder umgekehrt. Sie können das an Ihrer eigenen Hand und im Vergleich mit anderen Personen gut beobachten. Erst das bewusste Wahrnehmen dieser Bewegungsfreiheiten lässt über die Unzufriedenheit unserer Patientinnen Verständnis wachsen, wenn der Daumen nach einer Verletzung auch nur wenige Grade seiner Beweglichkeit einbüßt.

Das passiert zum Beispiel nach einer Seitenbandverletzung des Daumens, dem sogenannten Skidaumen, der nach der Heilung zu einem steifen MCP-Gelenk und einem unflexiblen Kapsel-Band-Apparat führen kann. Die Patientinnenzufriedenheit ist erst dann gegeben, wenn der Daumen seine Funktion wieder erfüllt, besonders im Zeitalter der Smartphones.

Die spezifische anatomische Form aller Daumenknochen ist entscheidend für seine funktionelle Leistungsfähigkeit. Der Mittelhandknochen des Daumens ist kürzer und robuster als die Mittelhandknochen der anderen Finger, was zu einer erhöhten Stabilität und einer besseren Kraftübertragung beim Greifen und Festhalten führt. Die proximale Phalanx des Daumens ist ebenfalls relativ kurz, aber kräftiger im Durchmesser, was wiederum zur höheren Stabilität des Daumens im Vergleich zu den anderen Fingern beiträgt. Zudem verbessert diese Knochenform die Kraftübertragung und verringert das Risiko einer Fraktur. Die distale Phalanx ist im Vergleich zu den benachbarten Langfingern sehr breit und bietet eine stabile Basis, die für die Ausübung von Kraft und Druck nötig ist. Diese anatomischen Anpassungen ermöglichen es dem Daumen, sowohl starke und kraftvolle als auch präzise Bewegungen auszuführen.

Am Übergang zur Handwurzel befindet sich das Articulatio sellaris (Sattelgelenk), das die besondere Beweglichkeit des Daumens final um eine weitere Dimension, um die Opposition, also die Gegenüberstellung des Daumens zu den Langfingern, erweitert. Diese Fähigkeit ermöglicht es dem Daumen, in einem wirklich großen Kreisradius nahezu jede Stelle an der Beugeseite der Langfinger zu erreichen, mit Leichtigkeit jede Fingerspitze für einen präzisen Spitzgriff zu berühren und die Spannweite der Hand so zu vergrößern, dass auch große Gegenstände im Alltag sicher umfasst werden können – sei es ein schwerer Werkzeugkoffer, ein Sportball oder eben einfach ein großes Bier, zum Glück.

Das Daumensattelgelenk wird durch das Os trapezium (großes Vieleckbein) und den 1. Mittelhandknochen gebildet. Die einzigartige, sattelartige Form des großen Vieleckbeins ermöglicht nicht nur die Opposition, sondern auch eine subtile Rotation, die erst bei genauer Betrachtung erkennbar wird. Die sogenannte Schlussrotation des Daumens, auch als pronatorische Bewegung bezeichnet, sorgt für eine präzise Feinabstimmung während der Opposition.

Diese feine Drehbewegung perfektioniert den präzisen Spitzgriff final und verbessert die Kontrolle bei feinen Manipulationen wie dem Aufnehmen kleiner

## 4.2 Der Daumen

Objekte, dem Bedienen von Werkzeugen oder dem Hantieren mit filigranen Gegenständen. Ohne diese Schlussrotation wäre die Greifkraft des Daumens eingeschränkt und der Spitzgriff weniger und genau.

Doch der Daumen ist nicht nur für feine Bewegungen entscheidend – er spielt auch eine zentrale Rolle bei der Kraftübertragung der Hand. Besonders deutlich wird dies, wenn er sich zunächst opponiert und dann die gebeugten Langfinger überschlägt, um einen stabilen und kraftvollen Griff zu ermöglichen. Diese Funktion ist essenziell für Tätigkeiten, die eine hohe Handkraft erfordern, wie das Tragen schwerer Lasten, das Hämmern oder das Bohren, und bei anderen, Kraft beanspruchenden Handarbeiten.

Der Daumen wird, wie die Langfinger, von 2 Muskelgruppen gesteuert: den extrinsischen und den intrinsischen Muskeln. Die extrinsischen Muskeln, die sich im Unterarm befinden, sind für die grobe Beweglichkeit und die Maximalkraft des Daumens verantwortlich. Zu diesen Muskeln zählen:

- M. flexor pollicis longus (langer Daumenbeuger), der die Beugung im Daumengrund- und Endgelenk ermöglicht,
- M. abductor pollicis longus (langer Daumenabduktor), der den Daumen vom Handteller wegführt,
- M. extensor pollicis longus (langer Daumenstrecker) und
- M. extensor pollicis brevis (kurzer Daumenstrecker), beide sind gemeinsam für das Strecken des Daumens zuständig.

Die intrinsischen Thenarmuskeln (Muskeln des Daumenballens) spielen eine entscheidende Rolle bei der Feinmotorik, der Stabilität des Daumens und der finalen Verstärkung der Handkraft. Zu diesen Muskeln gehören:

- M. flexor pollicis brevis (kurzer Daumenbeuger), der die Beugung im Daumengrundgelenk unterstützt,
- M. opponens pollicis (Daumen opponierender Muskel), der die Opposition des Daumens ermöglicht,
- M. abductor pollicis brevis (kurzer Daumenabduktor), der den Daumen abspreizt, und
- M. adductor pollicis (Daumenadduktor), der den Daumen zum Zeigefinger hinführt.

Alle genannten Muskeln umschließen den Daumen zirkulär und ermöglichen dadurch seine außergewöhnliche multidirektionale Beweglichkeit für seine feinmotorischen Aufgaben. Besonders deutlich wird diese Vielseitigkeit bei Aktivitäten, die eine mehrmalige Feineinstellungen seiner Gelenke benötigen, wie beim Herausziehen eines Knopfes aus einem engen Knopfloch oder beim Auffädeln einer Perle. Dabei lässt sich beobachten, wie die Muskeln rund um den Daumen interagieren und miteinander kommunizieren und im stetigen Miteinander entweder die Position des zu manipulierenden Objektes oder die des Daumens dazu feinadjustieren.

Der Daumen wird überwiegend vom N. medianus (Mittelnerv) innerviert. Dieser Nerv trägt seinen Namen, da er in der Mitte des Unterarms verläuft und zentral durch den Karpaltunnel zieht. Er steuert sowohl seine motorischen als auch sensorischen Funktionen. Er verläuft tief unter dem Weichgewebe und kann, entgegen manchen Behauptungen, nicht ertastet werden, da ein Nerv aufgrund seiner wichtigen Funktion besonders gut geschützt sein muss. Dennoch kann der Bereich, in dem der Nerv am volaren Unterarm zentral verläuft, bei Nervenirritationen druckempfindlich sein.

Schädigungen des N. medianus, beispielsweise durch das Karpaltunnelsyndrom oder eine traumatische Verletzung, beeinträchtigen die Greiffähigkeit und Sensibilität des Daumens. Ein typisches Zeichen ist die Unfähigkeit, einen runden Zangengriff mit dem Zeigefinger auszuführen. Statt einer „O"-Form zwischen Daumen und Zeigefinger entsteht lediglich ein zugespitzter Kreis mit einem geraden Daumen, was auf eine gestörte Opposition und damit auf eine Schädigung des Nervs hinweist.

Druckbelastung im Karpaltunnel führt zu Mikroschädigungen im Nervus Medianus. Besonders betroffen ist dadurch die M.-opponens-Funktion, wodurch die Daumengegenüberstellung erheblich eingeschränkt oder gar aufgehoben sein kann. In fortgeschrittenen Fällen wird dieser Muskel am Thenar eingefallen und atroph sichtbar. Zudem treten Sensibilitätsverluste und Gefühlstörungen am Daumen, Zeige- und Mittelfinger auf, was die Feinmotorik der gesamten Hand erheblich beeinträchtigt. Das Karpaltunnelsyndrom verursacht nicht nur Schmerzen, sondern auch Taubheitsgefühle in den Fingern und dadurch einen erheblichen Leidensdruck für Betroffene.

Nervenschmerzen wirken bedrohlich, da sie als besonders intensiv empfunden werden – ein Warnsignal des Körpers, um Nervenschädigungen zu vermeiden. Daher wird das Karpaltunnelsyndrom häufig operativ behandelt, indem das Lig. carpi transversum durchtrennt wird, um dem Nerv mehr Raum zu verschaffen. Allerdings erfüllt diese Struktur eine wichtige Funktion, ähnlich den Ringbändern der Beugesehnen, indem sie die Sehnen stabilisiert und führt. Ist die Operation also immer die beste 1. Wahl? Es gibt auch konservative Maßnahmen wie Sehnen- und Nervengleitübungen oder gezieltes Gewölbetraining, um durch eine Optimierung der Handstruktur den Karpaltunnel zu entlasten und mehr Raum für die Nervenstrukturen zu schaffen. Therapeutinnen stehen einer vorschnellen operativen Karpalkanalspaltung kritisch gegenüber, da sich in der Praxis zeigt, dass diese nicht immer den gewünschten Erfolg bringt und potenziell Nebenwirkungen haben kann. Ein gewisses Maß an Zurückhaltung in der Indikationsstellung erscheint daher berechtigt – mit allem Respekt gegenüber unseren ärztlichen Kolleginnen. Als spezialisierte Therapeutinnen ist es unser Recht und unsere Verantwortung, kritisch zu hinterfragen und alternative Ansätze zu berücksichtigen.

Wie bereits deutlich wurde, spielt der Daumen eine unverzichtbare Rolle für die Handfunktion. Erkrankungen oder Verletzungen in diesem Bereich führen zu erheblichen Einschränkungen im Alltag der betroffenen Person. Zu den häufigsten Krankheitsbildern zählen die Rhizarthrose (Arthrose des Sattelgelenks) mit Gelenkknorpelabbau sowie Sehnenscheidenentzündungen. Aufgrund seiner exponierten Randlage ist der Daumen zudem besonders anfällig für Traumata, darunter

Frakturen, Sehnenschäden oder Rupturen des Kapsel- und Bandapparates – wie beim Skidaumen – bis hin zur traumatischen Amputation.

In all diesen Fällen ist eine gezielte Handtherapie entscheidend, um die Funktionalität des Daumens im Alltag wiederherzustellen. Und abschließend gibt es ein Daumen hoch als klare Geste der Bestätigung.

> Der Daumen ist der Star der Hand – ohne ihn kein präziser Griff, kein kraftvolles Zupacken, kein flinker Smartphone-Tipp. Seine einzigartige Anatomie macht ihn zum zentralen Akteur der Handfunktion: Das Sattelgelenk ermöglicht die Opposition, seine kräftigen intrinsischen Muskeln sorgen für Stabilität, während die extrinsischen Muskeln aus dem Unterarm seine Kraft und Beweglichkeit steuern. Als Manipulationspartner der Langfinger vereint er Präzision und Power – und doch macht ihn genau diese Vielseitigkeit anfällig für Verletzungen und Überlastungen. Ist seine Funktion eingeschränkt, wird jeder Handgriff zur Herausforderung.

## 4.3 Der Kleinfinger

Der 5. Finger ist ein besonderer Finger – nicht nur, weil er der kleinste ist. Wie die anderen Langfinger besteht er aus 3 Phalangen: der proximalen, der mittleren und der distalen Phalanx. Diese ähneln in ihrer Form den anderen Langfingern, wobei die proximale Phalanx die größte und kräftigste, die mittlere Phalanx kürzer und flexibler und die distale Phalanx zart und klein ist.

Verfolgt man den 5. Fingerstrahl an einem anatomischen Modell bis zur Handwurzel, wird deutlich, dass der Mittelhandknochen des Kleinfingers auf einem speziell geformten Plateau des Os hamatum sitzt. Dies ermöglicht eine bemerkenswerte Rotation des Kleinfingers.

Ballen Sie Ihre Finger zur Faust und beobachten Sie die Knöchel der MCP-Gelenke. Wenn Sie die Faust noch fester ballen, wird sichtbar, wie der Mittelhandknochen des Kleinfingers auf dem Plateau des Hammerbeins rotiert und die Faust weiter verschraubt.

Diese Rotation ist entscheidend, da sie den kleinen Finger erheblich an der Handkraft beteiligt. Fehlt sie – beispielsweise durch eine Amputation –, sinkt die Handkraft erheblich. Dies unterstreicht die zentrale Rolle des kleinen Fingers für die Faustkraft und die Gesamtfunktion der Hand.

Eine weitere beachtenswerte Funktion des Kleinfingers ist das Verschließen der Faust. Wie ein Kofferdeckel rollt er sich bei maximaler Beugung in jedem seiner Gelenke zur Hohlhand ein und sorgt dafür, dass die Faust an der ulnaren Handkante sicher geschlossen bleibt. Diese Funktion wird besonders wichtig, wenn kleine Gegenstände wie Münzen oder Schrauben in der Hand gesammelt werden. Ist der Kleinfinger nicht weit oder fest genug eingeschlagen, können sie unkontrolliert herausfallen. „Klein, aber oho" trifft hier genau zu – denn gerade durch seine

Fähigkeit, sich maximal zu beugen, erfüllt der Kleinfinger seine entscheidende Rolle für eine stabile Faustbildung.

Der kleine Finger wird hauptsächlich vom N. ulnaris (Ellennerv) innerviert, der die intrinsischen Muskeln des Hypothenars versorgt und das Spürvermögen auf der Fingerbeere, der Außenseite des Kleinfingers sowie der ulnaren Handkante steuert.

Bei einer Schädigung oder Verletzung des N. ulnaris ist die Feinmotorik beeinträchtigt, da kleine Handmuskeln gelähmt sind. Dies führt zur Krallenstellung der Hand, bei der die MCP-Gelenke der beiden ulnaren Finger überstreckt sind. Der kleine Finger ist dabei oft abduziert, was das Risiko erhöht, irgendwo hängen zu bleiben. Besonders problematisch wird dies, wenn zusätzlich der Sensibilitätssinn beeinträchtigt ist – denn ohne ausreichende Wahrnehmung steigt die Verletzungsgefahr erheblich.

Ist das Spürvermögen reduziert oder gar aufgehoben, kann das Gehirn keine zuverlässige Rückmeldung über potenzielle Gefahren erhalten. Dies betrifft insbesondere die ulnare Handkante, die im Alltag häufig auf Oberflächen abgelegt wird. Betroffene Personen haben dadurch ein erhöhtes Risiko für ernsthafte Verletzungen, etwa Verbrennungen, da sie nicht rechtzeitig auf Hitze oder andere Gefahrenreize reagieren und die Hand nicht reflexartig zurückziehen können.

Die Bewegungen des Kleinfingers werden durch das Muskelpaket des Hypothenars (Kleinfingerballen) unterstützt, das folgende Muskeln umfasst:

- M. flexor digiti minimi (Kleinfingerbeugemuskel), verantwortlich für die Beugung des Grundgelenkes des Kleinfingers und Helfer bei seiner Opposition,
- M. abductor digiti minimi (Kleinfingerabspreizer), sorgt für das Abspreizen des Kleinfingers,
- M. opponens digiti minimi (Kleinfinger opponierender Muskel), ermöglicht die Opposition des Kleinfingers gegenüber den anderen Fingern.

Betrachten Sie Ihre Handfläche, spreizen Sie die Finger weit auseinander und versuchen Sie dann, das Quergewölbe Ihrer Hand zu betonen – als würden Sie eine große Kugel in der Hand halten. Spüren Sie die Muskelarbeit des Hypothenars?

Er spielt eine entscheidende Rolle bei der Bildung des Quergewölbes, welches wiederum die einzelnen Handwurzelknochen ineinander verschraubt und so deren physiologische Stabilität unterstützt. Auch das Thenar leistet seinen Beitrag. Beide Handballen arbeiten eng zusammen und werden von den Mm. interossei und Mm. lumbricales unterstützt.

Hypothenar und Daumen stehen sich also als Gegenspieler gegenüber – und bilden dennoch ein Team. In ausgewogener Zusammenarbeit sorgen sie für eine harmonische Statik der Hand. Ist dieses Gleichgewicht gegeben, bleibt die Hand im Lot, Belastungen verteilen sich optimal, Schmerzen werden vermieden – und die Hand bleibt anatomisch ausbalanciert.

> Der kleine Finger – klein, aber kraftvoll! Seine Rotation über das Os hamatum macht die Faust stärker, sein Hypothenar stabilisiert das Quergewölbe der Hand. Als Gegenspieler des Daumens hält er die Balance zwischen Kraft und Präzision. Fällt er aus, fehlt der Hand nicht nur Stabilität, sondern auch die Fähigkeit, kleine Gegenstände einzusammeln. Anatomisch raffiniert konstruiert, sorgt der 5. Finger dafür, dass die Hand nicht nur zupacken, sondern auch perfekt ausbalanciert arbeiten kann.

## 4.4 Die Mittelhand

Die Anatomie der Mittelhand und des Handgelenks ist ein komplexes Zusammenspiel aus Knochen, Gelenken, Bändern und Muskeln. Das Handgelenk verbindet den Unterarm mit der Hand und sorgt für deren vielseitige Beweglichkeit, während die Mittelhand mit ihren 5 stabilen, aber dennoch leicht zueinander beweglichen Knochenstrahlen die Grundlage für die Präzision und Greifkraft der Finger bildet. Die Knochen und Muskeln von Unterarm, Karpus und Mittelhand arbeiten perfekt zusammen und werden dabei von unzähligen Bändern unterstützt.

Nun rückt die Mittelhand in den Fokus. Sie besteht aus den 4 länglichen Ossa metacarpi (Mittelhandknochen), zwischen denen die Mm. interossei, die Zwischenknochenmuskeln, elegant eingebettet sind. Sie ermöglichen das Spreizen und Schließen der Finger und zählen zur intrinsischen Muskulatur, die direkt in der Mittelhand verankert ist.

Die Mm. lumbricales, im Deutschen als „Wurmmuskeln" bezeichnet, zählen zu den intrinsischen Handmuskeln und verdanken ihren Namen ihrer schmalen, rundlichen und leicht gebogenen Form, die an kleine Würmer erinnert. Sie verlaufen bandartig in den Zwischenknochenräumen der Mittelhand und schmiegen sich geschmeidig in diese ein.

Im Gegensatz zu anderen Muskeln haben sie keinen direkten knöchernen Ursprung oder Ansatz. Stattdessen entspringen sie direkt aus der radialen Seite der Beugesehnen des tiefen Fingerbeugers (M. flexor digitorum profundus) und strahlen in die Streckaponeurose der Finger ein. Dabei münden sie gezielt in die seitlichen Zipfel der Strecksehnenhaube, die für die Verteilung der Zugkräfte auf die Mittel- und Endgelenke verantwortlich ist.

Aufgrund dieser besonderen Anordnung übernehmen die Mm. lumbricales die Funktion kleiner Zusatzmotoren, die ein Stück weit parallel zu den Beugesehnen verlaufen. Diese raffinierte anatomische Lösung ermöglicht eine präzise Steuerung der Fingerbewegungen, indem die Mm. lumbricales die Grundgelenke beugen und gleichzeitig die Mittel- und Endgelenke strecken. Durch diese feine Abstimmung zwischen Beuge- und Streckmechanismus tragen sie wesentlich zur differenzierten Feinmotorik der Hand bei. Diese präzise Zusatzkontrolle ist besonders wichtig für Tätigkeiten, bei denen es auf exakte Fingerbewegungen ankommt, wie zum Beispiel beim Schreiben, Zeichnen oder beim Musizieren auf einem Saiteninstrument.

Beobachten Sie, wie dabei die leicht gebeugten Finger kleine, fast unsichtbare Seitbewegungen durchführen können, um die richtige Saite am Instrument anzuschlagen oder zu drücken.

Die langen Sehnen der extrinsischen Fingermuskeln allein könnten diese fein abgestimmten Bewegungen nicht leisten, da ihre Muskelbäuche weit entfernt im Unterarm liegen und ihre langen Sehnen biomechanisch bedingt eine gewisse Trägheit und Nachgiebigkeit aufweisen. Zudem erschwert ihre Länge eine präzise Kontrolle kleinster Bewegungsänderungen, da jede Korrektur eine minimale Verzögerung durch die Elastizität der Sehne erfährt.

Die Mm. lumbricales kompensieren diese Einschränkungen, weil sie als lokale Zusatzmotoren agieren. Sie unterstützen zuerst die Beugesehnen und setzten dann nahe an den Strecksehnen an. Durch diese feine Abstimmung führen sie präzise Korrekturbewegungen der Finger aus. Ihre seitliche Einstrahlung in die Streckaponeurose erlaubt es ihnen, nicht nur auf die Streckung der Finger einzuwirken, sondern auch subtile seitliche Bewegungskorrekturen zu steuern. Indem sie die Spannung in der Strecksehnenhaube regulieren, ermöglichen sie differenzierte Anpassungen mit minimalem Kraftaufwand. Dies lässt sich besonders eindrücklich bei einem Ausfall durch eine periphere Nervenläsion beobachten, etwa bei einer Schädigung des N. ulnaris oder N. medianus, die zu einer charakteristischen Störung der Fingerbewegungen und Greiffunktion führt. Zur Überprüfung der Ansteuerung und des Kraftzustandes der Mm. lumbricales kann die Hand wie ein Dach auf einem Tisch abgelegt werden, wobei die MCP-Gelenke den Giebel des Dachs bilden. Kann diese Stellung lange und mühelos und auch gegen Widerstand eingenommen werden?

Zur intrinsischen Handmuskulatur zählen auch die Daumen- und Kleinfingerballenmuskeln, die durch ihre lokalisierten Muskelbäuche eine hochpräzise Feinsteuerung der beiden Randfinger ermöglichen. Besonders die kleinen Muskeln des Thenars und Hypothenars ermöglichen ihnen eine multidirektionale Beweglichkeit, denn ihre Fasern verlaufen aus verschiedenen Richtungen wie feine Zügel in die Randfinger und steuern so deren präzise Bewegungen. Sowohl der Daumen als auch der Kleinfinger verfügen über eine zirkumduzierende Bewegungsfreiheit, die ebenso durch diese kompakt gebündelten Muskelbäuche ermöglicht wird. Trotz ihrer geringen Größe entfalten diese Muskeln ein beachtliches Kraftpotenzial. Ihre Platzierung an den Rändern der Hand ergibt sich aus der dort gegebenen anatomischen Struktur, die Raum für ihre Muskelmasse bietet, ohne die Beweglichkeit der übrigen Hand zu beeinträchtigen.

Im Gegensatz dazu befindet sich die extrinsische Muskulatur im Unterarm, wo deutlich mehr Raum für größere Muskelpakete zur Verfügung steht. Diese kräftige Muskulatur ermöglicht den Fingern starke und kontrollierte Bewegungen, indem sie über lange Sehnen auf die Hand einwirkt. Die räumliche Trennung zwischen intrinsischer und extrinsischer Muskulatur stellt eine biomechanisch effiziente Lösung dar: Während die intrinsische Muskulatur für Präzision sorgt, stellt die extrinsische Muskulatur die notwendige Kraft bereit. Dieses Zusammenspiel erlaubt es, leistungsfähige "Motoren" außerhalb der Hand zu platzieren, sodass die Hand schmal, feinbeweglich und zugleich kraftvoll bleibt – eine ideale Voraussetzung für ihre Vielseitigkeit im Alltag und in komplexen feinmotorischen Aufgaben.

## 4.4 Die Mittelhand

Ex- und intrinsische Muskeln sind immer ein Team, beide Muskelgruppen arbeiten synergistisch zusammen. Während die extrinsischen Muskeln eine Fingerbewegung initiieren, stabilisieren oder kraftvoll durchführen, unterstützen die intrinsischen Muskeln deren Feinheit und Kontrolle. Sie sind essenziell für präzise Bewegungen, wie das Greifen und Aufsammeln kleiner Gegenstände, und ermöglichen die unabhängige Beweglichkeit der Finger, die für viele alltägliche feinmotorische Aufgaben unerlässlich ist. Gemeinsam sorgen extrinsische und intrinsische Muskeln für ein Gleichgewicht zwischen Kraft und Geschicklichkeit.

**Beispiel**

Frau Musterfrau greift nach einem Stift, um eine Notiz zu machen. Bereits beim Ausstrecken des Armes setzt die Arbeit der extrinsischen Muskeln in ihrem Unterarm ein: Die Streckmuskeln (Extensoren) heben das Handgelenk an, während sie gemeinsam mit den Handgelenkbeugern das Handgelenk in die optimale Schreibposition bringen. Gleichzeitig schließen die extrinsischen Fingerbeuger (Flexoren) die Finger um den Stift, sodass er sicher in ihrer Hand liegt.

Doch die extrinsische Muskelarbeit allein reicht nicht aus – hier kommen die intrinsischen Muskeln der Hand ins Spiel. Die Lumbricales und Interossei stabilisieren die Fingerposition und steuern die feinen Anpassungen, damit der Stift nicht verrutscht und mit genau dem richtigen Druck gehalten wird. Sie ermöglichen es, dass sich ihre Finger geschmeidig und unabhängig voneinander bewegen, um den Stift präzise auszubalancieren.

Beide Muskelsysteme synchronisieren sich während des Schreibprozesses fortlaufend und ohne dass Frau Musterfrau darüber besonders nachdenken muss: Ihre extrinsische Muskulatur steuert die kontrollierte Vorwärtsbewegung des Armes und sanft pendelnde Handgelenk- und Fingerbewegungen, während ihre intrinsischen Muskeln die feinen Schwünge und Richtungswechsel der Finger unterstützen. Dank dieser perfekten Abstimmung zwischen ihrer Kraft und ihrer Feinmotorik gleitet der Stift sanft über das Papier – präzise, fließend und mühelos. Frau Musterfrau ist mit ihrem Schriftbild zufrieden. ◄

Damit ist der Arbeitsauftrag an die intrinsische Muskulatur der Hand noch längst nicht erschöpft. Eine weitere bemerkenswerte Funktion dieser Muskeln liegt in ihrer aktiven Beteiligung an der Formung des physiologischen Handgewölbes.

Das Handgewölbe besteht aus 2 Komponenten: Das Längsgewölbe erstreckt sich von der Handwurzel bis zu den Fingerspitzen, während das Quergewölbe seinen höchsten Punkt am MCP-Köpfchen des 3. Fingers hat. Beide tragen zur Kuppelform bei. Eine gesunde Hand, locker auf einem Tisch abgelegt, bietet ein anschauliches Modell, um diese gewölbeartigen Rundungen zu betrachten. Sind diese Rundungen nicht deutlich erkennbar, kann dies auf eine eingeschränkte Handstabilität durch eine unausgeglichene, teils zu schwache Kraftverteilung in der Mittelhand hinweisen. Denn die Stabilität der Hand wird nicht ausschließlich durch die extrinsische Muskulatur des Unterarms bestimmt, sondern maßgeblich auch durch die intrinsische Muskulatur der Mittelhand. Weitere Informationen zu diesem Zusammenhang werden im Kap. 9 über das instabile Handgelenk behandelt.

Apropos Kraft: Die intrinsische Muskulatur leistet einen erheblichen Beitrag zur allgemeinen Handkraft. Bei einem erwachsenen Mann kann die Handkraft bis zu 50 kg und mehr erreichen. Während die extrinsische Muskulatur den größten Anteil an der Kraftentwicklung hat, liefert die intrinsische Muskulatur den entscheidenden finalen Kraftanschub und stabilisiert den Griff. Besonders bei körperlich schwer arbeitenden Menschen sind die ausgeprägten Wölbungen des Daumen- und Kleinfingerballens auffällig. Ihre Hände wirken oft wie Bärenpranken, da die kräftig entwickelte intrinsische Muskulatur diese markante Form hervorbringt.

Doch Kraft allein genügt im menschlichen Alltag nicht – ebenso entscheidend ist die Anpassungsfähigkeit. Hier zeigt sich die Mittelhand als wahres Chamäleon: Sie ist nicht nur stark, sondern auch erstaunlich wandelbar. Sie kann sich flach, weit und breit auffächern, um eine große Auflagefläche zu bieten, oder sich einrollen und schmal formen, sodass die Fingerspitzen zueinander geführt werden. Auf diese Weise entfaltet sie sich einerseits zu einer stabilen, weit geöffneten Fläche mit gespreizten Fingern für optimale Stützfunktion und breitem Kontakt, andererseits rollt sie sich harmonisch ein, um mit den Fingerspitzen zusammenzufinden und in enge Öffnungen und schmale Spalten zu gelangen. Die Mittelhand formt sich in ein Gewölbe, macht sich rund und robust und entwickelt damit die stabile Architektur für ein präzises Werkzeug – unsere Hand.

> **Beispiel**
>
> Frau Musterfrau möchte ein Regal an der Wand befestigen. Sie zeigt uns mit einer präzisen und harmonischen Bewegungsabfolge, wie sie mit weit gespreizten Fingern die Rückwand des Regals fest an der Wand fixiert und dabei einen stabilen, flächigen Druck ausübt. Ihre Tochter, die ihr beim Umzug hilft, übernimmt das Anschrauben.
>
> Doch wie es oft passiert, entwischt ihrer Tochter die Schraube und rollt unter das Regal. Ohne zu zögern, bückt sich Frau Musterfrau und stützt sich mit weit aufgefächerter Hand am Boden ab, während die andere flache Hand nach der Schraube tastet, die unglücklicherweise unter den Regalboden gerollt ist. Zunächst bleibt der Handteller flach, während sich die Finger geschickt an die Schraube herantasten, um diese aus dem Spalt hervorzuangeln. Sobald die kleine Schraube zu fassen ist, rollt sich ihre Mittelhand sanft ein und die Finger schließen sich präzise im Spitzgriff, um das kleine Objekt sicher aufzunehmen. ◄

Verfolgen Sie nun den zweiten und dritten Mittelhandknochen, an ihrem proximalen Ende bestehen Gelenkverbindungen zu den Handwurzelknochen der zweiten Handwurzelreihe. Diese Verbindungen sind besonders stabil, was eine effektive Kraftübertragung bis zur Fingerspitze ermöglicht. Diese Stabilität ist entscheidend für verschiedene Griffarten wie den Spitzgriff, den Dreipunktgriff, den Kneifgriff und den Schlüsselgriff. Sie ermöglichen uns Tätigkeiten wie das Öffnen von

Schlössern, das Anklemmen von Wäscheklammern, das Ausdrücken einer Tube oder – hoffentlich selten – das Kneifen einer anderen Person.

Im Gegensatz dazu ist die Bandverbindung des 4. und 5. Mittelhandknochens zur Handwurzel flexibler. Diese Flexibilität ermöglicht die physiologische Verschraubung und Schlussrotation der Mittelhand, die für einen festen Faustschluss oder Faustschlag notwendig ist. Die Mittelhand besticht durch ihren ausgeklügelten Bauplan, der Stabilität und Flexibilität vereint – eine technische Meisterleistung, die Präzision, Kraft und Dynamik ermöglicht.

> Die Mittelhand ist das dynamische Verbindungsglied zwischen der Handwurzel und den Fingern. Durch das Zusammenspiel von intrinsischer und extrinsischer Muskulatur vereint sie Kraft und Präzision: Die interossären Muskeln und die Mm. lumbricales steuern feinste Bewegungen, während die langen Sehnen aus dem Unterarm für die notwendige Kraft sorgen. Ihre einzigartige Architektur erlaubt es der Hand, sich weit aufzufächern, sich zu einer stabilen Kuppel zu formen oder sich für einen festen Griff zu verschrauben – eine perfekte Schnittstelle zwischen Stabilität und Beweglichkeit.

## 4.5 Die MCP-Gelenke

Die MCP-Gelenke (Metakarpophalangealgelenke) entstehen durch die Verbindung der Mittelhandknochen (Ossa metacarpalia) mit den 1. Fingergliedern. Die Mittelhandknochen sind lang und schlank geformt und enden distal in einem abgerundeten Gelenkkopf.

Diese spezielle Gelenkform erlaubt den MCP-Gelenken eine außergewöhnliche Beweglichkeit, sie ermöglicht eine Überstreckung von bis zu 20°, eine Beugung von über 100° sowie die seitliche Abduktion von jeweils 20°. Der Gelenkkopf am Mittelhandknochen weist nämlich eine breite, U-förmige Gelenkfläche auf, wie man an einem anatomischen Modell überprüfen kann. Diese knorpelüberzogene Fläche der MCP-Köpfchen zieht sich sowohl dorsal als auch palmar weit nach proximal und ermöglicht dadurch eine ausgedehnte Kontaktfläche für den jeweiligen 1. Fingerknochen. Sie schafft so die optimale Voraussetzung für die vielseitigen Bewegungsmöglichkeiten der Finger im Grundgelenk.

Zwischen den Mittelhandknochen schmiegen sich die Mm. interossei und Mm. lumbricales ein, die als intrinsische Muskulatur zur Feinsteuerung der Fingerbewegungen im MCP-Gelenk beitragen und den Fingern kreisende Bewegungen erlauben. Die Kombination aus knöcherner Struktur mit großflächiger Gelenkfläche und muskulärer Kontrolle durch kurze und feine intrinsische Muskelpakete macht die MCP-Gelenke zu einer funktionell äußerst vielseitigen Einheit.

Zur Veranschaulichung können Sie, liebe Leserin, ihre eigene Hand untersuchen: Strecken Sie beispielsweise den Zeigefinger aus, als ob Sie auf etwas zeigen würden, und bewegen Sie ihn anschließend kreisförmig. Können Sie die außergewöhnliche Beweglichkeit des MCP-Gelenks deutlich erkennen? Besonders gut sichtbar wird dabei der seitliche Bewegungsradius, der essenziell für komplexe Alltagsaktivitäten wie das Klavierspielen oder das Bedienen einer Computertastatur ist, da dafür sowohl präzise Feinsteuerung als auch kontrollierte Seitwärtsbewegungen der Finger erforderlich sind.

Die ausgeprägte Seitwärtsbeweglichkeit der MCP-Gelenke erleichtert darüber hinaus das Ergreifen großer Gegenstände, da die seitliche Abduktion von Zeige- und Kleinfinger die Spannweite der Hand erheblich vergrößert. Beim Erfassen eines solchen Gegenstandes wird die Hand weit aufgespannt, die Randfinger werden maximal abduziert, wodurch sich die Handspanne fächerförmig erweitert und das Objekt großflächig umschlossen werden kann.

Ein Volleyballspieler beispielsweise spreizt die Finger weit und aktiviert die Mittelhandmuskulatur ko-kontraktisch, um mit maximal aufgespreizter Mittelhand einen heranfliegenden Ball abzuwehren ("Block"). Diese Bewegung erfolgt unbewusst, ist jedoch biomechanisch optimiert: Die Muskelspannung stabilisiert die Handfläche und die abduzierten Finger, wodurch der Ball mit großer Auflagefläche kontrolliert und gekonnt geblockt werden kann.

Nicht nur die Seitwärtsbeweglichkeit, sondern auch die ausgeprägte Beugefähigkeit der MCP-Gelenke – insbesondere des 4. und 5. Fingers – stellt einen weiteren funktionellen Vorteil für die Hand dar. Diese Eigenschaft ermöglicht einen festen und kräftigen Faustschluss, da die MCP-Gelenke der ulnaren Finger eine Beugung von über 100° zulassen.

Beobachten Sie dies an Ihrer eigenen Faust: Ballen Sie die Hand fest und simulieren Sie einen Faustschlag gegen die andere Handfläche. Dabei wird spürbar, wie sich zunächst das Grundgelenk des Kleinfingers und des Ringfingers maximal beugen, bevor sich die Mittelhand in einer fortlaufenden Bewegung in die Verschraubung einrollt. Diese sogenannte Schlussrotation des 4. und 5. Mittelhandknochens beim festen Faustschluss wird durch die maximale MCP-Beugung eingeleitet und erfolgt auf einem Gelenkplateau am Os hamatum (Hammerbein). Die Schlussrotation und die Verschraubung der Mittelhand sind biomechanisch geniale Mechanismen, die der Hand Stabilität und Festigkeit verleihen – besonders bei axialen Belastungen, wie sie beispielsweise beim Faustschlag oder beim festen Umgreifen eines Werkzeuggriffs erfolgen.

Ein Vergleich mit einer lockeren Faust zeigt, dass bei weniger gebeugten Grundgelenken und einer dadurch unvollständigen Verschraubung der Mittelhand deutlich weniger Stabilität und Kraft vorhanden sind. Experimentieren Sie, indem Sie die Faust einmal fest und einmal locker ballen und den festen Faustschluss mehrfach ausführen. Achten Sie dabei bewusst auf die Bewegungsabfolgen – die Beugung des Grundgelenks, die Verschraubung der Mittelhand und die Schlussrotation der ulnaren Finger.

Wenn Sie die Hand beim Faustballen von oben betrachten, sehen Sie, dass das dritte Mittelhandköpfchen am deutlichsten hervortritt, während die Köpfe des 4. und 5. Mittelhandknochens in eine Verschraubung rotieren. Zur weiteren Untersu-

## 4.5 Die MCP-Gelenke

chung können Sie ein Knochenmodell zur Hand nehmen, das Os hamatum suchen und dessen plateauförmige Gelenkfläche studieren, auf der sich der 4. und 5. Mittelhandknochen drehen.

Betrachten Sie anschließend Ihre eigene zur Faust geballte Hand aus einer weiteren Perspektive und beobachten Sie die ulnare Handkante und den Kleinfingerstrahl. Spannen Sie den Kleinfingerballen an und wippen Sie leicht in der Faustbewegung, um die Rotation des 5. Mittelhandknochens am Os hamatum zu erkennen. Wie bemerkenswert der Kleinfinger seinen Beitrag zur Verschraubung leistet! So entsteht die notwendige Festigkeit der Faust für kräftige Bewegungen wie Faustschläge, Kinnhaken oder das Schlagen mit einem Hammer.

Die komplexe Funktionsweise verdeutlicht, wie ausgeklügelt der Aufbau der Hand ist. Der Verlust des kleinen Fingers oder seines Ballens – etwa durch eine Amputation – führt nicht nur zu einer ästhetischen Lücke, sondern auch zu einem erheblichen Verlust an Handkraft.

Aber das alles reicht noch immer nicht. Denn für all diese vielfältigen Funktionen benötigt das MCP-Gelenk auch noch ein robustes, stabiles und gleichzeitig flexibles Band- und Kapselsystem. Die Bänder an den Fingern und am Grundgelenk sind so stabil, dass bei starker rotierender Gewalteinwirkung ein Knochen brechen kann, da die Bänder die Belastung direkt auf die Knochen übertragen. Ein Beispiel für eine solche Fraktur ist, wenn sich eine Arbeiterin mit einem Handschuh in einer laufenden Bohrmaschine verfängt. Die drehende Kraft der Maschine kann den Handschuh mitsamt dem Finger aufwickeln und zu einer Rotationsfraktur des betreffenden Fingers oder Mittelhandknochens führen.

In gestreckter Position ist das Band-Kapsel-System locker und ermöglicht die seitlichen Bewegungen der MCP-Gelenke der Langfinger, in gebeugter Stellung hingegen spannt sich das Band- Kapsel-System an.

Verletzungen des Kapsel-Band-Apparats des Grundgelenks entstehen, wenn ein plötzlicher Schlag auf einen ausgestreckten Finger einwirkt, wie etwa durch einen Ball oder einen Sturz. In diesem Fall sind die Bänder des Gelenks locker und können sich verbiegen und dabei verletzen. Eine Handtherapie kann hier helfen, indem eine ringförmige Schiene angefertigt wird, die den verletzten Finger mit einem gesunden Nachbarfinger fixiert. Dadurch wird die verletzte Kapselseite während der Heilung geschützt.

Nach einer Verletzung müssen Grundgelenke immer in maximal gebeugter Stellung ruhiggestellt werden, da dies alle Bänder rund um das Gelenk spannt und ein Verkürzen verhindert. Bei den Fingergelenken ist das Gegenteil der Fall: Die Bänder sind in gestreckter Position angespannt, daher müssen die Fingergelenke in vollständig gestreckter Stellung ruhiggestellt werden, um Verkürzungen des Kapsel-Band-Apparats zu vermeiden. Die sogenannte Intrinsic-Plus-Stellung – bei der die Grundgelenke der Langfinger auf 90° gebeugt und die Fingergelenke vollständig gestreckt sind – stellt die beste Lagerung zur Kontrakturprophylaxe nach einer Handverletzung dar.

> Die MCP-Gelenke sind biomechanische Allrounder: Ihre U-förmige Gelenkfläche bietet außergewöhnliche Beweglichkeit – von Beugung und Streckung bis zur Seitwärtsabduktion. Gleichzeitig sorgt ein robustes Band- und Kapselsystem für ihre Stabilität. Unterstützt von den interossären Muskeln und den Mm. lumbricales steuern die MCP-Gelenke präzise Feinbewegungen, während die extrinsische Muskulatur für die nötige Power sorgt. So vereinen sie Kraft, Kontrolle und Flexibilität.

## 4.6 Die Handwurzel

Die Handwurzel (Karpus) ist komplex und vielseitig. Sie lässt multidirektionale und gleichzeitig verlässlich stabile Bewegungen des Handgelenks zu. Sie besteht aus 8 größeren und kleineren Knochen und unzähligen hochsensiblen Bandverbindungen. Zur Vertiefung des Gelesenen kann wieder auf ein anatomisches Handmodell zurückgegriffen werden, aber beachten Sie gerade für dieses Kapitel, dass anatomische Modelle häufig mit Drahtverbindungen zusammengefügt sind, was die genaue Darstellung der knöchernen Zusammenhänge beeinträchtigen kann. Die Bohrungen sind nicht perfekt ausgerichtet und fixieren die einzelnen Knochen nicht so exakt ineinander wie der natürliche Kapsel-Band-Apparat im lebenden menschlichen Körper. Insbesondre bei der Handwurzel ist bei solchen Modellen eine korrekte Stellung der vielen kleinen Handwurzelknochen zueinander überhaupt nicht zu erkennen.

Betrachten Sie nun das Handgelenk an Ihrem Modell. Es wird durch den Radius (Speiche) und die Ulna (Elle) am Unterarm sowie durch die 8 Ossa carpi (Handwurzelknochen) gebildet, die gemeinsam den Karpus (Handwurzel) formen.

Der Karpus wiederum setzt sich aus 2 Reihen zusammen: der proximalen (1.) und der distalen (2.) Handwurzelreihe, jeweils bestehend aus 4 Handwurzelknochen. Zwischen diesen beiden Reihen liegt das interkarpale Gelenk, das – zusätzlich zur Verbindung zwischen der proximalen Handwurzelreihe und den Unterarmknochen – eine weitere Beweglichkeitsebene für das Handgelenk schafft.

2 Gelenke sind also für die Beweglichkeit und gleichzeitige Stabilität des Handgelenks verantwortlich:

- das Radiokarpalgelenk, das die Verbindung zwischen Radius, Ulna und der proximalen Handwurzelreihe bildet, und
- das midkarpale Gelenk zwischen der proximalen und distalen Handwurzelreihe.

Diese komplexe Anordnung, bei der 2 Gelenke gemeinsam die Funktion eines einzigen übernehmen, gewährleistet eine außergewöhnliche Beweglichkeit, ohne die Stabilität des Handgelenks zu beeinträchtigen. Statt eines einfachen Scharniergelenks bildet sie eine aus mehreren Knochen bestehende, flexibel verbundene Struktur, die ein hochbewegliches Gelenksystem schafft. Es handelt sich nicht um

## 4.6 Die Handwurzel

eine starre Einheit, sondern um ein Zusammenspiel zahlreicher interkarpaler Gelenke, die dynamisch miteinander agieren – eine leichte Flexion an einer Stelle erlaubt eine kompensierende Extension an einer anderen. Diese fein abgestimmte Interaktion ermöglicht multidirektionale, zirkumduktive Bewegungen.

Die beschriebenen Knochen werden von zahlreichen Bändern stabilisiert, die gewährleisten, dass die Handwurzelknochen selbst bei massiven mechanischen Belastungen wie Zug, Druck oder Verdrehung stabil und exakt ausgerichtet bleiben – vergleichbar mit den gespannten Fäden eines Spinnennetzes, die jedes Element fest in der Struktur halten. Diese Stabilität bleibt unabhängig von äußeren Einflüssen, sei es während Bewegungen, im Schlaf, bei plötzlichen Erschütterungen oder selbst bei kraftvollen Manipulationen an der Hand.

Das komplexe Netzwerk dieser Bänder lässt sich in 2 Hauptgruppen unterteilen: in die intrinsischen Bänder, die ausschließlich innerhalb des Karpus verlaufen und die Handwurzelknochen zueinander stabilisieren, sowie in die extrinsischen Bänder, die den Karpus mit den Unterarmknochen Radius und Ulna verbinden.

Die intrinsischen Bänder verhindern das Auseinanderweichen der einzelnen Handwurzelknochen. Besonders bedeutsam sind das Lig. scapholunatum und das Lig. lunotriquetrum, die die Gelenke zwischen den Knochen der proximalen Handwurzelreihe sichern. Eine Verletzung, wie beispielsweise eine Ruptur des skapholunären Bandes, kann die Stabilität des gesamten Karpus erheblich beeinträchtigen. In solchen Fällen sind konservative Maßnahmen nicht ausreichend, und es bedarf chirurgischer Eingriffe, um die Funktion des Handgelenks wiederherzustellen.

Die extrinsischen Bänder hingegen verbinden die Handwurzelknochen mit den Unterarmknochen, sie fesseln den Karpus an Elle und Speiche und sichern so die Stabilität des gesamten Handgelenks als Ganzes. Zu den wichtigsten zählen das Lig. radiocarpale palmare und dorsale, die die Bewegungen zwischen Radius und Karpus kontrollieren, sowie das Lig. ulnocarpale, das die Stabilität auf der ulnaren Seite ergänzt. Die Bänder des Karpus sind reich an Rezeptororganen für die Propriozeption. Diese spezialisierten Sensoren übermitteln Informationen über die Gelenkstellung präzise an das Gehirn und tragen so zur Steuerung und Koordination der Handgelenkbewegungen bei.

Werfen Sie nun einen genaueren Blick auf die 1. proximale Reihe der Handwurzelknochen, die aus 4 kleinen Knochen besteht: Das Os scaphoideum (Kahnbein) liegt an der Daumenseite des Karpus und ist der größte Knochen der 1. Reihe. Aufgrund seiner Position und Funktion ist es besonders anfällig für Verletzungen, insbesondere bei Stürzen auf das gestreckte Handgelenk. Die Durchblutung des Skaphoids ist besonders: Der proximale Pol wird hauptsächlich retrograd versorgt, was bedeutet, dass Blutgefäße von distal nach proximal verlaufen. Eine Fraktur kann diese Blutversorgung unterbrechen, insbesondere im Bereich des proximalen Pols des Kahnbeins, was dessen Knochenheilung erschwert und das Risiko für eine Pseudarthrose oder eine avaskuläre Nekrose erhöht.

Das Os lunatum (Mondbein) hat eine halbmondartige Form und befindet sich in der Mitte der 1. Reihe, seine mondsichelförmige Gelenkpfanne bildet die konkave Gelenkfläche für das Os capitatum (Kopfbein) aus der 2. Handwurzelreihe. Es spielt eine Schlüsselrolle in der Stabilität des Handgelenks.

Das Os triquetrum (Dreieckbein) liegt an der ulnaren Seite des Handgelenks. Auf ihm befindet sich das Os pisiforme (Erbsenbein), das wie „huckepack" auf dem Triquetrum liegt. Es handelt sich um ein kleines, erbsenförmiges Knochenstück, das keine direkte Verbindung zu anderen Handwurzelknochen außer dem Triquetrum selbst hat. Es dient als Umlenkrolle für Sehne und Nerv und spielt eine wichtige Rolle bei der Anhaftung von Bändern, die zur Stabilisierung des Handgelenks beitragen. Es ist der Ansatz für die einzige Sehne, die direkt im Karpus verankert ist: die Flexor-carpi-radialis-Sehne, die danach weiter in den 5. Mittelhandknochen ausstrahlt.

Das Skaphoid und das Lunatum liegen überwiegend auf dem Radius und übernehmen etwa 2/3 der Kraftübertragung. Das Triquetrum liegt über der Ulna und übernimmt das restliche Drittel. Diese Kräfteverteilung muss stets im Gleichgewicht bleiben, da eine Verschiebung langfristig zu Schäden im Handgelenk führen kann (Abb. 4.1).

Betrachten Sie nun die 2. distale Reihe der Handwurzelknochen, sie besteht ebenfalls aus 4 Knochen. Das Os trapezium (großes Vieleckbein) liegt an der Daumenseite. Die Gelenkfläche zum Daumen fühlt sich, wenn man mit einem Finger darüberstreichen würde, an wie ein kleiner, geschwungener Sattel, dessen wellenförmige Gelenkfläche harmonisch mit dem 1. Mittelhandknochen ineinandergreift – eine Form, die perfekt zur geschmeidigen Oppositionsbewegung des Daumens passt.

Neben dem Os trapezium liegt sein Namensvetter, das Os trapezoideum (kleines Vieleckbein). Es besitzt eine kompakte, keilförmige Struktur, die sich eng an die benachbarten Knochen anpasst und eine stabile Verbindung zur Basis des 2. Mittel-

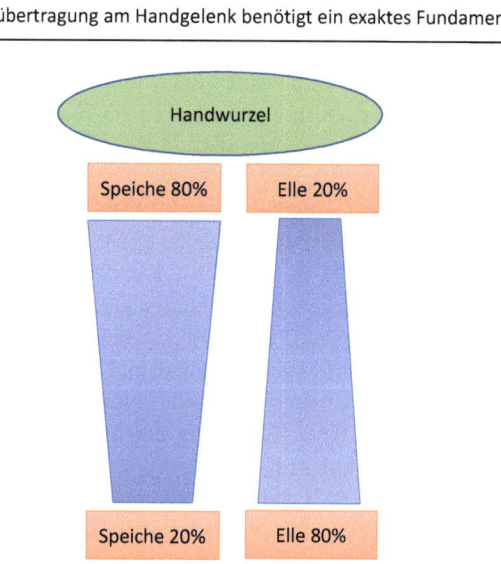

**Abb. 4.1** Kraftübertragung am Handgelenk

handknochens schafft, um eine präzise Kraftübertragung vom Handgelenk auf den 2. Mittelhandknochen und weiter bis zum Zeigefinger zu ermöglichen.

Zentral in der 2. Reihe der Handwurzelknochen befindet sich das Os capitatum (Kopfbein), der größte Knochen der Handwurzel. Es artikuliert distal mit dem 3. Mittelhandknochen und nimmt eine zentrale Position im Karpus ein.

Das Os capitatum bildet gemeinsam mit dem Os lunatum ein Gelenk, das wesentlich zur interkarpalen Beweglichkeit, besonders zur Flexion und Extension des Handgelenks, beiträgt. Bewegen Sie Ihr Handgelenk endlagig wiederholt in Extension und beobachten Sie dabei die Faltenbildung der Haut über dem Karpus. Die ersten Hautfalten entstehen proximal über dem Gelenkspalt zwischen Ulna, Radius und der 1. Handwurzelreihe. Erst danach treten Falten im midkarpalen Bereich auf – genau über dem besagten Gelenk zwischen Os capitatum und Os lunatum. Diese Beobachtung verdeutlicht die sequenzielle Bewegungsausbreitung innerhalb der Handwurzel und zeigt, wie sich die interkarpalen Gelenke an der Gesamtbewegung des Handgelenks beteiligen.

Schließlich befindet sich auf der ulnaren Seite das Os hamatum (Hakenbein), das durch seinen hakenförmigen Vorsprung auffällt – eine markante, nach palmar gerichtete Knochenerhebung, die an einen Hammer erinnert. Sie dient als Ansatzpunkt für Bänder und Sehnen und bildet zusammen mit anderen Strukturen den Karpaltunnel, der den Medianusnerv und die Beugesehnen schützt. Auf dem Os hamatum sitzen, wie auf einem Knochenplateau, der 4. und 5. Mittelhandknochen. Diese Gelenkfläche bietet ein Drehgelenk, das es den 4. und 5. Mittelhandknochen ermöglicht, sich geschmeidig darauf zu drehen und dadurch den Faustschluss der Hand final zu „verschrauben".

Der Karpus – ein bewegliches Puzzle mit perfekter Abstimmung! 8 Handwurzelknochen, angeordnet in 2 Reihen, bilden ein fein justiertes System aus interkarpalen Gelenken. Statt einer starren Einheit sorgt ihr Zusammenspiel für Stabilität und multidirektionale Beweglichkeit – die Basis für die außergewöhnliche Flexibilität und Funktionalität des Handgelenks. Durch diese dynamische Konstruktion passt sich das Handgelenk präzise an jede Bewegung an und ermöglicht eine optimale Kraftübertragung.

## 4.7 Das Handgelenk und seine Biomechanik

**Beispiel**

Frau Musterfrau führt mit einer Hantel kontrollierte Beuge- und Streckbewegungen ihres Handgelenks aus und beobachtet dabei die Rückseite ihres Handgelenks. Sie stellt fest, dass sich die Bewegung über einen Bereich von etwa 3 Zentimetern erstreckt – den Karpus, den sie inzwischen gut kennt. Dabei nimmt sie wahr, dass das Handgelenk nicht wie ein einfaches Scharniergelenk funktioniert, sondern sich in mehreren Ebenen ineinander bewegen kann.

Um die Mobilität weiter zu verbessern, variiert sie die Übungsausführung: Mal bewegt sie ihr Handgelenk langsam und kontrolliert, mal dynamisch und zügig. Sie experimentiert mit der Bewegungsrichtung, hält bewusst in der Endposition inne oder drückt die Hantel sanft gegen ein Polster, um isometrische Reize zu setzen. Während sie die unterschiedlichen Varianten ausprobiert, wird ihr bewusst, dass die zahlreichen Bandverbindungen, die das Handgelenk stabilisieren, durch die frühere Ruhigstellung an Elastizität verloren haben. Sie versteht, dass diese kleinen Gelenkverbindungen nur durch wiederholte, gezielte Bewegungen schrittweise mobilisiert werden können. ◄

Die Biomechanik befasst sich mit der Funktionsweise des menschlichen Körpers in Bewegung. Sie untersucht die mechanischen Aspekte biologischer Systeme, insbesondere die Kräfte, die auf den Körper oder seine Teile einwirken, sowie die dabei entstehenden Bewegungen. Das Handgelenk agiert niemals isoliert; seine koordinierten Bewegungen sind sowohl von der Beweglichkeit der Strukturen rund um das Handgelenk als auch von denen des Ellenbogens und der Schulter abhängig. Aus diesem Grund muss die Rehabilitation des Handgelenks stets auch die angrenzenden Gelenke einbeziehen.

Das Handgelenk bildet eine biomechanische Einheit, die aus dem Karpus sowie den angrenzenden Knochen – der Ulna, dem Radius und den 5 Mittelhandknochen – besteht. Diese Einheit ist keine starre Struktur, sondern weist eine ausgeprägte Beweglichkeit zueinander auf. Ein komplexes Netzwerk stabiler Bänder sichert das Handgelenk sowohl innerhalb des Karpus als auch die Verbindung zu den beiden Unterarmknochen und zur Mittelhand.

Auch wenn das Handgelenk kein klassisches Kugelgelenk mit Pfanne und Kugel ist, ermöglicht die Anordnung der Handwurzelknochen eine vergleichbar vielseitige Bewegungsfreiheit in 4 Hauptrichtungen: Flexion (Beugung), Extension (Streckung), Radial- und Ulnarduktion. Diese Hauptbewegungen können flüssig miteinander kombiniert werden, sodass das Handgelenk scheinbar kreisförmige Bewegungen (Zirkumduktion) ausführen kann.

Bemerkenswert ist, dass die Handwurzel keinerlei direkte Sehnenansätze von der Unterarmmuskulatur besitzt. Lediglich der M. flexor carpi ulnaris hat einen direkten Ansatz an der Handwurzel, indem er am Os pisiforme ansetzt, jedoch dann weiter zum 5. Mittelhandknochen umgelenkt wird. Alle anderen Handgelenkmuskeln überspannen die Handwurzel, sie setzen an den jeweiligen Mittelhandknochen an und sind primär für die 4 Hauptbewegungen des Handgelenks verantwortlich, weniger jedoch für die direkte Stabilisierung des Karpus.

Lange Zeit wurde das Handgelenk als eine einfache Bewegungseinheit im Gelenkspalt zwischen den beiden Unterarmknochen und der 1. Handwurzelreihe verstanden – auf und ab, hin und her, wie ein Türscharnier. Doch mittlerweile gibt es Röntgenvideos, die eindrucksvoll zeigen, wie komplex die Bewegungen im Handgelenk wirklich sind. Die einzelnen Handwurzelknochen kommunizieren miteinander, ihre Bewegungen sind so perfekt aufeinander abgestimmt, dass sie sich ineinander verschrauben und dabei wie eine sanft durchlaufende Welle schwingen.

## 4.7 Das Handgelenk und seine Biomechanik

Bei der Flexion und Extension sind 2 Gelenke beteiligt: das Radiokarpalgelenk, welches die Speichemit der 1. Reihe der Handwurzelknochen verbindet, und das Midkarpalgelenk, das zwischen der 1. und der 2. Reihe der Handwurzelknochen liegt. Während bei der Flexion etwa 40 % der Bewegung im Radiokarpalgelenk und 60 % im Midkarpalgelenk stattfinden, erfolgt bei der Extension das Umgekehrte: Der größere Teil der Bewegung wird im Radiokarpalgelenk und der kleinere Teil im Midkarpalgelenk ausgeführt.

Die interkarpale Dynamik, die Bewegungen zwischen der 1. und 2. Handwurzelreihe, ist besonders beeindruckend: Das Os capitatum gleitet in seiner großteils aus dem Os lunatum und ein wenig aus dem Os triquetrum geformten Pfanne sanft in Extension und Flexion, während das Os scaphoideum und die anderen Handwurzelknochen gekonnt mitschwingen. Durch das komplexe Zusammenspiel der interkarpalen und radiokarpalen Gelenke kann das Handgelenk endgradige Bewegungen ausführen – von einer maximalen Flexion über 90°, etwa beim Zubinden einer Schürze im Rücken, bis zur maximalen Extension von bis zu 90°, um die Hand in die hintere Hosentasche zu stecken. Dieses koordinierte Bewegungssystem ermöglicht eine bemerkenswerte Gesamtrange von rund 180°.

Das Handgelenk ist nicht nur ein Bewegungswunder, sondern auch ausgesprochen stabil. Sein Bandapparat ist so kräftig, dass die Hand einer Artistin einen Handstandüberschlag mit Anlauf problemlos aushalten kann. Diese Stabilität wird durch die Sensomotorik unterstützt – ein fein abgestimmtes Zusammenspiel aus Bewegung, Spüren und reflektorischem Reagieren. Erst durch das Zusammenspiel von Biomechanik, Innervation und Propriozeption entfaltet das Handgelenk seine volle Funktionalität als stabile und gleichzeitig hochbewegliche Schaltzentrale der Hand – und der Überschlag der Artistin hat wirklich perfekt ausgesehen.

Ein weiteres beeindruckendes Beispiel für die komplexe Biomechanik des Handgelenks ist die midkarpale Pro- und Supination. Haben Sie davon schon gehört?

Denn die ovale Kugelform des Karpus kann sich innerhalb ihrer einzelnen Knochen verdrehen und verzahnen. Dies wird als karpale Pro- und Supination bezeichnet. Im Gegensatz zur Drehbewegung im Unterarm, bei der sich die Speiche über die Elle dreht und dadurch die Hand umwendet, können sich die einzelnen Handwurzelknochen innerhalb des Karpus gegeneinander verdrehen. Diese Bewegung ist von außen kaum wahrnehmbar, trägt jedoch erheblich zur Stabilität bei, indem sich die einzelnen Handwurzelknochen ineinander verkeilen.

Möchten Sie diese Bewegungsnuance selbst spüren? Ballen Sie Ihre Hand zur Faust und drehen Sie den Unterarm maximal in die Supination – bis Sie glauben, nicht weiterzukommen. Doch geben Sie nicht auf: Versuchen Sie weiter zu supinieren und achten Sie genau auf den Karpus. Können Sie die feine, weiterführende interkarpale Supination innerhalb der Handwurzelknochen wahrnehmen?

Probieren Sie dasselbe in die entgegengesetzte Richtung – die Pronation. Diese Selbsterfahrung kann ein echtes Aha-Erlebnis sein und verdeutlichen, dass die interkarpale Pro- und Supination keineswegs abstrakt ist, sondern ein logisch nachvollziehbares Prinzip der Biomechanik des Handgelenks.

Die Motoren für die interkarpale Pro- und Supination liegen in der Muskulatur des Unterarms: die Flexoren und Extensoren des Handgelenks. Dazu gehören der M. extensor carpi radialis longus (ECRL), der M. extensor carpi radialis brevis (ECRB), der M. extensor carpi ulnaris (ECU), der M. flexor carpi ulnaris (FCU) und der M. flexor carpi radialis (FCR). Diese Muskeln spielen nicht nur eine bewegende Rolle am Handgelenk, sondern haben durch die karpale Pro- und Supination auch eine verschraubende Funktion innerhalb der Handwurzel.

Doch all diese fein abgestimmten Bewegungen allein reichen nicht aus – die Kontrolle und Feinabstimmung dieser Mechanismen erfordert eine präzise sensorische Rückmeldung. Hier kommt wieder die Propriozeption ins Spiel: Über Rezeptoren in den Gelenkkapseln, Bändern und Muskeln erhält das zentrale Nervensystem kontinuierlich Informationen über die Position und Dynamik des Karpus.

Diese unbewusste Wahrnehmung ermöglicht eine feine Abstimmung zwischen karpaler Pro- und Supination, verhindert unphysiologische Belastungen und schützt das Handgelenk vor Instabilität. Sensible Fasern der Nerven der Hand versorgen die Gelenkkapseln, Bänder und angrenzenden Strukturen und gewährleisten eine hochsensible Wahrnehmung von Druck, Position und Bewegung.

Durch die propriozeptiven Rezeptoren in den Bändern und Gelenkkapseln wird diese sensorische Rückmeldung weiter verfeinert. Sie liefert dem zentralen Nervensystem kontinuierliche Informationen über die Stellung und Dynamik des Handgelenks und ermöglicht eine präzise Anpassung motorischer Abläufe. Diese sensorische Integration ist essenziell für die Feinabstimmung und Anpassungsfähigkeit der Handbewegungen.

Propriozeption ist der Schlüssel zur handtherapeutischen Behandlung von Handgelenkinstabilitäten und deren Training eigentlich nach jeder Verletzung ein Muss. Eine gezielte Schulung des Zusammenspiels von karpalen Pro- und Supinatormuskeln, von beteiligten interkarpalen Gelenken und weiteren passiven Strukturen verbessert Stabilität und Belastbarkeit des Handgelenks nachhaltig. Entscheidend dabei ist, dass Propriozeption nicht isoliert, sondern in Bewegung trainiert wird – indem Patientinnen ihr Handgelenk aktiv bewegen und dabei bewusst spüren. Besonders effektiv sind unberechenbare Übungen mit beweglichen Übungsgeräten wie das Balancieren eines Balls auf einem Tablett oder eines gefüllten Suppentellers über einen Bewegungsparcours, die eine ständige Anpassung der Handgelenkmuskulatur erfordern.

Das Gleichgewicht und die Balance zwischen Muskelaktivität, karpaler Pro- und Supination sowie propriozeptiver Kontrolle ist essenziell für die Behandlung vieler Instabilitäten an der Handwurzel. Das Handgelenk ist nicht nur ein biomechanisches Wunderwerk, sondern ein hochsensibles, fein abgestimmtes System, das Mobilität und Stabilität perfekt vereint (Abb. 4.2).

**Abb. 4.2** Gleichgewicht zwischen karpalen Pro- und Supinatoren

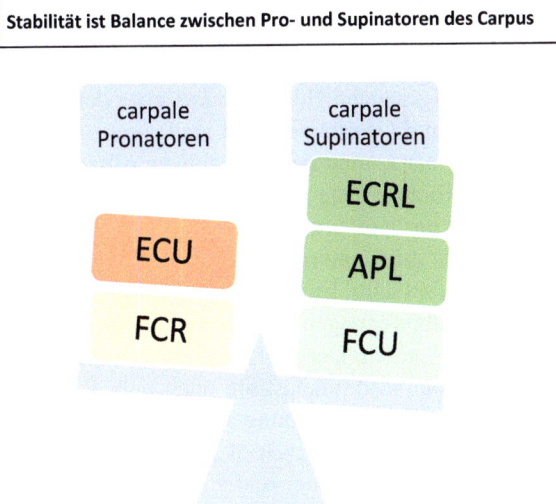

> Übersicht
>
> Das Handgelenk ist weit mehr als ein einfaches Scharnier zwischen Unterarm und Hand – es ist eine biomechanische Hochleistungsstruktur, die Stabilität und Beweglichkeit in einzigartiger Weise kombiniert. Seine komplexe Gelenkarchitektur, das präzise Zusammenspiel von Muskeln, Bändern und Gelenkflächen sowie die hochsensible sensomotorische Steuerung ermöglichen eine außergewöhnliche Funktionalität.
>
> Besonders bemerkenswert ist die interkarpale Dynamik: Die Handwurzelknochen kommunizieren in perfekt abgestimmten Bewegungsmustern, verzahnen sich und erzeugen fließende, mühelose Bewegungen. Biomechanische Prinzipien wie die karpale Pro- und Supination wirken dabei unscheinbar, sind jedoch essenziell für die Stabilität und Funktion der gesamten Hand.

## 4.8 Unterarm, Elle und Speiche: eine funktionelle Einheit

Der Unterarm besteht aus 2 langen Röhrenknochen – aus der Ulna (Elle) und dem Radius (Speiche). Diese beiden Knochen bilden einerseits den proximalen Gelenkspartner für das Handgelenk und andererseits ein weiteres Gelenk an ihren beiden zueinander gerichteten Knochenflächen. Dieses Gelenk, das Radioulnargelenk ermöglicht die beeindruckende Umwendbewegung der Hand. Bei dieser Bewegung überkreuzen sich diese beiden Knochen markant und drehen die Hand um. Elle und Speiche sind durch eine flexible bindegewebige Struktur, die Membrana interossea, miteinander verbunden, die die beiden Knochen in kongruenter Position zueinander hält, ganz egal, wie weit sie sich in ihrer Umwendbewegung gerade gegeneinander bewegen (Hirt, Seyhan, Wagner & Zumhasch, 2015). An der einander zugewandten Seite dieser beiden Knochen kann man am anatomischen Modell eine scharfe Kante fühlen, an der diese bindegewebige Membran befestigt ist. Die Membrana interossea füllt den gesamten Hohlraum zwischen den beiden Unterarmknochen aus. Ihre Flexibilität und Geschmeidigkeit sind essenziell für eine freie Drehbewegung der Hand. Und hier kommt der menschliche Alltag ins Spiel: Jede alltägliche Handbewegung wird zur Pflege für diese Membran, sie wird gespannt und geknautscht, in die Länge gezogen und zusammengedrückt. Bewegung fördert Stoffwechselprozesse, um die Membran geschmeidig zu halten, quasi wie „Eincremen und Einölen". Doch Vorsicht! Eine unnötige Ruhigstellung des Arms, besonders wenn diese die Umwendbewegungen der Hand beeinträchtigt, könnte dieses harmonische Zusammenspiel stören. Der Stoffwechsel zwischen den Fasern verlangsamt sich, und die Membran wird unelastisch und unbeweglich. Das Resultat ist eine eingeschränkte Unterarmdrehung (Pro-/Supination) der Hand. Die eingeschränkte Drehbeweglichkeit kann zwar rückgängig gemacht werden, wenn Elle und Speiche wieder regelmäßig gegeneinander rotieren. Dabei wird die Membran aufgewickelt, geknetet, gespannt und gefaltet, bis ihre Elastizität und Geschmeidigkeit wiederhergestellt sind. Nach einer Verletzung wie einer Radiusfraktur gestaltet sich das Erreichen der Endlage jedoch oft mühsam, da Übende die Endposition der Drehbewegungen meist nicht lange genug halten oder nicht häufig genug einnehmen. Im Alltag wird die fehlende Unterarmdrehung häufig unbewusst durch eine vermehrte Schulterrotation kompensiert – diese Kompensationsbewegung ist ein wesentlicher Grund dafür, dass die volle Unterarmrotation langfristig nicht mehr erreicht wird.

Zur weiteren Betrachtung stellen Sie nun das Knochenmodell so auf, dass der Ellenbogen auf dem Tisch liegt und die Handfläche nach oben zeigt, also in Supination. In dieser Position liegen Elle und Speiche parallel, wobei die Speiche länger als die Elle ist. Drehen Sie nun die Knochenhand in Pronation und beobachten Sie, wie die Speiche die Elle beeindruckend überkreuzt. Dadurch überragt die Elle nun die Speiche. Schauen Sie sich auch den eigenen Unterarm an und ertasten Sie den Vorsprung an der distalen Elle, das Ellenköpfchen oder Caput ulnae. Vergleichen Sie nun diesen Endpunkt mit dem Ende der Speiche. Wenn Sie ihre Hand drehen, können Sie sehen, wie sich die Höhe des Ellenköpfchens mit der Drehung verändert.

Am distalen Ende überrascht die Elle mit einem zierlichen Kopf, der etwa 1/3 der Gelenkfläche des Handgelenks ausmacht. Entsprechend übernimmt sie rund 1/3 der Kraftübertragung auf den Karpus, wobei die Hauptlast insbesondere auf das Os triquetrum übertragen wird.

Die Speiche präsentiert sich im Kontrast dazu distal breit und bildet stolze 2/3 der Handgelenkfläche für den Karpus. Sie überträgt daher auch etwa 2/3 der Kraftbelastung auf den Karpus, genauer gesagt auf das Skaphoid und ein wenig auf das Os lunatum.

Siehe da – die größte Belastung des Handgelenks, etwa bei einem Stütz zum Aufstehen aus einem Stuhl, wird primär radial über den radialen Karpus auf die Speiche abgeleitet. Proximal hingegen, nahe dem Ellenbogen, zeigt sich ein umgekehrtes Belastungsverhältnis: Hier ist die Speiche schmal, während die Elle mit ihrem markanten Hakenfortsatz, dem Olekranon, die Hauptlast trägt.

## 4.8 Unterarm, Elle und Speiche: eine funktionelle Einheit

Durch die geschmeidige Verbindung mit der Olekranongrube (Fossa olecrani) am Oberarmknochen, bildet die Elle gemeinsam mit dem Oberarmknochen das Ellenbogengelenk. Die Speiche bildet hier, an ihrem proximalen Ende, einen Kopf aus, das Caput radii, das sich mit seiner runden Form in einer exakt dazu modellierten Gelenkfläche an der Elle dreht. Beobachten Sie am Knochenmodell, wie das Olekranon bei Beugung und Streckung des Ellenbogens perfekt mit dem Oberarmknochen harmonisiert und die Haken des Olekranons mit einem harten Anschlag in den jeweiligen Grübchen, den Fossae, die Bewegung limitieren. Drehen Sie nun den Unterarm und beobachten Sie dabei das Radiusköpfchen am Ellenbogen; sehen Sie, wie elegant es rotiert? Es ist ein faszinierendes Wunder, wie beide Knochen, Elle und Speiche sowohl am Handgelenkende als auch am Ellenbogen in perfekter Mechanik agieren, dabei jedoch flexibel bleiben und der Hand ihre elegante Umwendbewegung und gleichzeitig dem Ellenbogen das Beugen und Strecken ermöglichen.

Betrachten Sie bei der Umwendbewegung auch die Elle und Speiche am Handgelenk und beobachten Sie die distalen Gelenkflächen der beiden Knochen – sie passen perfekt zueinander! Doch dieses harmonische Gefüge kann durch eine Fraktur, etwa des Radius, empfindlich gestört werden. Wird der Radius gestaucht und dadurch verkürzt, verändert sich die präzise Abstimmung zwischen Elle und Speiche – und mit ihr die Qualität der Unterarmrotation.

Je nach relativer Länge der Unterarmknochen spricht man von einer Ulnar-Plus oder Ulnar-Minus-Variante. Doch diese Veränderung bleibt nicht ohne Folgen – sie löst eine Kaskade biomechanischer Anpassungen aus. Eine zu lange Elle (Ulnar-Plus) führt zu einer erhöhten Belastung des Os triquetrum und des gesamten ulnaren Karpus. Umgekehrt kann eine zu lange Speiche (Ulnar-Minus) den radialen Karpus ungünstig belasten.

Diese Verschiebung der Kraftübertragung gerät zunehmend aus dem Gleichgewicht – eine entscheidende Ursache für vorzeitige degenerative Veränderungen. Die biomechanische Balance des Handgelenks wird gestört, wodurch sich das Risiko für Arthrose erheblich erhöht.

Lenken Sie Ihre Aufmerksamkeit nun auf das distale Ende der Elle. Können Sie am Knochenmodell ihren Griffelfortsatz, den Processus styloideus ulnae, erkennen, der wie ein kleiner Haken nach distal ragt? An ihm setzt ein Teil des komplexen Bandapparats an, der die Elle mit dem Karpus verbindet.

Betrachten Sie auch die kleine Lücke zwischen Elle und Karpus – hier befindet sich ein faszinierendes Detail der Handgelenkanatomie: der Discus triangularis. Diese feine Struktur fungiert als Stoßdämpfer und besteht aus 3 Komponenten: einer kleinen Bandscheibe, der ulnarseitigen Handgelenkkapsel und der Sehne des M. extensor carpi ulnaris.

Bei axialen Belastungen, etwa beim Handstand oder beim Abstützen auf einem Stuhl, wirkt der Discus triangularis als eleganter Puffer, der die Kräfte gleichmäßig verteilt. Doch bei Bandverletzungen im ulnaren Karpus kann er in Mitleidenschaft gezogen werden. Eine Schädigung des Discus triangularis äußert sich typischerweise durch anhaltende ulnarseitige Handgelenkschmerzen, insbesondere bei stützenden Bewegungen und der ulnaren Abduktion. In manchen Fällen kann eine arthroskopische Sanierung erforderlich sein, um die Funktion wiederherzustellen.

Hier spielt sich also viel ab: Diskus, Bänder, Stoßdämpfung, die Elle mal länger, mal kürzer als die Speiche ... Aber keine Sorge, im Kap. 9 Handgelenk und Stabilität wird ein strukturierter Stufenplan für das komplexe Handgelenk beschrieben, um es konservativ und übungstherapeutisch zu behandeln und wieder alltagstauglich zu machen.

> **Übersicht**
> Elle und Speiche sind mehr als bloße Röhrenknochen – sie bilden eine biomechanische Einheit, die Beweglichkeit und Stabilität harmonisch vereint. Während die Speiche distal die Hauptlast im Handgelenk trägt, übernimmt die Elle proximal am Ellenbogen die Führung. Am Handgelenk sorgt der Discus triangularis als zentraler Stoßdämpfer zwischen Elle und Karpus für eine gleichmäßige Kraftverteilung und schützt die Gelenkflächen vor Überlastung. Gleichzeitig ermöglicht die Membrana interossea die geschmeidige Umwendbewegung des Unterarms.
>
> Doch dieses fein abgestimmte System ist anfällig für Störungen: Frakturen, Längenveränderungen oder Bandverletzungen können das sensible Gleichgewicht aushebeln – mit weitreichenden Folgen für die Kraftübertragung und die Gelenkgesundheit.

## 4.9 Die Muskulatur des Unterarmes

**Beispiel**

Während Frau Musterfrau die Hantel für ihre Kraftübungen anhebt, wandert ihr Blick auf ihren Unterarm. Sie sieht, wie sich die Muskelbäuche bei jeder Bewegung anspannen und entspannen, sie spürt die Kraft, die in ihrem Arm steckt. Sie erinnert sich daran, dass die wahre Kraft für ihr Handgelenk nicht aus der Hand selbst kommt, sondern aus diesen Muskeln, die sich nun unter der Haut am Unterarm deutlich abzeichnen. Die langen Sehnen, die sich von hier bis in die Mittelhand erstrecken, wirken wie Keilriemen, die präzise Bewegungen des Handgelenks steuern und die Handwurzel stabil verschrauben.

Mit jeder Wiederholung der Hantelübung, bei der sie das Muskelspiel fasziniert beobachtet, wird ihr bewusster, wie durchdacht dieses biomechanische System ist – und wie viel Potenzial darin steckt, wenn sie es richtig und regelmäßig trainiert. Kraft ist Trumpf! Wie viele Wiederholungen sie heute schafft, wird sie selbst überprüfen. ◄

Betrachten Sie zunächst Ihren eigenen Unterarm, erkennen Sie seine Muskelbäuche? Der menschliche Unterarm ist genial aufgebaut, er wird nach unten hin schlank und immer schlanker, was der Hand ermöglicht, in schmale Öffnungen zu greifen und Engstellen zu passieren. Die kraftvollen Motoren der Hand und Finger befinden sich am Unterarm und nicht in der Hand selbst. Diese anatomische Anord-

## 4.9 Die Muskulatur des Unterarmes

nung ist der Natur durchdacht gelungen, prominente Muskeln am Unterarm fungieren wie Motoren, lange Sehnen übertragen wie Keilriemen die Kraft, Gelenke übersetzen diese wie Zahnräder, und am Ende greifen schlanke und grazile Finger wie präzise Werkzeuge zu.

Die Muskeln des Unterarms sind in 2 Gruppen unterteilt: die Beuger (Flexoren) und die Strecker (Extensoren). Die Flexoren, die auf der volaren Seite des Unterarms liegen, sind für das Beugen der Finger und das Beugen des Handgelenks verantwortlich, während die Extensoren, die auf der dorsalen Seite des Unterarms zu finden sind, das Strecken der Finger und der Hand ermöglichen. Der Arm ist proximal-körpernah dicker und muskulär bepackt und wird nach distal-körperfern hin immer schlanker und schlanker, da dort nur mehr die langen Sehnen verlaufen, bis diese ihre Ansatzpunkte an der Mittelhand oder an den Fingern erreichen.

Beide Muskelgruppen entspringen jeweils an der radialen oder ulnaren Kante des Oberarmknochens, des Humerus. Diese Ansatzstellen können empfindlich sein und zu Schmerzen neigen – ein Zustand, der als Ursprungstendinopathie bekannt ist und umgangssprachlich als Tennis- oder Golferellenbogen bezeichnet wird. Charakteristisch sind druckschmerzhafte Muskelansätze, die im Alltag lästige Beschwerden verursachen.

Die Entstehung dieser Schmerzen wird in der biomedizinischen Erklärungstendenz oft mit bestimmten Tätigkeiten in Verbindung gebracht – klassischerweise mit dem Tennis- oder Golfspielen. Doch auch Menschen, die nie einen Schläger in der Hand hatten, sind betroffen, insbesondere Personen, die viel an der Tastatur arbeiten. Vermutlich handelt es sich um eine Überlastung der Muskeln durch langanhaltende isometrische Haltearbeit, doch der genaue Auslöser bleibt unklar, ebenso wie die Ursache des zugrunde liegenden Entzündungsprozesses.

Entscheidend ist jedoch nicht die Frage nach der Entstehung, sondern die wirksame therapeutische Behandlung – und hier zeigt sich, dass eine biopsychosozial basierte Handtherapie der Schlüssel zur erfolgreichen Therapie ist.

Doch zurück zur Anatomie. Nehmen wir nun die Handgelenkstrecker genauer unter die Lupe. Sie verlaufen gemeinsam mit den Fingerstreckern an der dorsalen Unterarmseite. Ihre Sehnen werden über dem Handgelenk von einem breiten transversalen Band – vergleichbar mit einem Uhrarmband – fixiert. Diese Struktur bildet für jede Sehne ein eigenes Strecksehnenfach, um die Sehnen geordnet zu führen und stabil zu halten. Insgesamt gibt es 7 dieser Strecksehnenfächer, die wie Führungsrinnen wirken und das Abrutschen der Sehnen verhindern – insbesondere bei Beugung oder Streckung des Handgelenks.

Betrachten Sie Ihr Handgelenk und beugen Sie es maximal: Dabei entsteht eine deutliche Konvexität – ein Bergrücken, über den die Sehnen seitlich abrutschen würden, gäbe es nicht die stabilisierenden Strecksehnenfächer. Ohne diese Führung könnten die Sehnen bei anschließender Streckung nicht mehr in ihre ursprüngliche Position zurückgleiten, was ihre Zugrichtung verändern und koordinierte Hand- und Fingerbewegungen erheblich beeinträchtigen würde.

Doch dieses durchdachte Führungssystem hat auch seine Tücken. Unter dem stabilisierenden Band kann durch die Enge entstehende Reibung – besonders bei langanhaltenden, monotonen oder repetitiven Bewegungen – zu Sehnenscheidenentzündungen führen. Um die Gleitfähigkeit zu optimieren, sind die Sehnen von schützenden Sehnenscheiden umhüllt, die die Bewegung erleichtern und die Reibung minimieren. Dennoch treten speziell im Bereich der Daumensehnenfächer immer wieder entzündliche Reizzustände auf – ein Problem, das Musikerinnen und Musiker nur allzu gut kennen.

Das Muskelpaket der Handgelenk- und Fingerbeuger bedeckt die volare Seite des Unterarms – die Beugeseite. Ihre langen Sehnen ziehen geschickt zur Mittelhand und weiter in die Finger. Am Handgelenk verlaufen sie gemeinsam mit dem N. medianus durch den Karpaltunnel – eine anatomische Engstelle, die von den Handwurzelknochen und einem straffen Bindegewebeband, dem Lig. carpi transversum, begrenzt wird. Dieses Band hält die 9 Beugesehnen in ihrer Position und schützt den Nerv vor äußeren Einflüssen.

Weiter distal übernehmen die Ringbänder der Langfinger eine ähnliche Aufgabe: Sie halten die Beugesehnen dicht am Fingerknochen und formen einen stabilen Führungskanal, der die Sehnenbewegung kontrolliert und ein Abheben verhindert. So bleibt die Beugesehne auch bei kraftvollen Fingerbewegungen eng am Knochen.

Gerade weil diese Strukturen eine so präzise Führung der Sehnen gewährleisten, sollte sorgfältig abgewogen werden, ob eine Spaltung des Lig. carpi transversum zur Entlastung des N. medianus immer die beste Lösung ist. Bevor eine chirurgische Veränderung anatomischer Strukturen in Betracht gezogen wird, kann es sinnvoll sein, den betroffenen Nerv zunächst durch konservative handtherapeutische Maßnahmen zu beruhigen.

Für die Streckung des Handgelenks sind 3 Hauptmuskeln verantwortlich: der M. extensor carpi radialis longus (ECRL) und der M. extensor carpi radialis brevis (ECRB), die an der radialen dorsalen Mittelhand ansetzen, sowie der M. extensor carpi ulnaris (ECU), der an der ulnaren dorsalen Mittelhand fixiert ist. Diese Muskeln strecken das Handgelenk, indem sie über den Karpus hinwegziehen und an der Mittelhand ansetzen.

Als Gegenspieler der Handgelenkstrecker wirken die beiden Handgelenkbeuger, der M. flexor carpi radialis (FCR) und der M. flexor carpi ulnaris (FCU). Sie überspannen den Karpus und setzen an der jeweiligen palmaren Mittelhandseite an.

Doch Flexoren und Extensoren sind nicht nur Gegenspieler, sondern arbeiten auch synergistisch zusammen. Bei der ulnaren Abduktion wirken der M. flexor carpi ulnaris und der M. extensor carpi ulnaris gemeinsam, um die Hand zur Ulnarseite zu bewegen. Umgekehrt arbeiten bei der radialen Abduktion der M. flexor carpi radialis, der M. extensor carpi radialis longus und der M. extensor carpi radialis brevis zusammen, um die Hand radial zu führen.

Diese fein abgestimmte Zusammenarbeit ermöglicht präzise und fließende Bewegungen des Handgelenks. Denn Handgelenkbeuger und -strecker sind wahre Virtuosen der Koordination. Sie agieren wie ein eingespieltes Fußballteam – sobald das Handgelenk seine Richtung ändert oder seitlich bewegt wird, passen sie ihre Aktivität fein abgestimmt an: ein wenig mehr ulnare Streckung hier, ein Hauch radialer Beugung dort – nicht zu eilig, und jetzt stabilisieren. Die Muskeln fungieren wie Dirigenten, die das Handgelenk so ausrichten, dass die Finger mühelos den Ort ihres Handlungsauftrags erreichen können. Dabei beherrscht das Handgelenk ein beeindruckendes Repertoire: Es kann in verschiedenen Positionen fixiert werden, um anspruchsvolle Haltearbeit zu leisten – etwa beim Bedienen einer Computermaus. Gleichzeitig ermöglicht es dynamische Bewegungen mit hoher Geschwindigkeit und Präzision, etwa beim Reinigen eines Topfes oder eines Fensters. Darüber hinaus kann es sich versteifen und Schlagkraft übertragen, vergleichbar mit einem Hammerstiel.

Flexibel, präzise und stark – das Handgelenk ist ein wahres Multitalent im Alltag.

> Das Handgelenk ist ein biomechanisches Meisterwerk: Beuger und Strecker liegen am Unterarm und agieren als fein abgestimmte Gegenspieler, während Sehnenscheiden, Ringbänder und Strecksehnenfächer die langen Sehnen dieser Muskeln präzise führen und stabilisieren. Diese ausgeklügelte Struktur ermöglicht Kraft, Präzision und Anpassungsfähigkeit und eine schlanke Hand – essenziell für die komplexen Bewegungen im Alltag.

## 4.10 Die Muskulatur der Finger

**Beispiel**

Frau Musterfrau zupft flink die zarten Blätter vom üppig wuchernden Basilikumstrauch im Garten. Ihre Finger arbeiten präzise zusammen: Der Daumen, Zeige- und Mittelfinger greifen geschickt die Blätter und lösen sie vom Stängel ab. Die Bewegung scheint mühelos – doch sie weiß es besser. Seit ihrer Beugesehnenverletzung ist ihr bewusst, wie entscheidend das geschmeidige Gleiten der langen Fingersehnen für jede noch so kleine Fingerbewegung ist. Während ihrer Fingerbewegungen gleiten die Beugesehnen durch ihre Sehnenscheiden, unterstützt von der stabilisierenden Führung der Ringbänder. Ein Basilikumblatt nach dem anderen wandert in ihre Hand. Heute genießt sie diese Bewegungsfreiheit bewusster als je zuvor. ◄

Auch die Muskeln für die Finger befinden sich am Unterarm. Der kraftvolle Hauptmotor für die Fingerstreckung, der M. extensor digitorum communis, entsendet seine langen Sehnen bis in die Fingerspitzen. Interessanterweise verfügen der Zeigefinger und der kleine Finger über jeweils einen zusätzlichen Strecker: den M. extensor indicis proprius für den Zeigefinger und den M. extensor digiti minimi für den kleinen Finger.

Diese anatomische Besonderheit lässt sich möglicherweise durch ihre Funktion als Randfinger erklären. Beide Finger besitzen eine größere seitliche Bewegungsfreiheit und sind häufig an feinmotorischen Manipulationen mit ausgestreckten Gelenken beteiligt – etwa beim Bedienen einer Tastatur oder eines Musikinstruments. Zudem bieten die doppelten Sehnen einen funktionellen Vorteil: Sollte eine Sehne ausfallen, kann die verbleibende Sehne zumindest teilweise deren Funktion übernehmen.

Besonders der M. extensor indicis proprius hat in der Chirurgie eine entscheidende Bedeutung. Seine Sehne wird häufig als Ersatzstruktur bei Sehnenrekonstruktionen verwendet – ein praktischer Vorteil, dass der Zeigefinger mit 2 Strecksehnen ausgestattet ist.

Der Daumen verfügt ebenso über 2 Streckmuskeln: den M. extensor pollicis longus (langer Daumenstrecker) und den M. extensor pollicis brevis (kurzer Daumenstrecker). Diese anatomische Doppelung scheint von der Natur als funktionelle Rückversicherung vorgesehen zu sein. Sollte eine Sehne verletzt werden, kann eine andere Struktur zumindest teilweise einspringen und so einen Totalausfall verhindern.

Gerade beim Daumen hätte ein Streckausfall gravierende Folgen: Ohne aktive Streckung verkleinert sich der Handradius erheblich, sodass es unmöglich wird, größere Gegenstände sicher zu umfassen – sei es eine Jumbo-Kaffeetasse oder ein großes Bierglas. Eine durchdachte Lösung, die die Greiffunktion und Vielseitigkeit der Hand sichert.

Auf ihrem Weg zu den Fingerendgelenken passieren alle Strecksehnen zunächst die Strecksehnenfächer und strahlen anschließend in die Finger aus. Besonders bemerkenswert ist die Struktur der Strecksehnen im Mittelhandbereich: Sie sind flach und durch Querverbindungen, die Connexi intertendini, miteinander gekoppelt. Dieser raffinierte Zusammenschluss verhindert das Zurückschlüpfen einer Strecksehne, falls eine von ihnen verletzt wird, und kann zudem einen vollständigen Streckausfall eines Fingers bis zu einem gewissen Grad verhindern, indem eine Nachbarsehne über diese Verbindung einspringt. Wieder eine körperinterne Kompensationsstrategie.

Über den Grundgelenken bilden die Strecksehnen eine haubenartige Struktur aus, daher der Name Strecksehnenhaube. Seitlich strahlen hier die Mm. interossei und die Mm. lumbricales ein. Diese seitliche Einstrahlung ermöglicht es den Fingern, die Beugung im MCP-Gelenk mit der gleichzeitigen Streckung der Fingergelenke zu kombinieren. Tatsächlich sind diese Muskeln aber Feinarbeiter, die die langen extrinsischen Sehnen der Finger, die einen weiten Weg vom Unterarm zurücklegen, am Ende präzise koordinieren.

Im weiteren Verlauf setzt die Strecksehne mit einem zentralen mittleren Zügel an der Basis des mittleren Fingergliedes an, dem Tractus intermedius. Dieser Zügel ermöglicht die Streckung des Mittelgelenks. Bereits knapp davor, über dem Grundglied, teilt sich die Strecksehne in zwei Seitenzüge (Tractus laterales), die an der Basis des Endglieds ansetzen.

Doch warum hat die Natur ein derart komplexes Strecksystem entwickelt, anstatt eine einzige, zentrale Sehne bis zur Fingerspitze durchzuziehen?

Man stelle sich vor: Eine solche durchgehende Sehne müsste sich bei einer Beugung der Fingergelenke bis über 90° elastisch dehnen – fast wie ein Gummiband. Die Finger würden dann unkontrolliert zurückschnellen, ähnlich wie in einem Comic. Ein solcher Mechanismus wäre völlig unpraktikabel und würde präzise Fingerbewegungen unmöglich machen.

Da ein dehnbares System nicht infrage kam, hat die Natur die Sehne in mehrere Zügel aufgeteilt. Die beiden Seitenzüge gleiten beim Beugen des Fingers nach palmar an den Gelenken vorbei und nehmen den kürzeren Weg. Dadurch ermöglichen

## 4.10 Die Muskulatur der Finger

sie eine maximale Fingerbeugung von über 90°, ohne dass die Streckfunktion darunter leidet – eine biomechanische Meisterleistung.

Aufgrund dieser anatomischen Gegebenheiten ist die Nachbehandlung von Strecksehnenverletzungen in verschiedene Zonen unterteilt und erfordert spezifisches Fachwissen einer Handtherapeutin.

Auch die Hauptmuskeln für die Fingerbeugung befinden sich am Unterarm, im volar angelegten Muskelpaket der Flexoren. Die Langfinger werden durch die Beugesehnen der Fingerbeugemuskulatur gebeugt, nämlich durch den M. flexor digitorum profundus (tiefer Fingerbeugemuskel) und den M. flexor digitorum superficialis (oberflächlicher Fingerbeugemuskel). Die 4 langen Sehnen des tiefen Fingerbeugers verlaufen zunächst, wie ihr Name schon beschreibt, in der Tiefe, während die 4 Sehnen des oberflächlichen Beugers darüber liegen. Es ist, als ob zwei Schnüre direkt übereinander verlaufen und gemeinsam etwas bewegen, wenn man daran zieht.

Die 4 tiefen Sehnen des M. flexor digitorum profundus durchbohren auf Höhe des ersten Fingerglieds die jeweilige Sehne des oberflächlichen Fingerbeugers – ein biomechanisch raffiniertes System. An dieser Stelle verläuft die tiefe Sehne wie durch ein Tor in der Sehne des M. flexor digitorum superficialis, weshalb diese Durchtrittsstelle als Chiasma tendineum bezeichnet wird.

Die oberflächliche (superficialis) Sehne endet mit schlanken Seitenzügen, die an den Außenseiten des jeweiligen mittleren Fingerglieds ansetzen und das Mittelgelenk beugen. Die tiefe (profundus) Sehne tritt dazwischen hindurch und setzt am Endglied an, wodurch sie beide Fingergelenke beugt – insbesondere das Endgelenk. Beide Sehnen arbeiten synergetisch zusammen, um eine präzise und kraftvolle Beugung zu ermöglichen.

Die Existenz von 2 Sehnen dient vermutlich auch als funktionelle Absicherung. Ein Ausfall durch eine Schnittverletzung oder einen Sehnenausriss könnte so zumindest teilweise kompensiert werden. Dennoch werden heute nahezu alle Sehnenverletzungen chirurgisch versorgt, um die ursprüngliche Funktion des Fingers wiederherzustellen. Besonders anspruchsvoll ist dabei die Rekonstruktion im Bereich des Chiasma tendineum, da hier die biomechanischen Anforderungen an die Sehnenführung und Gleitfähigkeit besonders hoch sind – eine Herausforderung sowohl für die rekonstruktive Chirurgie als auch für die handtherapeutische Nachbehandlung.

Das große Problem der Sehnenchirurgie ist, dass Sehnen dazu neigen, mit ihrer Umgebung und sogar untereinander zu vernarben. Ein gedankliches Experiment veranschaulicht dies eindrücklich:

Stellen Sie sich vor, Sie ballen die Hand zur Faust. Dabei müssen die Beugesehnen einen erheblichen Weg zurücklegen. Markieren Sie gedanklich einen Punkt auf einer Sehne – während die Finger gebeugt werden, wandert dieser Punkt nach proximal, also in Richtung Handgelenk. Tatsächlich gleiten die Sehnen bei einer vollständigen Fingerbeugung um etwa 7–10 Zentimeter. Das ist eine enorme Bewegungsspanne!

Können Sie sich vorstellen, wie der imaginäre Punkt an der Sehne nach proximal wandert? Genau das bezeichnet man als Sehnengleiten. Nach einer Verletzung kann dieser Prozess jedoch durch Vernarbungen gestört werden. Dadurch verliert die

Sehne ihre freie Gleitfähigkeit, ihr Bewegungsspielraum wird eingeschränkt, und unser imaginärer Punkt kann nicht mehr vollständig nach proximal wandern.

Die Folgen sind gravierend: Eine eingeschränkte Sehnenbeweglichkeit limitiert die Beugefähigkeit des Fingers – im schlimmsten Fall kann er gar nicht mehr gebeugt werden. Das erhöht das Risiko, mit dem abstehenden Finger hängen zu bleiben, und beeinträchtigt den Faustschluss, die Faustkraft, die Feinmotorik und die gesamte Handfunktion im Alltag. Ein solches Defizit führt häufig zu erheblicher Unzufriedenheit und macht nicht selten weitere chirurgische Eingriffe erforderlich.

Die Problematik der Sehnenvernarbungen stellt eine besondere Herausforderung für Handchirurginnen und Handtherapeutinnen dar. Selbst bei erfolgreicher Chirurgie können Vernarbungen zu einer beeinträchtigten Handfunktion führen. Zum Glück gibt es jedoch eine Lösung: Die frühfunktionelle Handtherapie. Die richtige Ruhigstellung, eine passende Nachbehandlungsschiene, Aufklärung und Edukation über potenzielle Gefahren und gezielte frühzeitige Bewegungsübungen spielen dabei eine essenzielle Rolle. Nach einer Sehnenverletzung sollte man also unbedingt zur Handtherapie gehen – die Sehnen werden es danken.

> **Übersicht**
> Die Bewegung unserer Finger ist ein biomechanisches Meisterwerk, bei dem Streck- und Beugesehnen in perfekter Abstimmung zusammenarbeiten. Die doppelte Ausstattung der Finger mit zwei Beugesehnen und die clevere Vernetzung der Strecksehnen durch die Connexi intertendinei verhindern nicht nur Funktionsausfälle, sondern optimieren auch die Beweglichkeit – ein fein abgestimmtes hoch präzises System.
>
> Doch genau diese Raffinesse macht Sehnenverletzungen und ihre Nachbehandlung besonders anspruchsvoll. Sehnengleiten ist der Schlüssel zur Fingerbeweglichkeit – selbst kleinste Vernarbungen können die Kontrolle über die Hand beeinträchtigen, und aus fließender Bewegung wird ein ruckelndes System.

## 4.11 Palpation der anatomischen Strukturen

**Beispiel**

Der Therapieraum ist für einen Moment ungewohnt still. Eine Patientin ist kurzfristig ausgefallen, und die Studentin, die hier erste praktische Erfahrungen in der Handtherapie sammelt, nutzt die Zeit, um sich vorzubereiten.

Auf einem kleinen Beistelltisch liegen ein Anatomiebuch und ein anatomisches Handmodell. Die Studentin sitzt auf einem Hocker, ihre eigene Hand ausgestreckt vor sich. Mit konzentriertem Blick tastet sie vorsichtig über ihre eigenen Handwurzelknochen, ihr Zeigefinger folgt der darunterliegenden Struktur. Immer wieder gleitet ihr Blick zwischen dem Modell, dem Buch und ihrer eigenen Hand hin und her.

## 4.11 Palpation der anatomischen Strukturen

„Das Kahnbein … direkt unterhalb des Daumens", murmelt sie und prüft, ob sie es an sich selbst ertasten kann. Sie vergleicht seine Form mit der Beschreibung im Buch: „Die Form einer Cashew-Nuss, zentral in der 1. Handwurzelreihe." Ihre Fingerspitzen erkunden vorsichtig die Konturen, spüren die kleine Erhebung unter der Haut.

Die nächste Patientin, Frau Musterfrau, wird bald eintreffen – mit einer Kahnbeinfraktur nach einem Radunfall. Ein guter Grund, genau zu wissen, wo dieser Knochen liegt.

Ihre Finger gleiten weiter, ertasten jeden Knochen, während sie die Namen der Handwurzelknochen lautlos wiederholt. Stück für Stück wird ihr Griff sicherer, ihr Verständnis klarer. Schließlich lehnt sie sich zurück und schließt das Buch. „Es macht wirklich Sinn, wie alles zusammenhängt", murmelt sie und streicht sich eine Haarsträhne aus dem Gesicht.

Mit neuer Zuversicht überprüft sie noch einmal ihre Notizen. Die kurze Pause im Therapiealltag hat sich gelohnt – sie ist bereit, ihr anatomisches Wissen in der nächsten Behandlung praktisch anzuwenden. ◄

Für Handtherapeutinnen ist es eine grundlegende Fähigkeit, die Strukturen an der menschlichen Hand präzise zu lokalisieren und zu ertasten. Viele manuelle Behandlungstechniken basieren auf dieser Fertigkeit, und auch für diagnosespezifische Tastbefunde ist sie unerlässlich.

Der Tastvorgang beginnt üblicherweise mit dem Auffinden des Kahnbeins. Um das Kahnbein selbst zu ertasten, formen Sie mit der suchenden Hand einen Spitzgriff und platzieren Ihre Finger etwa 1/2 Zentimeter unterhalb des Daumensattelgelenks. Dieses Gelenk lässt sich leicht lokalisieren, indem Sie mit dem Daumen kreisende Bewegungen ausführen.

Das Kahnbein ist eine kleine, cashewkernartige Struktur, die mit 2 Fingern ertastet werden kann. Halten Sie den Bereich sanft fest und bewegen Sie gleichzeitig das Handgelenk der ertasteten Hand. Sie sollten spüren, wie der Pol des Kahnbeins mal prominenter wird und dann wieder verschwindet – ein Hinweis auf seine aktive Bewegung innerhalb der 1. Handwurzelreihe.

Dieser Griff ermöglicht es, die Beugung und Streckung des Kahnbeins sowie seine Lageveränderung relativ zu den umliegenden Knochen bewusst wahrzunehmen. Falls es nicht sofort gelingt, lassen Sie sich nicht entmutigen: Schließen Sie die Augen, stellen Sie sich die Struktur des Kahnbeins vor und imaginieren Sie seine feinen Bewegungen. Manchmal hilft es, den Tastsinn von der Vorstellungskraft leiten zu lassen.

Direkt neben dem Kahnbein liegt das Os lunatum – das Mondbein. Auf einem anatomischen Modell ist es gut an seiner halbrunden, halbmondartigen Form zu erkennen, die eine Gelenkpfanne für das Os capitatum bildet.

An der lebenden Hand ist das Mondbein jedoch schwer zu ertasten, da es von einem kräftigen Band überspannt wird: dem Lig. carpi transversum, das den Karpaltunnel bildet und die darunterliegenden Beugesehnen schützt. Diese tiefe Lage macht das Os lunatum schlechter palpierbar als das prominente Kahnbein. Tatsächlich kann man es eher imaginieren als direkt ertasten – die Lage lässt sich jedoch grob erspüren, indem man seine Position in Bezug auf das benachbarte Kahnbein gedanklich nachzeichnet.

An das Mondbein grenzt das Os triquetrum – das Dreiecksbein, das sich durch seine markante dreieckige Form von den anderen Handwurzelknochen abhebt. Direkt darauf liegt das Os pisiforme – das Erbsenbein, ein kleiner, erbsenähnlicher Knochen, der gut tastbar ist.

Es bildet einen markanten Punkt, der besonders gut spürbar ist, wenn man die Handfläche entlang der ulnaren Kante abtastet. Sie können das Erbsenbein sogar im Spitzgriff erfassen und verschieben.

Da das Erbsenbein gut zu spüren ist und direkt auf dem Dreiecksbein liegt, kann das Dreiecksbein mithilfe dieser Struktur in der Folge auch leicht lokalisiert werden.

Gemeinsam mit dem etwas schwerer zu ertastenden Kahnbeinpol bilden das Dreiecks- und das Erbsenbein eine klare Grenze, innerhalb derer das Mondbein liegt. Diese Orientierungshilfe erleichtert das gezielte Auffinden der Knochen in der 1. Handwurzelreihe und gibt Sicherheit bei der Palpation.

Um die Knochen der 2. Handwurzelreihe zu palpieren, empfiehlt es sich, mit dem Os hamatum – dem Hammerbein – zu beginnen. Es ist besonders markant, da es eine knöcherne Erhebung besitzt, den Hamulus ossis hamati, der wie ein kleiner Haken oder Hammerfortsatz geformt ist.

Am anatomischen Modell lässt sich dieser Fortsatz gut erkennen. Um ihn an sich selbst zu ertasten, legen Sie den Daumen auf das Erbsenbein und tasten schräg nach proximal in Richtung des Zeigefingers. In der Tiefe werden Sie bald eine leichte, dumpfe Erhebung spüren – den Hamulus. Er dient als wichtiger Orientierungspunkt in der 2. Handwurzelreihe und bildet mit dem Erbsenbein die ulnare Begrenzung des Karpaltunnels.

Das Os capitatum (Kopfbein) zeichnet sich durch seine länglich-gerundete Form aus, fast wie ein länglicher Zapfen. Auf dem Modell ist es in der Mitte der 2. Reihe deutlich sichtbar und bildet das zentrale Element des Karpus. Um das Os capitatum zu ertasten, legen Sie die Finger auf das Ende des 3. Mittelhandknochens am Handrücken und fahren den Mittelhandknochen entlang in Richtung proximal. Sie werden an der Basis des Mittelhandknochens eine kleine Erhebung spüren, die den Übergang vom 3. Mittelhandknochen zum Os capitatum markiert, sie hilft, es klar zu identifizieren. Das Os capitatum liegt mit seiner längsgerichteten zapfenartigen Rundung angenehm eingebettet in der halbmondförmigen Schale des Mondbeins, das seine Gelenkpfanne bildet. Verfolgen Sie diese Linie vom 3. Mittelhandknochen über das Os capitatum weiter, und siehe da, so lässt sich auch das Mondbein auffinden.

Das Os trapezium, auch großes Vieleckbein genannt, bildet das Daumensattelgelenk. An der lebenden Hand können Sie das große Vieleckbein ertasten, indem Sie entlang der Daumenrückseite und weiter entlang des 1. Mittelhandknochens tasten, bis Ihre Finger in eine kleine Grube sinken. Führen Sie nun kreisende Bewegungen mit dem Daumen aus – spüren Sie ein Gelenk unter Ihren Fingern? Dann befinden Sie sich am großen Vieleckbein und damit am Sattelgelenk des Daumens.

Direkt daneben liegt das Os trapezoideum, das kleine Vieleckbein, das die Stabilität des großen Vieleckseins unterstützt, jedoch aufgrund der kleinen Größe und der straffen Bandverbindungen kaum zu ertasten ist.

> **Übersicht**
> Die präzise Palpation der Handwurzelknochen ist eine essenzielle Fähigkeit in der Handtherapie. Während das Kahnbein als tastbarer Ausgangspunkt dient, sind tief liegende Strukturen wie das Mondbein nur indirekt erfassbar. Das Erbsenbein wiederum ist ein markanter Referenzpunkt, um das darunterliegende Dreiecksbein zu lokalisieren.
>
> In der 2. Handwurzelreihe erleichtert das Hammerbein mit seinem tastbaren Fortsatz die Orientierung, während das Kopfbein als zentraler Fixpunkt dient. Das große Vieleckbein lässt sich durch seine Nähe zum Daumensattelgelenk auffinden und steht in direkter Verbindung zum kleinen Vieleckbein.
>
> Diese tastbaren Orientierungspunkte ermöglichen eine sichere Diagnostik und gezielte Behandlung – ein grundlegendes Handwerk für jede Handtherapeutin.

## 4.12 Ein Blick auf ein Röntgenbild einer Hand

Beim Interpretieren eines Röntgenbildes des Handgelenks helfen markante Orientierungspunkte, um die anatomische Ausrichtung zu beurteilen. Besonders wichtig ist das Verhältnis zwischen Ulna und Radius, wobei der Radius länger als die Ulna ist.

In der anterior-posterioren Ansicht des Röntgenbildes, bei der die Strahlen von dorsal nach plantar durch das Handgelenk verlaufen, lässt sich die Stellung der beiden Knochen zueinander gut beurteilen. Wenn eine gedachte Linie vom Processus styloideus ulnae bis zum Processus styloideus radii gezogen wird, ergibt sich ein Winkel von etwa 20–30° im Vergleich zu einer waagrechten Linie. Dies wird als Inklinationslinie des Radius bezeichnet – die Neigung seiner distalen Gelenkfläche in Richtung der Ulna, welche die Beweglichkeit und Lastverteilung im Handgelenk beeinflusst. Wichtig ist zudem, dass die mediale Kante der Ulna auf derselben Höhe liegt wie die mediale Kante des Radius, wodurch ein ebener Verlauf der radioulnaren Gelenkfläche entsteht.

In der lateralen Ansicht des Röntgenbildes wird das Handgelenk von der Seite aufgenommen, wobei die Strahlen von radial nach ulnar oder umgekehrt durch das Gelenk laufen. In dieser Ansicht beträgt die Inklination, die Neigung der Speiche im Vergleich zu einer horizontal gezogenen Linie, etwa 10–15°. Die korrekte Stellung von Elle und Speiche zueinander ist entscheidend für die 4 Bewegungsrichtungen des Handgelenks.

Genau zwischen diesen beiden Knochen befindet sich das distale Radioulnargelenk, das auf ihrer zueinander gerichteten Fläche liegt. Dieses Gelenk ermöglicht die Pronation (Drehung der Handfläche nach unten) und Supination (Drehung der Handfläche nach oben), also die Umwendbewegung der Hand. Die kongruente Passform des Radioulnargelenks ist ein weiterer wichtiger Referenzpunkt bei der Beurteilung eines Röntgenbildes. Eine ungenaue Passung, wie etwa eine Längendifferenz zwischen Elle und Speiche, kann die Qualität dieser Bewegungen beeinträchtigen.

Ein weiterer Referenzpunkt im Handgelenk ist das Os capitatum. Eine gedachte Linie, die mittig durch das Os capitatum verläuft, zieht sich proximal senkrecht durch das Zentrum der 1. Handwurzelreihe und weiter durch die Mitte zwischen Ulna und Radius und setzt sich nach distal durch den 3. Mittelhandknochen fort. Diese Linie markiert die funktionelle Achse des Handgelenks und dient als Referenz für die biomechanische Ausrichtung, an der man sich beim Interpretieren eines Röntgenbildes zusätzlich orientieren kann. Sie verdeutlicht die zentrale Rolle des Os capitatum als Dreh- und Kraftübertragungszentrum innerhalb des Karpus.

Ein weiterer wichtiger Beurteilungspunkt auf einem Röntgenbild des Handgelenks ist das Os lunatum. In der seitlichen Ansicht bildet es die Form einer Schüssel, die das Os capitatum aufnimmt. Entscheidend ist, dass das Os capitatum stets senkrecht in der Schüssel des Os lunatum stehen muss. Die korrekte Aufrichtung des Os lunatum ist eine essenzielle Voraussetzung für die normale Biomechanik des Handgelenks und sollte daher auf dem Röntgenbild immer sorgfältig beurteilt werden.

Die Gilula-Linien sind 3 geschwungene Bögen, die im anterior-posterioren Röntgenbild des Handgelenks die korrekte Anordnung der Handwurzelknochen widerspiegeln: Der 1. Bogen folgt den proximalen Gelenkflächen von Skaphoid, Lunatum und Triquetrum, der 2. den distalen Gelenkflächen derselben Knochen, und der 3. verläuft entlang der proximalen Gelenkflächen von Capitatum und Hamatum. Es wird geprüft, ob die Linien harmonisch geschwungen sind und ob die Handwurzelknochen eng aneinander liegen, ohne eine verbreiterte, unregelmäßige Spaltbildung oder gar eine Lücke zwischen ihnen. Eine unharmonische Gilula-Linie oder unregelmäßig vergrößerte Abstände können auf Bandverletzungen oder Instabilitäten hinweisen. Besonders relevant ist dabei der skapholunäre und lunotriquetrale verbreiterte Gelenkspalt, da Abweichungen in diesen Bereichen auf Ligamentverletzungen hindeuten können.

Beim Analysieren eines Röntgenbildes des Handgelenks sind klare Orientierungspunkte entscheidend. Die Winkelstellung von Ulna und Radius beeinflusst die Beweglichkeit, während das Os capitatum als biomechanische Achse des Karpus dient. Es sollte stets senkrecht in der Schüssel des Os lunatum stehen – ein essenzielles Kriterium für eine stabile Gelenkmechanik. Auch die Handwurzelknochen verraten viel: Verbreiterte Spalte, insbesondere zwischen Kahn- und Mondbein oder Mond- und Dreiecksbein, können auf Bandläsionen hinweisen. Ein geschulter Blick erkennt Instabilitäten – und genau dieser Blick macht den Unterschied.

## 4.13 Quiz über die Anatomie der Hand

1. *Welches Gelenk ermöglicht dem Daumen, sich den 4 Langfingern exakt gegenüberzustellen?*
   a) Sattelgelenk
   b) Kugelgelenk
   c) Scharniergelenk
   d) Drehgelenk
2. *Welche Muskeln gehören ausschließlich zur extrinsischen Muskulatur des Daumens?*
   a) Mm. flexorpollicis longus, abductor pollicis longus, adductor pollicis
   b) Mm. flexorpollicis brevis, opponens pollicis, abductor pollicis brevis
   c) Mm. flexordigiti minimi, abductor digiti minimi, opponens digiti minimi
   d) Mm. extensorpollicis longus, extensor pollicis brevis, abductor pollicis longus
3. *Wie heißt der Knochen, der eine markante Erhebung in Form eines Hammers aufweist?*
   a) Os capitatum
   b) Os trapezium
   c) Os hamatum
   d) Os trapezoideum
4. *Was ist das Hauptmerkmal des großen Vieleckbeins?*
   a) Es liegt direkt unterhalb des Daumens.
   b) Es hat die Form eines Hammers.
   c) Es bildet den zentralen Teil des Karpus.
   d) Es ist kleiner und quadratischer Knochen.
5. *Was beschreibt die karpale Pro- und Supination?*
   a) Die Drehbewegung der Speiche über die Elle
   b) Die Verdrehung der Handwurzelknochen in Pro- und Supination
   c) Die Flexion und Extension des Handgelenks
   d) Die Bewegung der Mittelhandknochen
6. *Wo befinden sich die Mm. lumbricales in der Hand?*
   a) Am Unterarm
   b) In der Mittelhand, ohne knöchernen Ursprung oder Ansatz
   c) Am Handgelenk
   d) In den Fingern, an den Endgliedern
7. *Wie beeinflusst die Beweglichkeit des MCP-Gelenks die Handfunktion?*
   a) Es ermöglicht nur Beuge- und Streckbewegungen, aber keine seitlichen Bewegungen.
   b) Es ermöglicht eine präzise seitliche Bewegung bei Tätigkeiten wie Klavierspielen und Hantieren mit großen Gegenständen.
   c) Es verhindert die seitliche Bewegung der Finger.
   d) Es stabilisiert nur die Handwurzelknochen.

8. *Was passiert bei einer maximalen Beugung des Grundgelenks des Kleinfingers während eines Faustschlusses?*
   a) Das MCP-Gelenk des Kleinfingers wird nicht beeinflusst.
   b) Das Handgelenk wird flexibler.
   c) Die Mittelhand wird in eine Verschraubung einrollen, um die Hand für einen Stoß zu stabilisieren.
   d) Die Finger spreizen sich weiter auseinander.
9. *Welche Struktur(en) ist/sind besonders wichtig für die Stabilität der Hand bei kräftigen Bewegungen wie Faustschlägen?*
   a) Der M. flexor pollicis longus
   b) Das Os hamatum und die rotierende Bewegung des 5. Mittelhandknochens
   c) Die Beugesehnen des Daumens
   d) Die Handgelenkkapsel
10. *Was ist die Hauptaufgabe des Discus triangularis im Handgelenk?*
    a) Er dient als Stabilisierung des Ellenbogengelenks.
    b) Er wirkt als Stoßdämpfer zwischen Elle und Karpus und fängt axiale Belastungen ab.
    c) Er ermöglicht die Beugung und Streckung des Handgelenks.
    d) Er verbindet die Elle und Speiche miteinander.

Antworten: 1 a, 2 d, 3 c, 4 a, 5 b, 6 b, 7 b, 8 c, 9 b, 10 b

## Literatur

Hirt, B., Seyhan, H., Wagner, M., & Zumhasch, R. (Hrsg.). (2015). *Anatomie und Biomechanik der Hand* (3. Aufl., S. b-002-101341). Thieme.

Kapandji, I. A., Rehart, S., & Kapandji, I. A. (2016). *Funktionelle Anatomie der Gelenke: Schematisierte und kommentierte Zeichnungen zur menschlichen Biomechanik* (J. Koebke, Übers.; 6. Aufl.). Thieme.

Klaus, T. K., & Ines, H. (o.J.). *Handtherapie*. Springer. ISBN 978-3-642-34309-4.

Prometheus. LernAtlas der Anatomie (Prometheus. Allgemeine Anatomie und Bewegungssystem) Thieme, 2005.

Thieme. https://doi.org/10.1055/b-002-101341.

Zumhasch, R., Wagner, M., Klausch, S., & Hirt, B. (Hrsg.). (2012). *Anatomie und Biomechanik der Hand* (2., überarb. Aufl.). Thieme. https://doi.org/10.1055/b-002-37769.

# Die optimale Therapieeinheit 5

▶ Jede Therapieeinheit ist ein Balanceakt – zwischen evidenzbasierten Maßnahmen, gezielten Funktionsübungen und der Förderung der Adhärenz. Doch wie schafft man es, in nur 30 min alles Wesentliche unterzubringen, ohne sich in unspezifischen Maßnahmen zu verlieren? Wie gelingt der perfekte Mix aus Hands-on, aktiven Übungen und gezielter Kommunikation? Hier kommt ein innovatives Kreisdiagramm ins Spiel – eine visuelle Orientierungshilfe, die zeigt, wie sich die Therapiezeit ideal strukturieren lässt. Ein Blick darauf lohnt sich – strukturiert, praxisnah und inspirierend für jede Therapieeinheit.

Eine Therapieeinheit zu gestalten, unabhängig davon, ob sie eine halbe oder eine ganze Stunde dauert, kann eine Herausforderung darstellen. Der Anspruch, alle evidenzbasierten Fakten über die Wirkungsweise von Therapiemaßnahmen zu berücksichtigen und diese in einer 30-minütigen Therapieeinheit unterzubringen, kann zu Zeitdruck führen. Dabei kann es passieren, dass unspezifische Maßnahmen zu lange beibehalten werden oder dass der Fokus auf die Bildung von Adhärenz vernachlässigt wird oder dass überwiegend passive Hands-on-Techniken angewendet werden. Deshalb wird hier ein Kreisdiagramm vorgestellt, das die Zeiteinteilung innerhalb einer Handtherapieeinheit anschaulich visualisieren soll.

Das Kreisdiagramm enthält übersichtlich alle handtherapeutischen Behandlungsmaßnahmen, die in einer optimal strukturierten Therapieeinheit enthalten sein sollten. Die Größe der einzelnen Segmente dient als exemplarische Darstellung, wobei die tatsächliche Zeitaufteilung flexibel bleibt. Die Dauer der einzelnen Maßnahmen wird individuell von der Therapeutin an die jeweilige Handerkrankung sowie die spezifischen Bedürfnisse der Patientin angepasst.

---

**Ergänzende Information** Die elektronische Version dieses Kapitels enthält Zusatzmaterial, auf das über folgenden Link zugegriffen werden kann [https://doi.org/10.1007/978-3-662-71175-0_5]

© Der/die Autor(en), exklusiv lizenziert an Springer-Verlag GmbH, DE, ein Teil von Springer Nature 2025
A. Moser, *Die Handtherapie*, https://doi.org/10.1007/978-3-662-71175-0_5

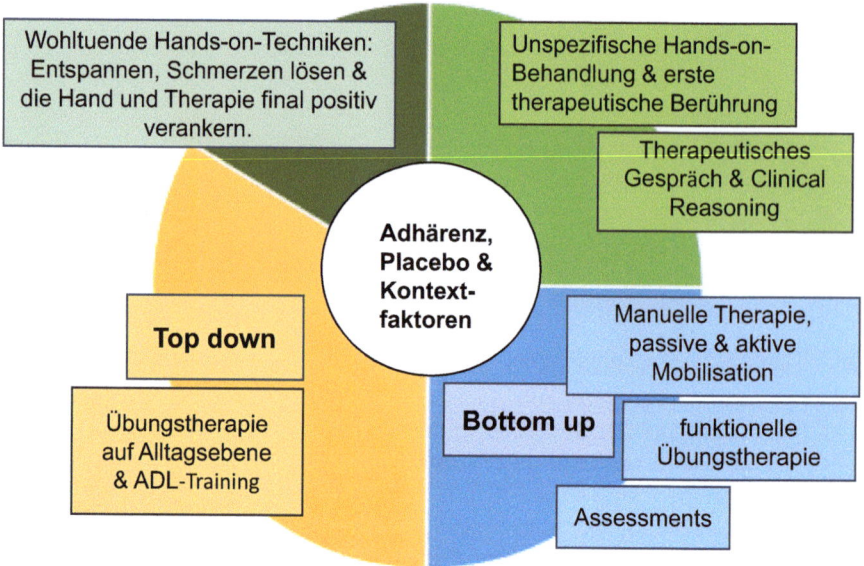

**Abb. 5.1** Die optimale Therapieeinheit

So kann es bei einer stark schmerzhaften Hand erforderlich sein, überwiegend Maßnahmen anzuwenden, die durch Berührungen und Hands-on-Techniken eine Schmerzreduktion bewirken. In anderen Fällen, wie etwa bei einer Patientin mit einer stark eingeschränkten Handgelenkbeweglichkeit, könnten zu einem großen Teil Maßnahmen der aktiven und passiven Mobilisation sowie der Übungstherapie zum Einsatz kommen. Ebenso wichtig ist die präzise Dosierung der Intensität einer Übungsbehandlung, da sie maßgeblich den Therapieerfolg beeinflusst. Ist die Dosis zu hoch, kann dies Schmerzen verursachen und eine Schmerzspirale in Gang setzen; ist sie zu niedrig, bleibt der Fortschritt aus. Zu all diesen Aspekten finden sich im Folgenden detaillierte Erklärungen sowie praktische Hinweise (Abb. 5.1).

## 5.1 Das hellgrüne Segment – Kontaktaufnahme und Clinical Reasoning

Zu Beginn jeder Therapieeinheit stehen die Maßnahmen des hellgrünen Segments, die eine wichtige Grundlage für den weiteren Verlauf der Behandlung schaffen. In dieser Phase geht es vor allem um die Begrüßung und Kontaktaufnahme, wobei das therapeutische Gespräch im Mittelpunkt steht. Dieses Gespräch liefert wertvolle Einblicke in den allgemeinen Gesundheitszustand sowie das aktuelle Befinden der

Patientin. Eine offene Frage wie „Wie geht es Ihnen heute?" dient als Einstieg und ermöglicht es, das psychosoziale Wohlbefinden zu erkunden. So können gezielt Informationen über die Patientin und ihre individuelle Lebenssituation erfasst, strukturiert und analysiert werden (Feiler, 2007).

Ein zentrales Merkmal dieser Phase ist, dass das Gespräch nicht wie ein starrer Fragenkatalog wirken sollte. Dies gelingt durch die geschickte Integration von unspezifischen Hands-on-Techniken als erste therapeutische Berührung. Diese Techniken erfordern keine komplexen manuellen Fertigkeiten, sondern tragen dazu bei, eine angenehme Atmosphäre zu schaffen, den Fokus auf die Patientin zu lenken und erste relevante Informationen zu sammeln. Dies fördert nicht nur die Adhärenz, sondern unterstützt auch eine patientenzentrierte und zielgerichtete Planung der Therapieeinheit. Durch aktives Zuhören und zielgerichtete Fragen, eingebettet in eine sanfte Hands-on-Technik, kann die Therapeutin wertvolle Informationen gewinnen, die für die Erstellung eines effektiven Behandlungsplans unerlässlich sind. Die Kombination aus manuellen Behandlungsgriffen und empathischer Kommunikation bildet das Fundament für eine erfolgreiche Handtherapie (Lippka, 2015).

Es ist von großer Bedeutung, klinisches Wissen und therapeutische Behandlungsmethoden mit einer achtsamen und patientenzentrierten Herangehensweise zu verbinden. Dabei bieten unspezifische Hands-on-Techniken eine ideale Gelegenheit, gezielt Fragen zu stellen und die therapeutische Allianz zu stärken. Diese manuellen Techniken sind so einfach, dass sich die Therapeutin voll auf das klinische Reasoning sowie auf das Fragen und Zuhören konzentrieren kann, während sich die Patientin in der erwarteten Berührung sicher und wohlfühlt. Die Hands-on-Technik dient damit nicht nur der physischen Vorbereitung des Bindegewebes, sondern auch als wertvolles kommunikatives Element zur Beziehungsbildung.

Die therapeutische Allianz, also die Bindung zwischen Therapeutin und Patientin, ist ein entscheidender Erfolgsfaktor in der Behandlung. In diesem Zusammenhang spielt hier die therapeutische Berührung eine wesentliche Rolle, da sie die Wahrnehmung der Patientin positiv beeinflusst und das Vertrauen in den therapeutischen Prozess stärkt.

Die therapeutische Berührung wird gezielt genutzt, um währenddessen die Wünsche oder Erwartungen der Patientin zu thematisieren – etwa durch Fragen wie: „Was ist Ihr Wunsch für die heutige Einheit?" oder „Gibt es etwas, das Ihnen heute besonders wichtig ist?" Diese Fragen sind hilfreich, da vielen Patientinnen das Äußern eines Wunsches leichter fällt als das Erkennen ihres konkreten Therapieziels. Während eine Wunschformulierung oft emotional und spontan ist und Patientinnen leichter fällt, erfordert eine Zielformulierung eine strukturierte Herangehensweise und einen klaren Überblick – eine Kompetenz, die zur professionellen Expertise der Therapeutin gehört. Der Fokus auf Wünsche erleichtert die aktive Einbindung der Patientin in den therapeutischen Prozess und bietet eine Basis, um gemeinsam konkrete Ziele für die Therapie zu entwickeln.

Weiterführende spezifische Fragen wie „Wie geht es Ihrer Hand heute?" lenken den Fokus gezielt auf die körperlichen Empfindungen und die Funktionalität der Hand, während gleichzeitig die Zufriedenheit der Patientin mit ihrer aktuellen Handfunktion erfasst wird. Weitere relevante Informationen zur Diagnose, dem Unfallhergang und den zuletzt durchgeführten Übungen werden erhoben, um die Behandlung individuell anzupassen. Auch der Alltag der Patientin wird berücksichtigt, indem Fragen zu Hobbys und beruflichen Tätigkeiten gestellt werden, die spezifische Anforderungen an die Hand stellen. Es ist entscheidend, nicht nur die handtherapeutischen Aspekte im Blick zu haben, sondern auch die Erwartungen, Vorerfahrungen und die Persönlichkeit der Patientinnen.

### Erste Handtherapie für Frau Musterfrau

Frau Musterfrau hat heute ihre erste Handtherapieeinheit. Vor Kurzem hat sie sich die Speiche gebrochen und sitzt nun in der Praxis, bereit für ihre erste Behandlung. Die Therapeutin beginnt mit einer gründlichen Analyse, um ihr Clinical Reasoning zu strukturieren.

Ein Blick auf die Zuweisung dient zunächst der Überprüfung der Diagnose – entspricht sie dem, was Frau Musterfrau berichtet? Um sich ein genaueres Bild von der Radiusfraktur und deren Auswirkungen auf die Handfunktion zu machen, analysiert sie das Röntgenbild. Währenddessen laufen bereits gedanklich verschiedene Fragestellungen durch ihren Kopf:

- Welche Erwartungen hat Frau Musterfrau an die Therapie?
- Hat sie bereits Erfahrungen mit Handtherapie?
- Was haben Freundinnen oder Ärztinnen ihr über die Behandlung empfohlen?
- Rechnet sie mit manuellen Techniken oder wünscht sie sich ein aktives Übungsprogramm?
- Hat sie Angst oder ist sie unsicher?
- Neigt sie dazu, ihre Schmerzen zu ignorieren und die Hand zu früh zu belasten?

Frau Musterfrau legt ihre verletzte Hand erwartungsvoll auf den Therapietisch – ihre Körperhaltung lässt vermuten, dass sie eine manuelle Behandlung erwartet. Die Therapeutin erkennt jedoch, dass eine sofortige aktive Greifübung sie überfordern könnte. Stattdessen beginnt sie mit Maßnahmen aus dem hellgrünen Segment: Hands-on-Techniken, sanfte Berührungen und ein begleitendes therapeutisches Gespräch.

Mit behutsamen Grifftechniken, die einer Bindegewebemassage ähneln, jedoch ohne spezifische manualtherapeutische Techniken, startet sie die Behandlung am Unterarm – bewusst weiter entfernt von der Frakturstelle. Währenddessen beobachtet sie genau die Mimik von Frau Musterfrau: Ist sie entspannt? Zieht sie ihre Hand zurück?

Diese unspezifische Hands-on-Behandlung nutzt die Therapeutin nicht nur zur Muskelentspannung, sondern vor allem als Raum für das wichtigste Werkzeug im Clinical-Reasoning-Prozess: das Gespräch. Während sie das Bindegewebe am Unterarm mobilisiert, gewinnt sie wertvolle Informationen:

- über den Unfallhergang,
- über Frau Musterfraus Erwartungen an die Therapie,
- über ihren Beruf und Alltag,
- über Ängste und Unsicherheiten der Patientin in Bezug auf die Fraktur.

Sie achtet darauf, wie gut ihre Patientin über ihre Diagnose informiert ist und ob ihre Vorstellungen zur Heilung realistisch sind. Durch gezielte offene Fragen, aktives Zuhören und Zusammenfassen des Gesagten schafft sie eine vertrauensvolle Atmosphäre.

Im Laufe der Behandlung bemerkt die Therapeutin, dass Frau Musterfrau beginnt, sich zu öffnen. Sie erzählt von ihrem Unfall, hadert mit sich selbst und macht sich Vorwürfe: „Hätte ich doch nicht so viele Taschen gleichzeitig getragen ..." Gleichzeitig ist sie unsicher, ob sie ihre Hand bereits bewegen darf oder noch schonen muss.

Während sie zuhört, entwickelt sich im Kopf der Therapeutin ein Behandlungsplan – basierend auf Fachwissen und Erfahrung. Eine erste Hypothese formt sich:

Unsicherheit abbauen – Unfalltrauma neutralisieren – Selbstwirksamkeit fördern – Übungen anleiten – loben und bestärken.

Frau Musterfrau seufzt, diesmal klingt es ein wenig erleichtert. Ihre Hand liegt entspannter auf dem Tisch, ihr Blick wirkt zuversichtlicher. Ein guter Anfang ist gemacht, jetzt kann die eigentliche Therapie beginnen. ◄

## 5.2 Das blaue Segment – Assessments, Mobilisation und funktionelle Übungstherapie

Die Kernansätze des blauen Segments verbinden die Messergebnisse aus den anzuwendenden Assessments mit einer zielgerichteten, individuellen, darauf abgestimmten Therapieplanung zur Verbesserung der Handfunktionen. Die Assessments erheben quantifizierbare Messdaten über Handfunktionen, wie Beweglichkeit, Handkraft oder Sensibilität. Diese Messungen bieten klare, objektive Informationen, die es sowohl der Patientin als auch der Therapeutin ermöglichen, die Handproblematik besser zu verstehen.

Für die Patientin dienen diese Ergebnisse als Motivation, an der Verbesserung zu arbeiten. Die Therapeutin kann anhand dieser Daten den Problembereich präzise definieren und konkrete Ziele festlegen, etwa die Steigerung von Kraft und Beweglichkeit, wobei objektive Messwerte als Grundlage dienen.

Der Schwerpunkt der Therapiemaßnahmen in diesem Segment liegt darauf, die zuvor evaluierten Handfunktionen zu verbessern. Zur Förderung der Gelenkbeweglichkeit kann die passive Gelenkmobilisation (Dölken, 2006) eingesetzt werden, bei der die Patientin erstmals wieder Bewegungen im Handgelenk spürt und Vertrauen in den Heilungsprozess gewinnt. Durch sanfte, geführte Bewegungen werden das Gelenk und das beteiligte Bindegewebe geschmeidig gemacht. Die verbale Begleitung der passiven Technik ist dabei entscheidend, da sie die Wahrnehmung der

Patientin lenkt und die Wirksamkeit der Methode verstärkt. Dies fördert nicht nur die Beweglichkeit, sondern auch die Bereitschaft, aktiv mitzuarbeiten. Ein weiteres Beispiel für eine Maßnahme dieses Segmentes ist das sanfte Dehnen des Handgelenks in alle Richtungen, um die Beweglichkeit zu steigern und den Funktionsumfang zu erweitern.

Mit zunehmender Muskelbeteiligung während der passiven Bewegung wird eine fortschreitende Verbesserung der Motorik erzielt. Durch die anschließende aktive Mobilisation werden die Beweglichkeit des Handgelenks weiter gesteigert und auch die Koordination und Kraft der beteiligten Muskulatur gestärkt. Dieser Prozess trägt dazu bei, dass die Patientin ihre Gelenkbeweglichkeit zunehmend eigenständig und effizient beüben kann.

Es werden gezielte Kraftübungen eingesetzt, wie beispielsweise das Drücken eines Therapiegeräts oder das Heben kleiner Gewichte, um die Handkraft zu steigern. Ein weiteres wichtiges Element der Therapie im blauen Segment ist das Sensibilitätstraining. Hierbei wird die Empfindungsfähigkeit der Hand gefördert, indem die Patientin mit unterschiedlichen Oberflächen in Kontakt kommt. Die gezielte Stimulation hilft, die sensorische Wahrnehmung zu schulen und die Sensibilität in der betroffenen Hand zu erhöhen.

Auch die Narbenmobilisation wird in dieses Segment integriert, um die Beweglichkeit der Haut und des Narbengewebes zu verbessern. Die Therapeutin massiert die Narbenstelle sanft, um diese in ihrem Heilungsprozess zu fördern. Durch Erklärungen erlernt die Patientin die Techniken für die Durchführung zu Hause.

Zur Unterstützung des aktiven Bewegungsprozesses können neurokognitive Therapiemaßnahmen wie die Einführung des „Bewegungsscanners" eingesetzt werden. Diese Technik fördert die Wahrnehmung der Bewegungsreichweite des Handgelenks, indem die Patientin mental die Grenzen ihrer Bewegungen erkennt und gezielt erweitert.

Der Bottom-up-Ansatz, bei dem der Fokus auf der Verbesserung der Handfunktionen liegt, wird in diesem Segment umgesetzt. Die therapeutischen Maßnahmen zielen darauf ab, die Kraft, Beweglichkeit, Geschicklichkeit und das Spüren der Hand gezielt und messbar zu steigern, wobei der Schmerz als integraler Bestandteil des Heilungsprozesses akzeptiert und respektiert wird. Dieser Ansatz ermöglicht es der Patientin, ihre Funktionalität schrittweise zu verbessern, während sie den Schmerz in ihrer eigenen Wahrnehmung kennenlernen und als vorübergehenden Prozess verstehen kann. Durch die dabei therapeutisch begleitete "Pain Exposure in vivo"-Erfahrung wird die Patientin schrittweise mit dem Schmerz konfrontiert, um ihre Angst abzubauen und ihre Schmerzbewältigung zu stärken. Die Patientin lernt, den Schmerz während des Übens zu akzeptieren, sie interpretiert ihn neu, kann ihn besser einordnen und verstehen, sodass er mit der Zeit nachlassen wird.

Im Zentrum des blauen Segmentes steht also ein klassischer Bottom-up-Ansatz, bei dem gezielte Assessments, manuelle Mobilisation und funktionelle Übungen die Grundlage für den Therapieprozess bilden. Durch die Verbesserung von Kraft, Beweglichkeit und Sensibilität werden die strukturellen Funktionen der Hand

## 5.2 Das blaue Segment – Assessments, Mobilisation und funktionelle Übungstherapie

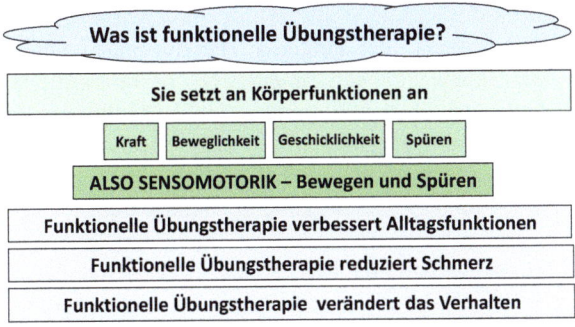

**Abb. 5.2** Was ist funktionelle Übungstherapie?

schrittweise optimiert, wodurch die Patientin zunehmend mehr Kontrolle über ihre Hand gewinnt.

Zusammenfassend zeigt sich, dass eine gezielte Kombination aus Assessments, passiver und aktiver Mobilisation sowie funktionellen Übungen wie Krafttraining oder Sensibilitätstraining den Patientinnen nicht nur hilft, ihre Handfunktion zu verbessern, sondern auch ihr Vertrauen in den Heilungsprozess und ihre genesende Hand stärkt.

Zusätzlich wird eine Edukation über Heimübungen integriert, bei der die Patientin erfährt, wie oft und wie lange sie diese durchführen sollte und welche Wirkung sie auf die Handfunktion haben. Jede Übung stärkt nicht nur die Handfunktion, sondern auch das Vertrauen in die Genesung (Abb. 5.2).

### Gezieltes Assessment und Mobilisation für Frau Musterfrau

Heute wählt die Therapeutin gezielt 2 Assessments für Frau Musterfrau aus: die Messung der Handgelenkbeweglichkeit mit einem Goniometer und die Bestimmung der Handkraft mit einem Handkraftdynamometer. Andere Messungen können an einem späteren Termin folgen, doch diese beiden Tests sind schnell durchführbar und lassen noch genügend Zeit für gezielte funktionelle Übungen.

Frau Musterfrau zeigt großes Interesse. „So genau hat meine Hand noch niemand untersucht", bemerkt sie staunend. Konzentriert drückt sie das Kraftmessgerät, um den bestmöglichen Wert zu erzielen. Der Vergleich zur gesunden Hand zeigt eine deutlich geringere der Kraft – eine Information, die sowohl motivierend als auch enttäuschend wirken kann. Um ihre Reaktion besser einzuschätzen, fragt die Therapeutin gezielt nach.

Auch die Goniometermessung zeigt eine starke Bewegungseinschränkung – nach längerer Ruhigstellung wie bei einer Speichenfraktur ein häufiges Phänomen. Frau Musterfrau erkennt nun, warum sie im Alltag Schwierigkeiten mit ihrer Hand hat. Gleichzeitig versteht sie den Vorteil der Messungen: „Ich kenne jetzt meine Ziele", sagt sie motiviert. „Mehr Kraft und Beweglichkeit – das ist sicher zu schaffen."

Auf Grundlage dieser Messergebnisse entscheidet die Therapeutin, den Schwerpunkt der heutigen Therapieeinheit auf die Verbesserung der Handgelenkbeweglichkeit zu legen. Sie beginnt mit einer passiven Mobilisation und bewegt das Gelenk vorsichtig in alle Richtungen, während sie Frau Musterfraus Reaktionen aufmerksam beobachtet. Diese scheint die Mobilisation zu genießen und gewinnt langsam Vertrauen in ihren geheilten Knochen – zum ersten Mal spürt sie wieder Bewegung im Handgelenk.

„Das fühlt sich sicher an", kommentiert sie, während die Therapeutin ihr Handgelenk führt. „Das darf ich also alles schon allein üben?", fragt sie neugierig.

Die Therapeutin stabilisiert den Unterarm und den Karpus gelenknah und führt die Bewegungen sanft: „Das Handgelenk strecken … die Streckung halten … eins, zwei, drei … das Handgelenk beugen bis zum weichen Endgefühl … halten … eins, zwei, drei …". Dabei erklärt sie, dass die Mobilisation die bindegewebigen Gelenkstrukturen geschmeidiger macht und das Handgelenk bildlich gesprochen „aufwacht".

Um Frau Musterfrau zur aktiven Mitarbeit zu ermutigen, vergleicht sie die Bewegung mit einem Zusatzmotor bei einem E-Bike. Anfangs zittern die Muskulatur noch ungewohnt, doch nach und nach gewinnt sie an Kontrolle. Mit jedem Versuch übernimmt der Muskel die Bewegung deutlicher.

Nun misst die Therapeutin erneut den Winkel, den Frau Musterfrau bereits aktiv erreichen kann. Um ihr Bewusstsein für die Bewegung weiter zu schärfen, schlägt sie vor, sich einen „Bewegungsscanner" vorzustellen – eine gedankliche Kontrolleinheit, die dabei hilft, den Bewegungsradius bewusst wahrzunehmen und kontinuierlich zu erweitern.

Der Fokus liegt auf allen 4 Bewegungsrichtungen: Beugen, Strecken, Radial- und Ulnarduktion. Frau Musterfrau überprüft aktiv, was bereits möglich ist, und arbeitet gezielt bis zum maximalen Endpunkt jeder Richtung. Der Endpunkt wird über mehrere Sekunden gehalten, impulshaft nachgefedert, jedes Mal ein wenig weiter. Bewusste Pausen sorgen für Erholung, bevor die Übungen erneut ausgeführt werden – die Schmerzgrenze bleibt dabei stets respektiert.

Mit einem ermutigenden Lächeln fragt die Therapeutin: „Wie viele Bewegungsrichtungen hat das Handgelenk – vier?" „Genau!", bestätigt Frau Musterfrau stolz.

Und was ist mit dem Schmerz, der die Bewegung begleitet? Die Therapeutin lässt Frau Musterfrau selbst entscheiden, wie sie ihn interpretiert – ihre Einschätzung wird respektiert. Da sie bereits Erfahrungen mit Schmerzen hat und diese nicht negativ bewertet, misst sie ihnen heute keinen großen Stellenwert bei.

Der Schmerz darf einfach „mitfahren" – und mit der Zeit wird er abnehmen und verschwinden, so wie es sich gehört.

Mit jedem Bewegungsimpuls, mit jedem bewussten Erkunden des Gelenks gewinnt Frau Musterfrau mehr Vertrauen in ihre Hand – und mit jeder Übung wird sie ein Stück sicherer (Abb. 5.3). ◄

**Abb. 5.3** Wirkung der funktionellen Übungstherapie

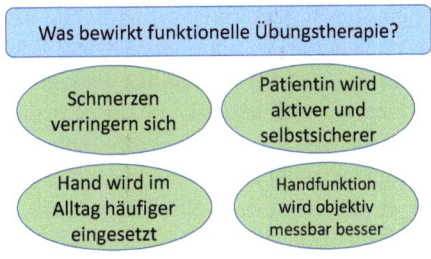

## 5.3 Das gelbe Segment – die Hand im Alltag benützen

Die Kerninhalte des gelben Segmentes der Handtherapie konzentrieren sich auf die Integration der Handfunktionen in den Alltag der Patientin sowie auf die Förderung von Selbstbeobachtung und Selbstreflexion. Dabei geht es nicht nur um die Wiederherstellung körperlicher Funktionen, sondern vor allem um deren praktische Anwendung und Automatisierung im alltäglichen Leben. Denn durch die Handerkrankung wurde der Nichtgebrauch der Hand durch wiederholtes Lernen automatisiert, dieser Prozess muss nun umgekehrt werden.

Das Ziel ist, dass die Patientin ihre Hand in für sie relevanten Alltagsaktivitäten selbstbewusst und selbstverständlich einsetzt, wodurch die beübten Körperfunktionen – wie Kraft, Beweglichkeit und Sensibilität – stabilisiert und weiter verbessert werden. Durch gezielte Anwendung der Hand in praktischen Alltagssituationen wird die neu erlernte Beweglichkeit nicht nur gefestigt, sondern auch auf ihre Funktionalität im Alltag überprüft.

Dieser Prozess ist entscheidend, um die erarbeiteten Handfunktionen in den Kontext des täglichen Lebens zu integrieren und die Hand auf natürliche Weise im gewohnten Umfeld einzusetzen. Die Patientin soll lernen, ihre Hand nicht nur in der Therapie, sondern auch im Alltag selbstständig und effektiv zu nutzen.

In der praktischen Umsetzung üben Patientinnen gemeinsam mit der Therapeutin, ihre Hand während einer Alltagstätigkeit bewusst zu beobachten, um zu überprüfen, ob sie die erreichten Funktionsverbesserungen ihrer Hand tatsächlich ausschöpfen. Durch die gezielte Selbstbeobachtung und das Erkennen von Kompensationen, wie etwa der Nutzung der gesunden Hand, kann die Patientin gezielt daran arbeiten, die betroffene Hand funktioneller einzusetzen.

Eine Methode zur Förderung dieses Prozesses ist die Vorstellung, sich selbst durch die „Therapeutinnen-Brille" zu betrachten oder sich vorzustellen, wie die Patientin sich bei der Durchführung der Tätigkeit selbst filmt. Diese Techniken erhöhen das Bewusstsein für die eigenen Bewegungsgewohnheiten und ermöglichen eine aktive Auseinandersetzung mit der Handfunktion im Alltag.

Es muss jedoch nicht immer eine praktische Übung stattfinden, wenn die Alltagstätigkeit zu komplex ist, um sie im therapeutischen Kontext vollständig zu integrieren. In solchen Fällen kann der Fokus auf einer theoretischen Auseinandersetzung liegen. Die Tätigkeit wird dann besprochen und analysiert, um sie besser zu verstehen und zu optimieren. Diese Form der ADL-Edukation (Activities of Daily Living) stellt sicher, dass die Patientin die Anforderungen an ihre Hand bei einer Alltagsaktivität klar erkennt, diese in einzelne Schritte zerlegt, mögliche Hilfsmittel überlegt und Pausen sinnvoll einplant. Dies schafft eine gute Grundlage, um die Tätigkeit später mit besserer Handfunktion erfolgreich umzusetzen.

Im Zentrum des gelben Segmentes steht ein klassischer Top-down-Ansatz, bei dem das Tun, das Ausprobieren und das Entwickeln von Strategien im Alltag den Patientinnen die Möglichkeit gibt, Selbstwirksamkeit zu erleben und Fortschritte zu erzielen. Das gemeinsame Tun, das Zugreifen und Ausprobieren dessen, was schon alles gelingt, lässt Selbstwirksamkeit erleben und Erfolge im Alltag feiern. So wird jeder Fortschritt alltagsnah und nachhaltig, trägt zu einer besseren Lebensqualität der Patientin bei und stärkt ihr Vertrauen in die eigene Handfunktion.

### Funktionelle Integration der Bewegung – Alltag als Therapie

Das Handgelenk von Frau Musterfrau bewegt sich zunehmend geschmeidiger, und sie führt die aktiven Bewegungen selbstbewusst aus. Doch stellt sich die Frage: Sind diese Bewegungen bereits so weit automatisiert, dass sie im Alltag gezielt und intuitiv eingesetzt werden können?

Um dies herauszufinden, setzt die Therapeutin einen Undercover-Test ein. Sie nimmt eine Gabel – ein Alltagsgegenstand, der sich ideal als Therapiematerial eignet, da er täglich gebraucht wird. Sie legt die Gabel vor Frau Musterfrau ab und fragt: „Können Sie die Gabel schon ergreifen?"

Frau Musterfrau versucht es – doch ihre gesunde Hand greift reflexartig zuerst zu und reicht die Gabel an die betroffene Hand weiter. Ein typischer Kompensationsmechanismus.

Nun rückt die Selbstbeobachtung in den Mittelpunkt der Therapie. Gemeinsam analysieren sie, wie solche unbewussten Ausweichbewegungen erkannt und schrittweise reduziert werden können. Die Therapeutin spricht von ihrer „Therapeutinnen-Brille" und lädt Frau Musterfrau ein, ihre Bewegungen aus dieser Perspektive zu betrachten – oder sich vorzustellen, dass sie sich dabei filmt.

Diese Technik hilft, alltägliche Handlungen bewusst als Übung für die Hand zu nutzen. Frau Musterfrau beginnt, ähnliche Situationen in ihrem Alltag zu identifizieren. Sie lächelt und überlegt bereits, wo sie diese Erkenntnis anwenden kann.

Für die nächste Einheit soll sie eine Alltagstätigkeit wählen, die ihr derzeit schwerfällt – eine Bewegung, die sie vermisst oder die sie wieder erlernen möchte, um eine ihrer Lebensrollen ausführen zu können. Gemeinsam werden sie analysieren, wo genau die Herausforderungen liegen, welche Handfunktionen gezielt verbessert werden müssen und wie sich diese in die Bewegung integrieren lassen.

Tun, greifen, ausprobieren – noch ist es eine bewusste Anstrengung. Doch mit jeder Wiederholung wird es selbstverständlicher. Bis eines Tages die Bewegung ganz nebenbei geschieht – die Hand greift zur Gabel, dreht und wendet sie intuitiv, ohne nachzudenken.

Ein kleiner Moment im Alltag – und ein großer Schritt in Richtung Selbstwirksamkeit. ◄

## 5.4 Das dunkelgrüne Segment – von Belohnung und der Macht der Berührung

Der Schwerpunkt im dunkelgrünen Segment liegt in der Nutzung von sanften Berührungen sowie Entspannungstechniken, um die positive Therapieerfahrung für die Patientin abzuschließend zu verstärken. Ähnlich wie Schokolade können entspannende Berührungen das Wohlbefinden steigern, da sie das Ausschütten des Hormons Oxytocin anregen. Dieses Hormon, das in solchen Momenten ausgeschüttet wird, spielt eine bedeutende Rolle bei sozialen Bindungen und emotionalen Reaktionen. Es trägt zur Schmerzlinderung bei und hat positive Auswirkungen auf das Wohlbefinden, indem es Stress reduziert, die Stimmung hebt und eine beruhigende Wirkung hat. Es trägt nicht nur zur Schmerzreduktion bei, sondern steigert auch das Gefühl von Sicherheit. Therapeutische Berührungen unterstützen somit sowohl die physische Entspannung als auch das emotionale Wohlbefinden, was im Heilungsprozess von verletzten Händen eine entscheidende Rolle spielt. Das Vertrauen der Patientin in die Wirksamkeit der Behandlungsmaßnahmen wird weiter gefestigt und die positiven Erfahrungen nachhaltig verankert.

Als abschließende Technik kann eine sanfte Massage mit angenehmem Öl verwendet werden, die nicht nur der Entspannung dient, sondern auch einen positiven letzten Eindruck hinterlässt. Diese „Belohnung" sorgt dafür, dass die Patientin die Sitzung mit einem Gefühl der Zufriedenheit und Motivation verlässt, trotz der anstrengenden funktionellen Übungstherapie. Indem die verletzte Hand zum Abschluss noch einmal positiv im Gehirn „verschaltet" wird, wird die Bereitschaft, die erlernten Übungen in den Alltag zu integrieren, gestärkt. Diese positive Endnote unterstützt die Motivation und das allgemeine Wohlbefinden und trägt zur langfristigen Integration der Therapieziele in den Alltag bei.

### Ein entspannter Abschluss – die Belohnung für Frau Musterfrau

Zum Abschluss der Therapie erhält Frau Musterfrau eine sanfte, ausstreichende Massage mit einem angenehm duftenden Öl am Unterarm. Diese kurze, gezielt entspannende Technik setzt einen bewussten Kontrast zur fordernden Übungstherapie. Ihr Fokus liegt auf angenehmen Empfindungen, denn der letzte Eindruck der Therapie soll nachhaltig positiv bleiben.

Was zuletzt gespürt wird, bleibt im Gedächtnis – und dieser Moment soll mit Entspannung und Wohlbefinden verbunden sein.

Die sanfte Berührung fördert die Ausschüttung von Oxytocin, einem Botenstoff, der Sicherheit vermittelt und die therapeutische Beziehung stärkt. Sichtbar entspannt sich die Hand, wird lockerer, gelöster – genau die Voraussetzungen, um im Alltag wieder voller Vertrauen eingesetzt zu werden.

Die Therapeutin nennt diese Abschlusstechnik einfach „Belohnung", was Frau Musterfrau amüsiert. Mit einem verschmitzten Lächeln erklärt sie ihr, dass in der Handtherapie niemand ohne Belohnung nach Hause geht – das sei einfach so. Frau Musterfrau lacht und ist einverstanden.

Wie ein verschworenes Team grinsen beide, und sie freut sich bereits auf ihre nächste „Belohnung". Trotz der intensiven funktionellen Übungen verlässt sie die Sitzung mit einem angenehmen Gefühl – und genau das wird sie mitnehmen. ◂

Eine gute Handtherapie folgt keiner starren Routine, sondern einer klugen Struktur. Wer Clinical Reasoning, Hands-on-Techniken, aktive Übungen und Alltagstraining gezielt und in einer durchdachten Zeiteinteilung kombiniert, schafft Effizienz ohne Zeitdruck. Die richtige Balance zwischen den Therapiebausteinen sorgt dafür, dass jede Einheit ein wirksamer Schritt in Richtung funktionelle Handgesundheit wird.

## 5.5 Top-the-Bottom-up-and-down-Ansatz

Im Zentrum der Handtherapie steht der Einsatz der Hand im Alltag, da die Hand als zentrales Werkzeug des Menschen in der Interaktion mit der Umgebung eine Schlüsselrolle spielt. Alltägliche Aktivitäten wie Essen oder Schreiben, der Beruf sowie Hobbys stehen daher immer im Mittelpunkt der Therapieplanung und Zielsetzung. Dafür gibt es zwei Zugänge: den Top-down-Ansatz und den Bottom-up-Ansatz.

Der Top-down-Ansatz verfolgt die Philosophie, die Therapie direkt mit der Verbesserung einer Alltagstätigkeiten zu beginnen, die für die Patientinnen von Bedeutung sind. Vor allem die Ergotherapie ist darauf ausgerichtet, betätigungsorientiert vorzugehen und Alltagskompetenzen wiederherzustellen (Haase, 2007), wie etwa Schreiben oder der Gebrauch von Werkzeug oder Besteck. Dabei ist die Anwendung von betätigungszentrierten Assessments unerlässlich, um die Durchführbarkeit relevanter Betätigungen zu messen und den Fokus der Handtherapie gezielt darauf zu lenken (Strebel et al., 2022).

Therapeutinnen arbeiten gemeinsam mit ihren Patientinnen an definierten und konkreten Alltagsaktivitäten, damit sie diese wieder durchführen können. Ein potenzieller Nachteil dieses Ansatzes ist, dass Kompensationsmechanismen entwickelt werden könnten, um Einschränkungen von Handfunktionen zu umgehen, obwohl diese durchaus Potenzial zur Verbesserung hätten. Solche Trickbewegungen können sich zu dauerhaften Mustern entwickeln und die langfristige Funktionalität beeinträchtigen.

## 5.5 Top-the-Bottom-up-and-down-Ansatz

**Beispiel**

Ein Beispiel aus dem Alltag von Frau Musterfrau veranschaulicht dies: Seit ihrer Kindheit hat sie die Leidenschaft, wunderschöne kleine Weihnachtskekse zu backen. Besonders liebt sie es, mit viel Geduld und Ausdauer winzige Zuckerperlen auf die Schokoglasur ihrer Kekse zu drapieren, das unterscheidet ihre Kekse von den anderen. Noch dazu hat ihr ihre Handtherapeutin erklärt, dass das Verzieren der Kekse eine gute Übung für ihre Feinmotorik wäre. Doch seit ihrer Handgelenkverletzung spürt sie ihren Zeigefinger noch vermindert, er fühlt sich etwas taub an, vermutlich aufgrund einer vorübergehenden Nervenschädigung. Eigentlich versucht Frau Musterfrau, ihren Zeigefinger trotzdem bewusst einzusetzen, aber während des Verzierens des Gebäcks, wenn sie sehr, sehr konzentriert und vertieft arbeitet, übernimmt zunehmend ihr Mittelfinger die Aufgabe des Zeigefingers, um das gewohnte Arbeitstempo zu halten. Im Eifer des Kekse-Verzierens fällt ihr selbst das auch gar nicht auf. Wird der Zeigefinger nun also zum „Stiefkind", weil er aufgrund der Gefühlsverminderung langsamer ist? Für Frau Musterfrau bleibt das Tempo beim Verzieren der Kekse entscheidend, sie hat gar keine Zeit, sich auf ihren Zeigefinger zu konzentrieren – die Schokoglasur am Keks trocknet schließlich schnell, also springt automatisch und unbewusst der geschickt agierende Mittelfinger ein. ◄

Neben dem Top-own-Ansatz ist es wichtig, auch den funktionszentrierten Bottom-up-Ansatz zu beachten, bei dem der Hauptfokus auf der Therapieplanung von Störungen der Körperstrukturen und -funktionen liegt (Haase, 2007), also auf spezifischen Handfunktionen. Dieser Ansatz basiert auf Assessments, die diese Körperfunktionen messen, um gezielt an den identifizierten Funktionseinschränkungen zu arbeiten. Körperfunktionen wie Kraft, Beweglichkeit, Geschicklichkeit und Tastsinn beeinflussen maßgeblich die Qualität der Ausführung alltäglicher Tätigkeiten. Ziel ist es, an den ermittelten Einschränkungen zu arbeiten, denn diese Körperfunktionen sind von zentraler Bedeutung und dürfen nicht vernachlässigt werden. Eine ausreichende Handkraft und ein umfassendes Bewegungsrepertoire eines Gelenks sind entscheidend für die Qualität der Ausführung alltäglicher Tätigkeiten. Auch der Tastsinn, das „Auge der Finger", ist für die Feinmotorik von großer Bedeutung.

**Beispiel**

Kehren wir mit diesem Wissen zurück zu Frau Musterfrau. Das Strecken ihres Zeigefingers hatte sie bislang kaum gestört, da sie so sehr auf das perfekte Aussehen ihrer kleinen Kekse und das dafür nötige rasche Arbeitstempo konzentriert war, dass ihr nicht einmal aufgefallen ist, dass sie bei dieser Tätigkeit ihren Zeigefinger durchgehend ausgestreckt hielt. Doch nachdem die Handtherapeutin kürzlich ein Assessment zur Beurteilung der Geschicklichkeit ihrer Hand durchgeführt und die Zeit gemessen hatte, die ihr Zeigefinger benötigte, um 9 Holzstifte in ein Lochbrett zu stecken, wurde ihr Ziel deutlicher: Plötzlich war es ihr wichtig, dass ihr Zeigefinger flinker und geschickter wird. Er sollte genauso schnell werden wie der gesunde Zeigefinger ihrer anderen Hand, nahm sie sich ehrgeizig vor. Seitdem übt sie mit ihrem Daumen und Zeigefinger und einer Stoppuhr das Aufsammeln unzähliger kleiner Holzperlen, die ihre Handtherapeutin ihr als Übungsobjekte mitgegeben hat. Und siehe da, Frau Musterfrau ist stolz auf ihre Fortschritte: Ihr Zeigefinger wird trotz der Gefühlslosigkeit immer geschickter, und ihr Arbeitstempo beim Aufsammeln der Perlen wird immer rascher. Das findet sie gut, denn beim Keksebacken hat sie keine Nerven für derartige Geschwindigkeitsübungen. ◄

Diese beiden Ansätze sind nur theoretisch voneinander getrennt zu betrachten, in der täglichen Arbeit werden sie im ständigen und stetigen Wechsel genützt. Wenn eine Funktion durch das Alltagstraining nicht verbessert wird, wird diese gezielt und isoliert geübt. Gelingt die Funktion dann in ausreichender Qualität, womit zu rechnen ist, wird diese wieder in das Alltagstraining integriert. In jeder Therapieeinheit findet also ein Wechsel zwischen dem Training spezifischer Alltagstätigkeiten und der Verbesserung beeinträchtigter Handfunktionen statt. Dieser integrative Ansatz, der als „Top-the-Bottom-up-and-down-Ansatz" bezeichnet werden kann, verdeutlicht die Notwendigkeit eines ganzheitlichen Ansatzes in der Handtherapie. Durch die Kombination wird eine umfassende Therapie gewährleistet, die sowohl die alltägliche Funktionalität als auch spezifische Handfunktionen berücksichtigt (Abb. 5.4).

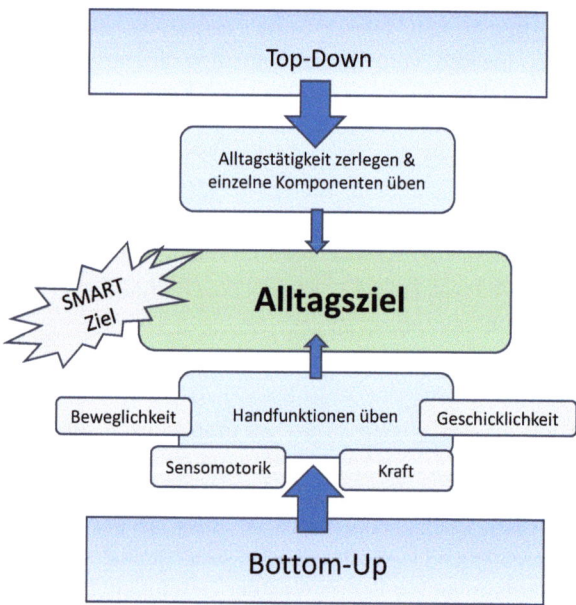

**Abb. 5.4** Top-the-Bottom-up-and-down-Ansatz

> **Übersicht**
> Effektive Handtherapie verbindet gezieltes Funktionstraining mit alltagsnaher Umsetzung. Keine Funktion ohne Alltag, kein Alltag ohne Funktion – erst der Wechsel zwischen beiden Ebenen macht den Therapieerfolg nachhaltig.
> Isoliertes Üben ist essenziell, aber bleibt wirkungslos, wenn die Patientin die Funktion nicht bewusst in den Alltag integriert. Reines Alltagstraining führt zu Kompensationen, wenn die zugrunde liegenden Handfunktionen nicht gezielt verbessert werden.
> Das Ziel ist, dass die Hand wieder selbstverständlich funktionieren soll. Der Top-down- und der Bottom-up-Ansatz greifen dabei ineinander: Alltagsaktivitäten fördern Funktionen, und optimierte Funktionen ermöglichen eine mühelose Integration in den Alltag.

## 5.6 Die korrekte Übungsdosis – immer schmerzorientiert

Egal, welche Therapiemaßnahme durchgeführt wird, es ist wichtig, die richtige Übungsdosis zu ermitteln, um eine Funktion oder die Durchführung einer Alltagstätigkeit so zu verbessern, dass weder Gewebeschädigungen noch eine Schmerzsteigerung entstehen. Jeder kennt das Gefühl, sich bei körperlicher Betätigung zu sehr anzustrengen – etwa bei intensiven Trainingseinheiten, nach denen man stolz, aber auch erschöpft ist. Am Tag darauf kommt das unangenehme Gefühl der Überlastung, bei dem jeder Schritt schmerzt und man sich fragt, ob die Dosis vielleicht zu hoch war. Als Therapeutin ist es wichtig, diese Erfahrungen zu berücksichtigen und sicherzustellen, dass die Übungsdosis in der Handtherapie genau auf die Belastungsgrenze der Patientin abgestimmt ist. Die Toleranz für die Belastung der heilenden anatomischen Strukturen muss kontrolliert und stufenweise erhöht werden, um Überlastung und zu vermeiden und Schmerz nicht zu befeuern.

Daher wird gemeinsam mit der übenden Person eine Basislinie für ihre persönliche individuelle Übungstoleranz festgelegt, wobei das Feedback über den dabei empfundenen Schmerz entscheidend ist. Das Fachwissen der Handtherapeutin und der Schmerz als patientenbezogener Referenzwert leiten das Team durch die Definition der passenden Übungsbelastung, die problem- und gefahrlos durchführbar ist. Die Therapeutin weiß, wie viel ein heilendes Gewebe nach einer bestimmten Zeit aushalten kann. Zu Beginn wird weniger Kraft und ein langsameres Tempo angewendet, während impulsives und schnelles Training erst später sinnvoll ist. Jedes Training startet mit einer niedrigen Belastung und wird schrittweise gesteigert, um herauszufinden, wie viele Wiederholungen oder wie lange eine Übung oder Alltagstätigkeit durchgeführt werden kann, ohne dass sich der Schmerz verschlimmert oder überhaupt ausgelöst wird. Schmerz tritt als Kommunikator zwischen der übenden Hand und dem dazugehörenden Gehirn auf, das die Situation bewertet. Schmerz darf während einer Übung zwar vorhanden sein, jedoch soll er etwa eine halbe Stunde nach dem Üben nicht zunehmen. So kann der Trainingsbeginn sicher gestaltet werden: im Team und durch ständige Kommunikation.

Nachdem die Basislinie definiert wurde, wird die Übungsdosis systematisch erhöht. Das bedeutet, dass sowohl die Anzahl der Wiederholungen als auch die Dauer und Schwere der Muskelhaltearbeit schrittweise gesteigert werden, um die Belastbarkeit und die Leistungsfähigkeit des Gewebes zu verbessern. Diese Vorgehensweise kann durch das Bild einer Leiter veranschaulicht werden, wobei jede Sprosse eine anspruchsvollere Übung darstellt – mit mehr Kraftaufwand, längerer Durchführungszeit oder mehr Haltearbeit. Das Leiterprinzip erleichtert die Messung und Steigerung der Übungsdosis, indem es zunächst eine präzise Definition der Übungsbelastung ermöglicht und diese dann schrittweise erhöht. Dadurch kann das Training gezielt an die individuelle Gewebetoleranz und die dabei erzielten Funktionsfortschritte angepasst werden.

Sie können sich an folgendem Wegweiser orientieren, um die optimale Übungsdosis festzulegen und eine effektive, sichere Rehabilitation zu gewährleisten:

1. **Basislinie der Übungstoleranz bestimmen:**
   Beginnen Sie mit einer niedrigen Belastung, um das Gewebe nicht zu überfordern und die Schmerzgrenze zu respektieren. Schmerz darf während der Übung vorhanden sein, sollte jedoch 1–2 Stunden danach nicht zugenommen haben.
2. **Kontrollierte und schrittweise Steigerung:**
   Erhöhen Sie die Belastung systematisch, indem Sie Wiederholungen, Übungsdauer, Kraftbelastung, Bewegungsausmaß und Tempo schrittweise steigern. Dadurch wird die Belastbarkeit des Gewebes kontinuierlich verbessert.
3. **Leiterprinzip zur Anpassung der Übungsdosis nutzen:**
   Durch gezieltes Abzählen von Bewegungen und Messen der Haltearbeit kann die Belastung individuell angepasst werden.
   *Beispiel – Handgelenk:*

- Beginnen Sie mit einer Streckbewegung und halten Sie das Bewegungsende für 1 Sekunde.
- Steigern Sie auf 2 Wiederholungen mit 2 Sekunden Halten, dann 3 Wiederholungen mit 3 Sekunden Halten usw.
- Erhöhen Sie die Belastung schrittweise, machen Sie bewusste Pausen und wiederholen Sie die Übungssätze.

Das Ziel ist, die Handstrukturen und -funktionen an neue Herausforderungen anzupassen und den alltagsnahen Einsatz der Hand nachhaltig zu fördern.

> **Frau Musterfrau und die richtige Übungsdosis – Balance zwischen Herausforderung und Überlastung**

Frau Musterfrau hört aufmerksam zu, während die Therapeutin ihr die nächste Übung erklärt. Hochmotiviert möchte sie ihre Hand so schnell wie möglich wieder fit bekommen. Doch genau hier liegt die Herausforderung: Wie viel ist genug – wann wird es zu viel?

Nach der ersten Trainingseinheit kam sie mit einem erschöpften Lächeln zurück: „Ich hab's wohl ein bisschen übertrieben …" Damit das nicht erneut passiert, wird gemeinsam ihre persönliche Belastungsgrenze festgelegt. Ein leichtes Ziehen ist in Ordnung, anhaltender oder zunehmender Schmerz jedoch ein Warnsignal.

Während der Übung beobachtet die Therapeutin ihre Bewegungen genau: Setzt sie zu viel Kraft ein? Hält sie den Atem an? Verkrampft sich die Schulter? Sie stoppt sie kurz, bittet sie, langsamer zu arbeiten, bewusster wahrzunehmen und Pausen einzulegen.

Gemeinsam wird das Training angepasst – sanfte Bewegungen mit wenig Kraft und kontrollierter Ausführung. Schritt für Schritt steigert sich die Intensität, ohne die Hand zu überlasten.

Frau Musterfrau nickt, versteht das Konzept und lacht: „Also doch nicht einfach Vollgas geben …" Schnell merkt sie: Gezieltes Training bringt sie weiter als Überanstrengung. ◄

## 5.7 Therapiezielformulierung, aber SMART

Das Zusammenspiel der 4 Funktionen – Beweglichkeit, Geschicklichkeit, Kraft und Sensibilität – führt zu einer zuverlässigen Hand, die den Menschen im Alltag zufriedenstellt. Dieses Verständnis hilft Therapeutinnen, eine genau auf die individuellen Funktionseinschränkungen abgestimmte Übungstherapie zu entwickeln. Durch die Messparameter aus den jeweiligen Assessments können der Fortschritt kontrolliert und die Übungsbehandlung angepasst werden. Dabei ist es wichtig, auf die Ziele der Patientinnen einzugehen und diese nach dem SMART-Prinzip zu formulieren: Spezifisch, messbar, attraktiv, realistisch und terminiert.

**Beispiel**

Frau Musterfrau hat ein klares Ziel, sie möchte wieder eine Flasche öffnen können. Ein klares SMART-Ziel, das sie motiviert und ihr eine eindeutige Richtung für die Therapie gibt, das motivierend und machbar ist!

S – Spezifisch: „Frau Musterfrau möchte ihre Handkraft verbessern, um das Öffnen einer Flasche oder einer Milchpackung leichter zu bewältigen."

M – Messbar: „Sie möchte daher 10 kg Handkraft am Kraftmessgerät erreichen."

A – Attraktiv: „Mit dieser Handkraft kann sie sicherlich wieder fest verschlossene Flaschen oder eine Milchpackung öffnen, damit sie ihre Freundinnen wieder bewirten kann."

R – Realistisch: „Durch tägliches gezieltes Handkrafttraining mit Knetbällen und einem Handtrainer ist das Ziel für sie höchstwahrscheinlich auch erreichbar."

Terminiert: „Sie denkt sich daher, dass bis Ende nächster Woche das Ziel erreicht sein muss, denn am Wochenende kommt meine Damenrunde zu Besuch."

Also, auf geht's – das Krafttraining kann beginnen! ◄

## 5.8 Quiz über die optimale Therapieeinheit, Übungsdosis und Bottom-up-and-down

1. *Was ist das Hauptziel der Hands-on-Behandlung im grünen Segment?*
   a) Aufbau der therapeutischen Allianz und Gewinn von Informationen
   b) Sofortige Verbesserung der Gelenkbeweglichkeit
   c) Maximierung der Handkraft
   d) Schmerzlinderung durch intensives Massieren
2. *Wie hilft das Gespräch während der Hands-on-Behandlung im grünen Segment?*
   a) Es unterstützt die Erstellung eines effektiven Behandlungsplans durch das Sammeln von Informationen.
   b) Es reduziert den Schmerz sofort.
   c) Es fokussiert ausschließlich auf die Behandlungsfortschritte.
   d) Es verhindert eine weitere Verletzung der Hand.
3. *Was sollte während der Hands-on-Behandlung besonders beachtet werden?*
   a) Die Intensität der durchgeführten Technik
   b) Die Reaktion der Patientin auf die Berührung
   c) Die Anzahl der eingesetzten Techniken
   d) Die Zeitdauer der Behandlung
4. *Was ist das Hauptziel der passiven Mobilisation im blauen Segment?*
   a) Verbesserung der Gelenkbeweglichkeit
   b) Wiederherstellung der vollen Handkraft
   c) Verbesserung der passiven Bewegungen zur Schmerzlinderung
   d) *Einsatz von starken manuellen Techniken zur Gelenkmobilisation*
5. *Wie sollte mit dem Schmerz während der aktiven Bewegung umgegangen werden?*
   a) Der Schmerz wird respektiert und als Teil des Heilungsprozesses betrachtet.
   b) Der Schmerz sollte vollständig vermieden werden.
   c) Der Schmerz muss ignoriert werden, um die Bewegungsreichweite zu maximieren.
   d) Der Schmerz sollte durch zusätzliche Techniken verstärkt werden, damit er danach wegbehandelt werden kann.
6. *Wie sollte die Übungsdosis angepasst werden, nachdem die Basislinie definiert ist?*
   a) Die Übungsdosis sollte konstant bleiben, um Überlastung zu vermeiden.
   b) Die Übungsdosis sollte systematisch erhöht werden, um die Belastung kontinuierlich zu steigern.
   c) Die Übungsdosis sollte in großen Schritten erhöht werden, um schnelle Fortschritte zu erzielen.
7. *Was beschreibt die Basislinie für die Übungstoleranz in der Therapie?*
   a) Die maximale Anzahl von Wiederholungen, die ein Patient durchführen kann
   b) Das anfängliche Übungsniveau, das als Ausgangspunkt für die Handtherapie dient, ohne eine Gewebeschädigung oder Schmerzsteigerung hervorzurufen
   c) Die höchste Schmerzstufe, die bei Übungen toleriert wird

8. *Was ist der Hauptunterschied zwischen dem Top-down-Ansatz und dem Bottom-up-Ansatz in der Handtherapie?*
   a) Der Top-down-Ansatz konzentriert sich auf spezifische Handfunktionen, während der Bottom-up-Ansatz die Verbesserung alltäglicher Aktivitäten fokussiert.
   b) Der Top-down-Ansatz beginnt mit der Verbesserung von Alltagstätigkeiten, während der Bottom-up-Ansatz sich auf spezifische Körperfunktionen konzentriert.
   c) Der Bottom-up-Ansatz verfolgt die Philosophie, direkt mit der Verbesserung der realen Alltagstätigkeiten zu beginnen, während der Top-down-Ansatz sich auf isoliertes Funktionstraining konzentriert.
9. *Was könnte ein potenzieller Nachteil des Top-down-Ansatzes sein?*
   a) Die Notwendigkeit, spezifische Körperfunktionen zu vernachlässigen
   b) Die Entwicklung von Kompensationsmechanismen, die die Langzeitfunktionalität beeinträchtigen können
   c) Eine zu geringe Fokussierung auf alltägliche Aktivitäten
10. *Wie wird der „Top-the-Bottom-up-and-down-Ansatz" in der Therapie beschrieben?*
    a) Ein Ansatz, der nur den Bottom-up-Ansatz verwendet
    b) Ein Ansatz, der nur den Top-down-Ansatz verwendet
    c) Ein integrativer Ansatz, der beide Ansätze kombiniert, um sowohl alltägliche Aktivitäten als auch spezifische Handfunktionen zu berücksichtigen

Antworten: 1 a, 2 a, 3 b, 4 a, 5 a, 6 b, 7 b, 8 b, 9 b, 10 c

## Literatur

Dölken, M. (2006). *Clinical Reasoning – Untersuchen und Behandeln als Prozess*. Manuelle Medizin 3. Springer.

Feiler, M. (2007). Klinisches Reasoning: Fundament für die ergotherapeutische Praxis. In C. Scheepers, U. Steding-Albrecht, P. Jehn, & C. Berting-Hüneke (Hrsg.), *Ergotherapie: Vom Behandeln zum Handeln. Lehrbuch für die theoretische und praktische Ausbildung* (3., überarb. u. erw. Aufl.). Thieme.

Haase, F. C. (2007). Handlungsorientierte Sichtweisen im ergotherapeutischen Prozess. In C. Scheepers, U. Steding-Albrecht, P. Jehn, & C. Berting-Hüneke (Hrsg.), *Ergotherapie: Vom Behandeln zum Handeln. Lehrbuch für die theoretische und praktische Ausbildung* (3., überarb. u. erw. Aufl., S. 198–199). Thieme.

Lippka, M.-M. (2015). *Leitfaden Kommunikation im therapeutischen Alltag: Physiotherapie, Ergotherapie, Sprachtherapie: von A wie „Aktives Zuhören" bis Z wie „Zeitdruck"* (1. Aufl.). Elsevier/Urban & Fischer. https://doi.org/10.1016/C2013-0-23325-0

Scheepers, C., Steding-Albrecht, U., Jehn, P., & Berting-Huneke, C. (Hrsg.). (2007). *Ergotherapie: Vom Behandeln zum Handeln. Lehrbuch für die theoretische und praktische Ausbildung* (3., überarb. u. erw. Aufl., S. 199). Thieme.

Strebel, H., Merklein de Freitas, C., Kranz, F., & Berding, J. (Hrsg.). (2022). Assessments in der Ergotherapie: Die Re-(Evaluation) klienten- und betätigungszentriert gestalten. In H. Strebel, C. Merklien de Freitas, & F. Kranz (Hrsg.), *unter Mitarbeit von J. Berding u.a.* (1. Aufl.). Hogrefe.

# Assessments – die Messung der Handfunktion

**6**

Es gibt viele Möglichkeiten, eine Hand zu beschreiben. Doch um zu erklären, warum sie bei einer Verletzung oder Erkrankung nicht mehr „rund läuft", ist es wichtig, ihre einzelnen Funktionen zu verstehen. Häufig hören Handtherapeutinnen Aussagen wie: „Die Hand fühlt sich nicht mehr wie meine an" oder „Mir fallen ständig Gegenstände aus der Hand". Doch was steckt hinter diesen Empfindungen, und welche Merkmale kennzeichnen eine gesunde Hand?

Eine gesunde und verlässliche Hand ist gut beweglich und kann geschmeidig alle Gelenkpositionen einnehmen, die für die Durchführung verschiedener Tätigkeiten im Alltag erforderlich sind. Sie besitzt ausreichend Kraft, um Aufgaben wie das Umdrehen eines Schlüssels oder das Öffnen eines Marmeladenglases problemlos zu bewältigen. Zudem verfügt sie über ein feines Spürvermögen: Sie reagiert, wenn etwas glatt ist und droht, aus der Hand zu rutschen, und zieht sich zurück, wenn sie mit einer scharfen Kante in Kontakt kommt. Unsere Hand kann zudem schnell und geschickt agieren, sei es beim Aufheben von Münzen an der Supermarktkasse oder beim Abzupfen und Schneiden von Kräutern aus dem Garten, um unsere Leibspeise zu verfeinern. Alle diese Funktionen, wie sie hier im Alltag präsentiert wurden, kennzeichnen eine gesunde Handfunktion.

Um der oben erwähnte Aussage ‚die Hand fühle sich nicht mehr an wie die eigene' nachzugehen, führen Handtherapeutinnen Assessments durch. Sie fördern Problemstellen ans Licht, bringen Klarheit in den Therapiebedarf und spielen eine zentrale Rolle bei der Umsetzung einer evidenzbasierten Handtherapie (Strebel et al., 2022). Sie bieten objektive und reproduzierbare Daten, die die Wirksamkeit gewählter Behandlungsstrategien überprüfen und einen Vergleich mit wissenschaftlich erhobenen Normdaten ermöglichen. Darüber hinaus erleichtert der Einsatz von Assessments die effiziente Kommunikation mit anderen medizinischen Berufs-

---

**Ergänzende Information** Die elektronische Version dieses Kapitels enthält Zusatzmaterial, auf das über folgenden Link zugegriffen werden kann [https://doi.org/10.1007/978-3-662-71175-0_6]

gruppen und unterstützt eine professionelle Darstellung des Handtherapieprozesses (Dubert, 2014). Auf dieser Grundlage werden Behandlungsergebnisse nicht nur dokumentiert, sondern die angewendeten Behandlungsmaßnahmen auch kritisch evaluiert und gegebenenfalls die gewählten Therapiemaßnahmen neu ausgerichtet (Strebel et al., 2022). Eine strukturierte Befundung schafft damit die Grundlage für eine zielgerichtete, effektive und patientinnenorientierte handtherapeutische Intervention.

Wie sieht es nun in der täglichen handtherapeutischen Praxis aus?

Es gibt Barrieren, die dazu führen, dass Therapeutinnen ohne vorherige Messung direkt mit der Durchführung von Maßnahmen beginnen (De Klerk et al., 2015). Oft liegt das daran, dass die Behandlungsmaßnahme aus subjektiver Sicht der Behandlerin auf den ersten Blick naheliegend und sinnvoll erscheint – beispielsweise nach der Abnahme eines Gipses. In einem solchen Fall ist die reduzierte Beweglichkeit erwartbar, und Bewegungsübungen scheinen eine logische Konsequenz zu sein. Daher erscheint es naheliegend, die Handtherapie ohne vorheriges Assessment zu starten.

Ein weiterer Grund kann der Zeitdruck sein (De Klerk et al., 2015), besonders in Akutsettings oder wenn der Therapieplan aus wirtschaftlichen Gründen ohne Pausen und mit maximaler Auslastung durchgeplant wurde. Dann steht nur ein unflexibles Zeitfenster zur Verfügung, und die Patientinnen werden im 30-Minuten-Rhythmus oder sogar noch enger getaktet eingeplant – nicht, weil Therapeutinnen so arbeiten wollen, sondern weil wirtschaftliche Vorgaben kaum Leerzeiten zulassen. Fällt eine Kollegin krankheitsbedingt aus oder ist im Urlaub, steigt der Druck weiter, sodass für eine fundierte Befundung kaum noch Raum bleibt. In solchen Situationen bleibt Therapeutinnen oft nichts anderes übrig, als direkt mit Maßnahmen zu starten – in der Annahme, dies bringe der Patientin den größten Nutzen.

Ein weiteres Problem stellt die Komplexität der Assessments dar. Fragen wie „Wie wird das Assessment korrekt angewendet?", „Welche Ausgangsstellung ist erforderlich?" oder „Welche Normwerte sind zu berücksichtigen?" verursachen zusätzlichen Zeitaufwand und können Unsicherheiten hervorrufen (Moser, 2023). Diese Faktoren führen auch dazu, dass wiederum auf den Einsatz von Assessments verzichtet wird.

Hinzu kommt der hohe Dokumentationsaufwand. Besonders bei papierbasierten und nicht digitalisierten Systemen entstehen ineffiziente Arbeitsabläufe. Wo und wie sollen die Daten sinnvoll abgelegt werden? In vielen Therapieräumen gibt es noch Mappen mit Befundbögen, die entweder diktiert oder getippt werden müssen, um sie anschließend manuell in ein allgemeines Dokumentationssystem zu übertragen. Oft fehlen digitale Systeme, die speziell für die Handtherapie entwickelt wurden (Moser, 2023).

In privaten Praxen werden Befunde erhoben und handtherapiespezifische Assessments angewendet. Doch aus Kulanz gegenüber der Patientin werden der administrative Zeitaufwand für die Befundformulierung, die Schreibarbeit und die Datenübertragung nicht verrechnet. Dies mindert ihre Attraktivität für die Therapeutinnen, die letztlich auch wirtschaftlich agieren müssen, und führt dazu, dass Assessments seltener konsequent eingesetzt werden – oder dass die erhobenen

Daten in Therapiekästen und Mappen verschwinden, ohne zu interdisziplinären Mitbehandlerinnen anderer Professionen, Ärztinnen oder Zuweiserinnen zu gelangen.

Auch die Verfügbarkeit von Assessments spielt eine entscheidende Rolle. Viele Instrumente sind teuer in der Anschaffung und daher nicht überall verfügbar. Doch wird hier an der falschen Stelle gespart? Ohne präzise Messungen fehlt die Grundlage für eine gezielte Therapie, was dazu führen kann, dass nicht am eigentlichen Problem angesetzt, sondern an falschen Schwerpunkten gearbeitet wird – mit potenziell höheren Folgekosten. Dabei sind bewährte Assessments wertvolle Werkzeuge, um die Handfunktion präzise zu messen und darauf aufbauend eine gezielte Funktionstherapie zu planen (Strebel et al., 2022).

Interessanterweise haben sich Assessments, die harte Parameter wie Kraft oder Beweglichkeit messen, stärker etabliert als solche, die die Handnutzung im Alltag bewerten (De Klerk et al., 2015). Dabei ist doch genau das die Kernfrage der Handtherapie: Es geht nicht darum, die Kraft zu erhöhen oder die Beweglichkeit zu verbessern, sondern darum, diese Funktionsverbesserungen in den Alltag zu übertragen.

Fragebögen, die von Patientinnen selbst ausgefüllt werden, können wertvolle Einblicke geben, wie gut sie im Alltag mit ihrer Hand zurechtkommen. Doch auch hier gibt es Hürden: Manche Fragen wirken irrelevant, sind für Therapeutinnen und Patientinnen unangenehm, oder es werden schlicht zu viele gestellt. Unübersichtliche Bögen und ein langwieriges Scoring erschweren zusätzlich die Nutzung dieser Assessments (Valdes et al., 2014). Zudem nimmt nach spätestens 10 Fragen die Genauigkeit der Antworten ab, was die Validität der Ergebnisse verringert.

> Die Befundung ist ein wichtiger Bestandteil der handtherapeutischen Arbeit. Dennoch besteht in diesem Bereich erheblicher Nachholbedarf – sei es in der Forschung zu praktikablen und validen Assessments oder in der Schaffung von Bedingungen, die eine strukturierte und effiziente Befundung erleichtern. Arbeitgeberinnen könnten hier wichtige Impulse setzen, um die Basis für eine zielgerichtete, patientinnenorientierte Handtherapie zu schaffen.

## 6.1 Qualitätskriterien für Assessments – was ein gutes Messinstrument ausmacht

Um den vielfältigen Herausforderungen bei der Befundung der Handfunktion zu begegnen, sollten Assessments spezifische Qualitätskriterien erfüllen. Diese gewährleisten nicht nur die Genauigkeit der erhobenen Daten, sondern auch deren Nutzbarkeit in der klinischen Praxis.

Ein zentrales Merkmal von Assessments ist deren Reliabilität und Validität. Ein valides Verfahren misst tatsächlich das, was es zu messen vorgibt, während ein reliables Verfahren auch bei Wiederholungen zuverlässige und konsistente Messergebnisse liefert (Ritschl et al., 2016)

Ein Assessment muss wissenschaftlich fundiert und in der Lage sein, reproduzierbare Ergebnisse zu liefern. Dies sichert nicht nur die Vergleichbarkeit der Daten über verschiedene Zeitpunkte hinweg, sondern auch die Glaubwürdigkeit der Therapieentscheidung gegenüber Patientinnen und anderen Beteiligten.

Ebenso entscheidend ist die Praktikabilität eines Assessments. Sie müssen einfach zu handhaben und in angemessenem Zeitrahmen durchführbar sein, um sich nahtlos in den oft hektischen klinischen Alltag integrieren zu lassen (Moser et al., 2024). Komplizierte oder zeitaufwendige Verfahren riskieren, in der Praxis vernachlässigt zu werden, unabhängig von ihrer theoretischen Qualität.

Die übersichtliche Darstellung der erhobenen Messdaten spielt ebenfalls eine wichtige Rolle. Eine klare und strukturierte Dokumentation erleichtert die Interpretation und verbessert die Kommunikation zwischen Therapeutinnen und Kolleginnen anderer Berufsgruppen und schlussendlich mit den Patientinnen.

Dabei ist ein besonders wichtiger Aspekt die Patientinnenorientierung. Die Ergebnisse der Assessments sollten so aufbereitet werden, dass sie für die Patientinnen verständlich und nachvollziehbar sind. Dies fördert nicht nur die Motivation und das Vertrauen in die Therapie, sondern stärkt auch die aktive Beteiligung der Patientinnen am Behandlungsprozess (Moser et al., 2024).

Diese Kriterien bilden die Grundlage für die Auswahl geeigneter Assessments für die Anwendung in der Handtherapie. Der folgende Abschnitt soll Orientierung bieten, welche Assessments in der Handtherapie eingesetzt werden, um den genannten Barrieren zu begegnen und eine fundierte Befundung auch unter herausfordernden Bedingungen zu ermöglichen.

## 6.2 Relevante Assessments für die Kraft und Beweglichkeit

Folgende 4 Hauptfunktionen kennzeichnen eine gesunde Handfunktion: Beweglichkeit, Geschicklichkeit, Kraft und Sensibilität – sie sind entscheidend für eine gesunde Hand, und sie lassen sich wie folgt reliabel und valide messen:

**Die Kraftmes**sungen

Ein **Handkraft-Dynamometer** misst die maximale isometrische Griffkraft der Hand. Es erfasst die Kraft, die eine Person beim Zusammenpressen des Geräts ohne Bewegung (isometrische Kontraktion) aufbringen kann (Ashford et al., 1996).

Die Patientin hält ihren Ellenbogen im 90°-Winkel gebeugt, während der Oberarm eng am Körper anliegt. Sie drückt das Handkraftmessgerät 3-mal hintereinander, wobei der Mittelwert der 3 Versuche berechnet wird. Die durchschnittlichen Normwerte betragen etwa 50 kg für Männer und 30 kg für Frauen. Der Kraftgipfel wird im Durchschnitt mit etwa 45 Jahren erreicht, während ab 50 Jahren ein deutlicher Rückgang der Handkraft einsetzt.

Für die Messung der Daumenkraft wird ein **Pinch-Gauge** verwendet (Al-Malat et al., 2019). Dabei kommen verschiedene Griffarten zum Einsatz:

- Schlüsselgriff: Daumen gegen die Seite des Zeigefingers (wie beim Aufsperren mit einem Schlüssel),
- Spitzgriff: Daumen gegen die Kuppe des Zeigefingers,
- Dreipunktgriff: Daumen gegen die Kuppen von Zeige- und Mittelfinger.

Auch hier wird das rechnerische Mittel aus 3 Versuchen ermittelt. Die durchschnittlichen Normwerte beim Schlüsselgriff liegen bei 7 kg für Männer und 5 kg für Frauen.

**Beweglichkeit**
**Messung der Gelenkbeweglichkeit mit dem Goniometer**
Die Messung der Gelenkbeweglichkeit mit einem **Goniometer** nach der Neutral-Null-Methode gilt als Goldstandard in der Handtherapie (Ritschl, 2014; Kato et al., 2007). Ein Goniometer besteht aus 2 linealförmigen Schenkeln, die durch ein Scharnier verbunden sind. Es misst den Bewegungswinkel eines Gelenks in Grad.

Für eine präzise Messung wird das Zentrum des Gelenks als Drehpunkt genutzt. Der Angelpunkt des Goniometers wird exakt dort platziert, während die Goniometerschenkel entlang der Längsachsen der Gelenkpartner, also der benachbarten Knochen, ausgerichtet werden. So kann der Bewegungsumfang eines Gelenks genau bestimmt werden.

Ein Beispiel: Wird bei einem Fingergelenk eine Bewegung von S=0-0-50° gemessen, bedeutet dies, dass das Gelenk frei in der Streckung ist und eine maximale Beugung von 50° erreicht.

Eine detailliertere, aber aufwendige Methode ist der **Total Active Motion Score (TAM)**. Hierbei werden die Beuge- und Streckbewegungen aller Gelenke eines Fingers oder Daumens erfasst. Der TAM-Wert ergibt sich aus der Summe aller Beugewinkel abzüglich eventueller Streckdefizite, wodurch eine umfassendere Beurteilung der Beweglichkeit möglich ist (Kenney & Hammert, 2014). Da die Berechnung des TAM sehr zeitintensiv ist, wird sie vor allem in klinischen Studien oder speziellen Evaluierungen eingesetzt.

Zur rascheren Beurteilung der Beweglichkeit kann der **Fingerkuppen-Hohlhand-Abstand (FKHA)** eingesetzt werden (Al-Malat et al., 2019). Dabei wird der Abstand zwischen der Hohlhandfalte und der Fingerkuppe mit einem Lineal gemessen, wobei der rechte Winkel eingehalten werden soll. Der FKHA ist schnell durchführbar und gibt wertvolle Aufschlüsse darüber, wie gut die Hand im Alltag funktioniert. Ein Griff eines Hammers hat etwa einen Durchmesser von 2,5 cm, sodass ein FKHA von 2 cm ausreichen würde, um den Hammergriff zu halten. Dies ist für die Patientin gut nachvollziehbar.

Der Kapandji Score wird zur Beurteilung der Daumenbeweglichkeit herangezogen, er ist aufgrund seiner raschen Durchführbarkeit ein sehr praktikables Assessment (Bach et al., 2019). Hierbei wird beurteilt, inwieweit die Daumenspitze die anderen Finger und die Handfläche erreichen kann. Die Bewertung erfolgt anhand eines Punktesystems von 0 bis 10, wobei ein höherer Wert eine bessere Daumenbeweglichkeit widerspiegelt.

## 6.3 Relevante Assessments für die Geschicklichkeit und Sensibilität

Die Geschicklichkeit der Finger kann mit dem **Nine Hole Peg Test (NHP)** erfasst werden. Dabei muss die Patientin 9 Stifte in ein Lochbrett stecken und sie anschließend wieder entfernen (Mathiowetz et al., 1985). Die benötigte Zeit wird gemessen, wobei gesunde Patientinnen im Durchschnitt weniger als 22 Sekunden benötigen.

Der Test ist einfach herzustellen, leicht durchzuführen und eignet sich gut als Einstieg zur groben Beurteilung der Fingerfertigkeit. Obwohl er für viele Patientinnen zu leicht sein kann, ist er bei stark beeinträchtigten Personen, beispielsweise nach Fingeramputationen, gut anwendbar. In solchen Fällen dient er als Ersteinschätzung der Fingerfertigkeit und kann wertvolle Hinweise für die weitere Therapie geben.

Der **Moberg Picking-Up Test (Mo-PUT)** misst die Geschicklichkeit, indem die Patientin kleine Alltafsgegenstände aufheben und in eine Schachtel legen muss (Santos-Eggimann et al., 2020). Normwerte für gesunde Hände liegen unter 16 Sekunden. Der Test hat einen hohen Alltagsbezug, da er mit Objekten aus dem täglichen Leben durchgeführt wird und zusätzlich auch die Stereognosie misst, die Fähigkeit, Objekte durch Tasten zu erkennen.

Der **Purdue Pegboard Test** ist ein spezifischer Feinmotoriktest, der die Geschicklichkeit der Hände sowohl einzeln als auch in Zusammenarbeit bewertet. Ursprünglich stammt er aus der Neurorehabilitation (Ashford et al., 2008). Bei diesem Test müssen sehr kleine Gegenstände, wie Unterlegscheiben oder dünne Metallstifte, in ein Lochbrett gesteckt werden. Dies macht ihn anspruchsvoll, weshalb er für Menschen mit starken Beeinträchtigungen der Finger möglicherweise zu schwierig ist. Auf einem höheren Rehabilitationsniveau eignet er sich jedoch gut, um Restbeeinträchtigungen und minimale feinmotorische Einschränkungen zu identifizieren, die auf den ersten Blick nicht erkennbar sind. Ein Nachteil ist, dass der Purdue Pegboard Test ausschließlich käuflich erhältlich ist, nicht selbst hergestellt werden kann und vergleichsweise teuer ist.

Der **Grooved Pegboard Test** erfasst die feinmotorische Geschicklichkeit, Sensomotorik und Hand-Augen-Koordination. Im Gegensatz zu anderen Stecktests reicht es hier nicht aus, kleine Metallstifte in ein Lochbrett zu setzen – die Testperson muss die Stifte mit einer kleinen Ausnehmung, ähnlich einem Schlüssel, in der richtigen Orientierung in eine passende Einstanzung in ein Steckbrett einfügen.

Während des Einsteckens muss der Stift gedreht werden, wodurch die taktil-propriozeptive Wahrnehmung gefordert ist. Die Patientin muss spüren, wann der Einsteckwinkel zur Öffnung passt. Dies macht den Test besonders anspruchsvoll, vor allem bei Nervenverletzungen, da das Fehlen sensibler Rückmeldungen häufig durch verstärkte visuelle Kontrolle kompensiert werden muss. Der Grooved Pegboard Test liefert daher eine präzise Messung der Feinmotorik und Sensomotorik, er kann nicht selbst hergestellt werden und ist vergleichsweise teuer.

**Sensibilität**
Die Sensibilitätsprüfung an den Fingerkuppen kann möglichst einfach, schnell und gut in die Therapie integriert mit dem **TEN-Test** durchgeführt werden. Er erfordert keine Instrumente und liefert dennoch valide Ergebnisse. Dabei wird die Empfindlichkeit der Haut an den jeweiligen Fingerkuppen durch leichtes Berühren geprüft, wobei die Patientin die Intensität subjektiv auf einer NRS-Skala von 0 bis 10 mit der Sensibilität auf der gesunden Seite vergleicht.

Für eine genauere Messung der Sensibilität, die nicht nur die Fingerkuppen, sondern auch die Handflächen einbezieht, kommen die Semmes-Weinstein-Monofilamente zum Einsatz (Bell-Krotoski et al., 1993). Die Monofilamente bestehen aus unterschiedlich steifen Nylonfasern, die bei der Anwendung einen definierten Druck auf die Haut ausüben. Der sogenannte „Buckel" des Filaments, der durch leichtes Verbiegen entsteht, standardisiert den Druck durch das Monofilament und gewährleistet eine konsistente Anwendung.

Die Monofilamente liefern ein hochpräzises Screening, sind jedoch kostenintensiv in der Anschaffung und zeitaufwendig in der Durchführung. Im therapeutischen Alltag zeigt sich außerdem, dass Patientinnen mit Nadelphobie sensibel auf die Monofilamente reagieren. In solchen Fällen ist ein einfühlsames Vorgehen erforderlich, um diese Angst zu erkennen und die Testperson aufzuklären.

## 6.4 Relevante Assessments für die Alltagsperformance

Die Alltagsperformance lässt sich effektiv und rasch mithilfe der **Patient Specific Function Scale** (PSFS) erfassen. Dieses Assessment konzentriert sich auf die individuellen Herausforderungen der Patientin im Alltag. Hierbei wählt die Patientin 3 spezifische Aktivitäten aus ihrem Alltag aus, die sie als besonders schwierig empfindet, die ihr aber besonders wichtig sind. Diese werden anschließend auf einer **NRS-Skala** bewertet, um den Grad der empfundenen Schwierigkeiten zu quantifizieren. Die Skala reicht von 0 (nicht möglich) bis 10 (große Schwierigkeiten). Dieses Verfahren ist sowohl valide als auch rasch durchführbar und darüber hinaus praktisch in der Durchführung. Es erfordert weder zusätzliche Ausrüstung noch Zubehör und ist aufgrund seiner individuellen Ausrichtung hoch patientinnenspezifisch (Akkad et al., 2023).

Der **Disabilities of the Arm, Shoulder, and Hand** (DASH) ist ein standardisierter Fragebogen, der entwickelt wurde, um die Auswirkungen von Funktionsstörungen im Bereich des Arms, der Schulter und der Hand auf die Lebensqualität zu erfassen. Er umfasst 30 Fragen, die verschiedene Aspekte wie Schmerzen, Bewegungseinschränkungen und die Fähigkeit zur Bewältigung alltäglicher Aktivitäten abdecken. Die Antworten werden auf einer 5-Punkte-Skala gewichtet, wodurch ein quantitativer Wert zur Beurteilung der Einschränkungen ermittelt werden kann.

Trotz seiner hohen Validität und Reliabilität und seiner breiten Anwendbarkeit, die ihn in Studien zum Goldstandard macht, wird der DASH im therapeutischen Alltag aus meiner Beobachtung heraus kaum genutzt (Moser et al., 2024). Dies liegt eben genau an seiner Länge mit 30 Fragen, an den teils wenig relevanten oder veralteten Fragen und an der komplexen Ergebnisberechnung. Daher verwenden Therapeutinnen oft nur ausgewählte, als subjektiv sinnvoll erachtete Fragen aus dem Bogen, wodurch er seine Qualität verliert.

Der **Patient Rated Wrist Evaluation** (PRWE) ist ein effizienter Fragebogen zur Beurteilung von Handgelenkpathologien und deren Einfluss auf die Lebensqualität. Mit deutlich weniger Fragen als der DASH ermöglicht er zusätzlich eine präzise Schmerzbewertung in Ruhe, bei Belastung und starker Belastung und gilt als besonders geeignet für Erkrankungen des Handgelenks (Kleinlugtenbelt et al., 2018). Wie beim DASH wird auch hier eine Skala verwendet, um die Einschränkungen hinsichtlich Handgelenkschmerzen und der Fähigkeit zur Durchführung alltäglicher Aufgaben zu bewerten.

Der **Michigan Hand Questionnaire** (MHQ) ist ein umfassender Fragebogen, der die Funktion und das Wohlbefinden der Hand in 5 Bereichen untersucht: Schmerzen, Funktion, Ästhetik und Auswirkungen auf den Alltagseinsatz aus der Perspektive der Patientinnen. Der MHQ umfasst 37 Fragen und ist aufgrund seiner komplexen Struktur und der vielen Fragen und des häufigen Wechsels zwischen gesunder und betroffener Hand sehr anspruchsvoll. Das erforderliche Lesekompetenzniveau und potenzielle Verwirrung erschweren seine Anwendung.

Alle 3 Fragebögen – der DASH, der PRWE und der MHQ – wurden in zahlreichen Studien validiert und zeichnen sich durch eine hohe Reliabilität aus (Changulani et al., 2008). Sie haben sich als verlässliche Instrumente zur Messung der Handfunktion etabliert und werden in vielen wissenschaftlichen Arbeiten verwendet, um die Auswirkungen von Handerkrankungen auf die Lebensqualität der Patientinnen zu erfassen. Leider liegen die Validierungsprozesse bereits sehr lange zurück, was sich auch negativ auf deren Relevanz auswirkt. Trotz ihrer hohen wissenschaftlichen Anerkennung zeigen diese Fragebögen zunehmend deutliche Schwächen, die mit der Zeit immer offensichtlicher werden.

Ein bedeutendes Problem der 3 Fragebögen ist einerseits die hohe Anzahl an Fragen und andererseits, dass viele der Fragen nicht mehr den heutigen Lebensrealitäten der Patientinnen entsprechen (Van Der Oest et al., 2020). So gibt es in keinem der 3 Fragebögen eine Frage zur Nutzung von modernen Technologien wie Smartphones oder Computern, die einen immer größer werdenden Teil des Alltags ausmachen, ebenso fehlen Fragen zur Nutzung von Fahrzeugen oder alternativen Fortbewegungsmitteln. Stattdessen enthalten die Fragebögen häufig Fragen, die sich auf händigkeits- oder geschlechtsspezifische Aktivitäten beziehen, die nicht für alle Personen gleich relevant sind (Alderman & Chung, 2008).

Angesichts der Veränderungen in der Gesellschaft und der technologischen Entwicklung wird immer deutlicher, dass diese traditionellen Fragebögen nicht mehr alle relevanten Aspekte des modernen Lebens erfassen. Die zunehmende Nutzung von digitalen Geräten, mobilen Technologien und modernen Fortbewegungsmitteln erfordert die Integration neuer Fragen, um die Handfunktion im Kontext des Alltags

## 6.4 Relevante Assessments für die Alltagsperformance

**Abb. 6.1** Assessments in der Handtherapie

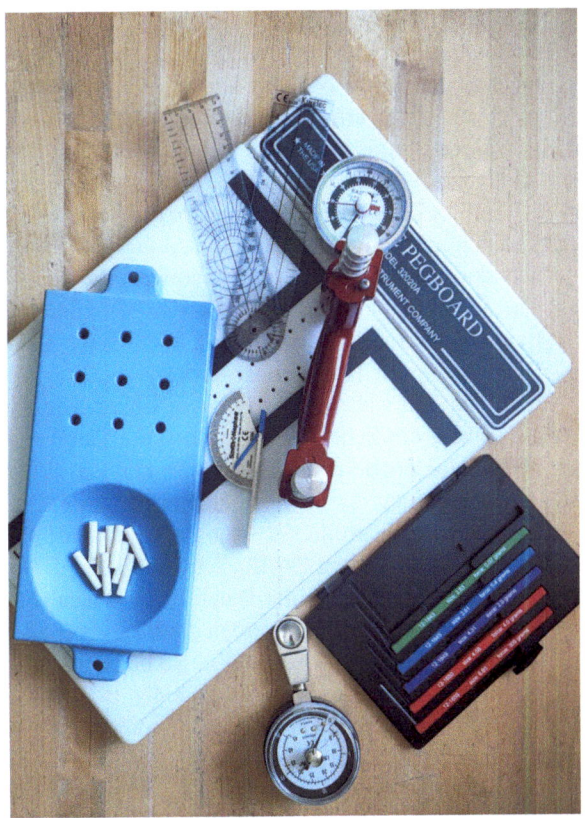

besser abzubilden. Darüber hinaus müssen die Fragebögen hinsichtlich ihrer sprachlichen Komplexität und Verständlichkeit überprüft und deutlich gekürzt werden, um die breite Anwendung in der klinischen Praxis zu fördern.

Die Forschung ist hier gefragt, um neue, validierte Instrumente zu entwickeln, die den aktuellen Anforderungen gerecht werden und die Handfunktionen der Patientinnen auf eine präzisere Weise erfassen können (Abb. 6.1).

### Beispiel

Die Tür zum Therapieraum öffnet sich, und eine junge Frau tritt ein – sie heißt Frau Musterfrau. Im Rehazentrum hat sie sich bereits einen gewissen Ruf erarbeitet: die Patientin, die den Gebrauch ihrer Hand vermeidet, obwohl nur ein Ganglion entfernt wurde. Aber das stört die Therapeutin nicht. Sie mag diese kniffligen Fälle, die einen guten Kontrapunkt zu all den schweren Verletzungen bilden, bei denen der Behandlungsweg klar vorgezeichnet ist. Zuerst wartet man die Heilung ab, dann mobilisiert man, anschließend folgt das Funktionstraining – doch hier reicht das nicht.

Frau Musterfrau staunt nicht schlecht, als die Therapeutin eine umfassende Befundung vornimmt. Zunächst wird die Kraft gemessen – wie erwartet sehr niedrig, denn ohne Nutzung kann sie sich nicht entwickeln. Die Beweglichkeit hingegen ist voll erhalten und seitengleich. Geschicklichkeit und Sensibilität zeigen keine Auffälligkeiten. Doch dann kommt der Knackpunkt: Der Schmerz schlägt aus – Ruhe, mäßige und starke Belastung ergeben Werte zwischen 7 und 10. Es gibt jedoch keine erkennbare biologische Ursache für diese Intensität.

Noch aufschlussreicher ist die Alltagsperformance: Keine der Tätigkeiten in der Skala wird ausgeführt. „Na so was, Sie benutzen kein Messer?", fragt die Therapeutin. „Doch, aber nur mit der gesunden Hand", antwortet Frau Musterfrau. Die Therapeutin fordert sie auf, einfach mal das Messer mit der betroffenen Hand zu ergreifen und es auszuprobieren. „Okay, geht schon", sagt Frau Musterfrau, „tut halt weh." Und so geht es weiter: Knopf öffnen, Zähne putzen, Hand aufstützen, ein Schloss aufsperren – die Tätigkeiten gelingen. Keine Katastrophen, keine gravierenden Funktionseinbußen.

Dann kommt die Schlüsselerkenntnis: „Ahh", sagt die Patientin, „ich mache die Dinge nicht, weil es wehtut – aber ich darf sie machen, weil es so oder so wehtut." Ein Moment der Einsicht, den keine Bewegungstabelle ersetzen kann. Die Therapeutin trägt alle Daten in ihr Visualisierungsdiagramm am Computer ein. Mit Ampelfarben werden die Messergebnisse im Vergleich zu den Normwerten dargestellt (Moser, 2023). So entsteht ein übersichtliches Ergebnisblatt, das die gesamte Handfunktion auf einen Blick sichtbar macht.

Und siehe da: In allen Bereichen – außer Kraft und Schmerz – ist die Hand im grünen Bereich. Frau Musterfrau ist zum ersten Mal seit Langem wieder zufrieden mit ihrer Hand. „Okay, sie tut weh, aber damit lebe ich schon lange. Aber alle anderen Aspekte meiner Hand sind gut – und das mit dem Einsetzen im Alltag werde ich jetzt ändern, das ist mir wichtig!"

Die Therapeutin druckt die visualisierten Ergebnisse aus und übergibt sie Frau Musterfrau. „Auf Wiedersehen, bis morgen", sagt Frau Musterfrau mit einem Lächeln. „Ich werde gleich mit der Hand zu Abend essen."

Ein langer Reha-Prozess beginnt – diesmal mit neuem Mut. ◀

---

Ohne verlässliche Messwerte bleibt Therapie ein Schuss ins Blaue. Wer weiß, wo Defizite liegen, kann gezielt daran arbeiten – und wer Fortschritte sichtbar macht, motiviert seine Patientinnen nachhaltig. Assessments sind kein Selbstzweck, sondern das Fundament einer wirksamen Handtherapie. Sie liefern objektive Daten, die Therapieentscheidungen stützen, interdisziplinäre Kommunikation verbessern und den Patientinnen ihre eigenen Fortschritte greifbar machen. Zeitdruck, Kosten und Dokumentationsaufwand dürfen nicht dazu führen, dass fundierte Befundungen vernachlässigt werden. Nur so wird Therapie alltagstauglich und individuell sinnvoll. Kurz gesagt: Ohne Messung keine Präzision – und ohne Präzision keine optimale Handtherapie.

## 6.5 Quiz über die Handfunktionen und Assessments

1. *Welche 4 Hauptfunktionen sind für eine gesunde Hand entscheidend?*
   a) Kraft, Beweglichkeit, Stabilität und Flexibilität
   b) Beweglichkeit, Geschicklichkeit, Kraft und Sensibilität
   c) Koordination, Flexibilität, Stabilität und Geschicklichkeit
2. *Wie wird die Beweglichkeit der Hand gemessen?*
   a) Mit einem Kraftmessgerät
   b) Mit den Semmes-Weinstein-Monofilamenten
   c) Mit einem Goniometer
3. *Wie kann die Geschicklichkeit der Hand gemessen werden?*
   a) Durch einen Hörtest
   b) Mithilfe von feinmotorischen Aufgaben, wie dem Nine Hole Peg Test
   c) Mit einem Goniometer
4. *Warum ist es wichtig, alle Funktionen der Hand gezielt zu messen?*
   a) Um die passende Therapie zu planen
   b) Um sicherzustellen, dass die Hand gut aussieht
   c) Um die Patientin zu beruhigen
5. *Was könnte ein Grund dafür sein, dass Handtherapeutinnen in der Praxis häufig auf Assessments verzichten?*
   a) Die Maßnahmen sind zu banal und werden nicht in Betracht gezogen.
   b) Zeitdruck und komplexe Verfahren erschweren die Durchführung von Assessments.
   c) Es gibt keine wissenschaftlichen Beweise für die Wirksamkeit von Assessments.
6. *Welches Assessment misst die maximal mögliche Handkraft einer Patientin?*
   a) Der Purdue Pegboard Test
   b) Das Dynamometer
   c) Der Moberg Picking-Up Test (Mo-PUT)
7. *Welcher Test wird verwendet, um die Geschicklichkeit der Hand zu messen, indem kleine Alltagsgegenstände in eine Schachtel gelegt werden?*
   a) Der Nine Hole Peg Test (NHP)
   b) Der Moberg Picking-Up Test (Mo-PUT)
   c) Der Grooved Pegboard Test
8. *Was misst der DASH-Fragebogen in der Handtherapie?*
   a) Die Auswirkungen von Funktionsstörungen des Arms, der Schulter und der Hand auf die Lebensqualität
   b) Die allgemeine Beweglichkeit des Daumens
   c) Die Fingerfertigkeit in feinmotorischen Aufgaben
9. *Welche Assessment-Methode wird zur Messung der Daumenbeweglichkeit verwendet?*
   a) Der Kapandji Score
   b) Der Purdue Pegboard Test
   c) Der Grooved Pegboard Test

10. *Wofür ist der Patient-Rated Wrist Evaluation (PRWE) Fragebogen speziell geeignet?*
    a) Die Beurteilung der allgemeinen Handkraft
    b) Die Bewertung von Handgelenkerkrankungen und deren Auswirkungen auf die Lebensqualität
    c) Die Messung der Geschicklichkeit bei feinmotorischen Aufgaben

Lösungen: 1 b, 2 c, 3 b, 4 a, 5 b, 6 b, 7 b, 8 a, 9 a, 10b

## Literatur

Akkad, H., Seume, C., Kriegseisen-Peruzzi, M., & Leidag, T. (2023). *Das Ergotherapeutische Assessment: Version 6.2; Ein validiertes Instrument zur ergotherapeutischen Diagnostik, Therapieplanung und Evaluation* (2., überarb. Aufl.). Schulz-Kirchner.

Alderman, A. K., & Chung, K. C. (2008). Measuring outcomes in hand surgery. *Clinics in Plastic Surgery, 35*(2), Article 2. https://doi.org/10.1016/j.cps.2007.10.001

Al-Malat, T., Hingmann, S., & Homann, H.-H. (2019). Klinische Untersuchung der Hand. *Orthopädie und Unfallchirurgie up2date, 14*(01), Article 01. https://doi.org/10.1055/a-0585-0404

Ashford, R. F., Nagelburg, S., & Adkins, R. (1996). Sensitivity of the jamar dynamometer in detecting submaximal grip effort. *The Journal of Hand Surgery, 21*(3), Article 3. https://doi.org/10.1016/S0363-5023(96)80352-2

Ashford, S., Slade, M., Malaprade, F., & Turner-Stokes, L. (2008). Evaluation of functional outcome measures for the hemiparetic upper limb: A systematic review. *Journal of Rehabilitation Medicine, 40*(10), 787–795. https://doi.org/10.2340/16501977-027

Bach, A., Citrini-Hunger, A., & Tobler-Ammann, B. (2019). *Betätigungsbasierte Befunderhebung in der Handtherapie – eine E-Mail-Umfrage in der Deutschschweiz.* Schulz-Kirchner. https://doi.org/10.2443/skv-s-2019-54020190101

Bell-Krotoski, J., Weinstein, S., & Weinstein, C. (1993). Testing sensibility, including touch-pressure, two-point discrimination, point localization, and vibration. *Journal of Hand Therapy, 6*(2), Article 2. https://doi.org/10.1016/S0894-1130(12)80292-4

Changulani, M., Okonkwo, U., Keswani, T., & Kalairajah, Y. (2008). Outcome evaluation measures for wrist and hand – Which one to choose? *International Orthopaedics, 32*(1), Article 1. https://doi.org/10.1007/s00264-007-0368-z

De Klerk, S., Buchanan, H., & Pretorius, B. (2015). Occupational therapy hand assessment practices: Cause for concern? *South African Journal of Occupational Therapy, 45*(2), Article 2. https://doi.org/10.17159/2310-3833/2015/V45N2A7

Dubert, T. (2014). Outcome measurements in hand and upper limb surgery. *Chirurgie de La Main, 33*(4), Article 4. https://doi.org/10.1016/j.main.2014.02.004

Kato, M., Echigo, A., Ohta, H., Ishiai, S., Aoki, M., Tsubota, S., & Uchiyama, E. (2007). The accuracy of goniometric measurements of proximal interphalangeal joints in fresh cadavers: Comparison between methods of measurement, types of goniometers, and fingers. *Journal of Hand Therapy, 20*(1), Article 1. https://doi.org/10.1197/j.jht.2006.11.015

Kenney, R. J., & Hammert, W. C. (2014). Physical examination of the hand. *The Journal of Hand Surgery, 39*(11), 2324–2334. https://doi.org/10.1016/j.jhsa.2014.04.026

Kleinlugtenbelt, Y. V., Krol, R. G., Bhandari, M., Goslings, J. C., Poolman, R. W., & Scholtes, V. A. B. (2018). Are the patient-rated wrist evaluation (PRWE) and the disabilities of the arm, shoulder and hand (DASH) questionnaire used in distal radial fractures truly valid and reliable? *Bone & Joint Research, 7*(1), Article 1. https://doi.org/10.1302/2046-3758.71.BJR-2017-0081.R1

## Literatur

Mathiowetz, V., Weber, K., Kashman, N., & Volland, G. (1985). Adult norms for the nine hole peg test of finger dexterity. *Occupational Therapy Journal of Research, 5*(1), Article 1. https://doi.org/10.1177/153944928500500102

Moser, Andrea. (2023). „Der Moser-Köfeler-Visualisierungsbogen für die Handfunktion (MOKÖ)". Praxis Handreha 04, Nr. 01 (Januar 2023): 40–45. https://doi.org/10.1055/a-1779-3164.

Moser, A., Aschbacher, A. J., Moser, H. P., & Schaden, W. (2024). *Der Moser-Köfeler-Visualisierungsbogen für die Handfunktion (MoKö) Der MoKö unter der Lupe: Inwieweit stellt der neu entwickelte MoKö einen Gewinn für die Handbefundung dar?* Schulz-Kirchner GmbH. https://doi.org/10.2443/skv-s-2024-54020240202

Praxis Handreha, 04(01), Article 01. https://doi.org/10.1055/a-1779-3164

Ritschl, V. (2014). *Analyse der Reliabilität und Anwendung von Goniometern zur Erstellung von Anwendungsempfehlungen für die ergotherapeutische Praxis – ein systematischer Review.* Schulz-Kirchner. https://doi.org/10.2443/skv-s-2014-54020140102

Ritschl, V., Weigl, R., Stamm, T. A., & Mériaux-Kratochvila, S. (Hrsg.). (2016). *Wissenschaftliches Arbeiten und Schreiben: Verstehen, Anwenden, Nutzen für die Praxis.* Springer.

Santos-Eggimann, B., Ballan, K., Fustinoni, S., & Büla, C. (2020). Measuring slowness in old age: Times to perform Moberg picking-up and walking speed tests. *Journal of the American Medical Directors Association, 21*(11), 1729–1734.e2. https://doi.org/10.1016/j.jamda.2020.03.020

Strebel, H., Merklein de Freitas, C., Kranz, F., & Berding, J. (Hrsg.). (2022). Assessments in der Ergotherapie: Die Re-(Evaluation) klienten- und betätigungszentriert gestalten. In H. Strebel, C. Merklien de Freitas, & F. Kranz (Hrsg.), *unter Mitarbeit von J. Berding u.a.* (1. Aufl.). Hogrefe.

Valdes, K., MacDermid, J., Algar, L., Connors, B., Cyr, L. M., Dickmann, S., Lucado, A. M., & Naughton, N. (2014). Hand therapist use of patient report outcome (PRO) in practice: A survey study. *Journal of Hand Therapy, 27*(4), Article 4. https://doi.org/10.1016/j.jht.2014.07.001

Van Der Oest, M. J. W., Porsius, J. T., MacDermid, J. C., Slijper, H. P., & Selles, R. W. (2020). Item reduction of the patient-rated wrist evaluation using decision tree modelling. *Disability and Rehabilitation, 42*(19), Article 19. https://doi.org/10.1080/09638288.2019.1566407

# 7 Funktionstraining – Kraft und Beweglichkeit für die Hand

Kraft und Beweglichkeit sind zwei der wichtigsten Grundpfeiler jeder funktionellen Bewegung – sei es in den Händen, Armen oder im gesamten Körper. Während Kraft die Fähigkeit beschreibt, Widerstände zu überwinden oder ihnen entgegenzuwirken, ermöglicht Beweglichkeit den Gelenken, ihren vollen Bewegungsumfang ohne Einschränkungen zu nutzen. Besonders in der Rehabilitation oder nach Verletzungen ist das Zusammenspiel beider Faktoren essenziell, um Mobilität, Geschicklichkeit und Belastbarkeit im Alltag wiederherzustellen.

## 7.1 Kraft und ihre physiologischen Grundlagen

▶ **Trailer** Die Hände sind wahre Multitalente – kraftvoll, beweglich und anpassungsfähig. Sie öffnen Marmeladengläser, reißen Milchverpackungen auf, knacken Nüsse und halten selbst kräftigen Zugkräften stand. Sie umklammern eine Leitersprosse, ziehen sich an einem Seil hoch, führen eine vibrierende Bohrmaschine sicher oder halten eine stürmische Hundeleine unter Kontrolle. Doch sie können noch mehr: Sie bewegen sich geschmeidig durch ihren gesamten Bewegungsumfang, erreichen Endpositionen mühelos, reagieren blitzschnell oder kontrolliert langsam auf wechselnde Anforderungen. Kraft und Beweglichkeit arbeiten perfekt zusammen – für maximale Leistung in jeder Situation.

---

**Ergänzende Information** Die elektronische Version dieses Kapitels enthält Zusatzmaterial, auf das über folgenden Link zugegriffen werden kann [https://doi.org/10.1007/978-3-662-71175-0_7]

Diese beeindruckende Vielseitigkeit ist kein Zufall. Sie beruht auf stabilen Gelenken, gezielter Muskelaktivierung und einer ausbalancierten Mischung aus Kraft und Beweglichkeit. Wie lässt sich diese Kraft-Beweglichkeits-Balance gezielt trainieren? Dieses Kapitel zeigt es!

Doch was, wenn die Hand in ihrer Kraft eingeschränkt ist? Dieses Kapitel gibt einen praxisnahen Überblick über die Physiologie der Kraft und über gezielte Übungen, die Handkraft effizient zu verbessern – für eine starke, robuste und belastbare Hand im Alltag.

Im Allgemeinen – und das gilt auch für die Handkraft – gibt es in der Muskulatur zwei verschiedene Fasertypen, die für die Kraftentfaltung verantwortlich sind: langsame Slow-Twitch- Muskelfasern, die sich langsam verkürzen und dafür aber besonders widerstandsfähig gegen Ermüdung sind, sowie schnelle Fast-Twitch-Muskelfasern, die sich rasch zusammenziehen und sehr reaktionsfreudig sind, jedoch schneller ermüden. Diese beiden Fasertypen können sich unter bestimmten Bedingungen in die jeweils andere Richtung transformieren, wobei die Umwandlung von schnellen zu langsamen Fasertypen leichter zu sein scheint. Ausdauersportlerinnen haben einen höheren Anteil an Slow-Twitch-Fasern, während Schnelligkeitssportlerinnen mehr Fast-Twitch-Fasern besitzen (Tittel, 2016). Beide Muskelfasertypen müssen im Training angesprochen werden.

Für eine solide Hand- und Fingerkraft ist es entscheidend, alle relevanten Kraftfähigkeiten gezielt zu trainieren. Dazu gehören Maximalkraft, Ausdauerkraft, Impuls- und Schnellkraft sowie reaktive-reagierende Kraft (Ferrauti, 2020).

1. **Isometrisches Training der Ausdauerkraft:**

   Hier wird die Faust mit moderater Kraft über eine lange Zeitspanne gegen Widerstand geschlossen und gehalten. Dieses Training stärkt die Fingerbeuger, stabilisiert das Handgelenk und verbessert die muskuläre Ermüdungsresistenz. Es fördert die Fähigkeit, Haltekraft über einen längeren Zeitraum aufrechtzuerhalten, was beispielsweise beim Tragen schwerer Gegenstände von Bedeutung ist. Sie wird benötgt, wenn ein unhantlicher Koffer zum Bahnhof gezogen oder ein sperriges Möbelstück vom ersten Stock in den Keller getragen werden muss.

2. **Isometrisches Maximalkrafttraining:**

   Die maximale Kraft der Hand kann nur für wenige Sekunden gehalten werden, da die Muskulatur rasch ermüdet. Durch wiederholte, kurze Kontraktionen mit maximaler Kraft, gefolgt von ausreichenden Erholungspausen, wird die Maximalkraft schrittweise gesteigert. Dieses Training ist entscheidend für starke Griffleistungen, etwa beim Öffnen festsitzender Deckel oder beim festen Zupacken schwerer Werkzeuge.

### 3. Impuls- und Schnellkrafttraining:

Schnelles, wiederholtes Öffnen und Schließen der Hand trainiert die Impuls- und Schnellkraft. Diese Form der Kraftentfaltung ist essenziell für schnelle Kraftreaktionen im Alltag, beispielsweise beim wiederholtem Ausreissen eines festverwurzelten Unkrautes aus dem Gemüsegarten oder beim immer wieder Auswinden eines am Campingurlaub per Hand ausgewaschenen Badetuches.

### 4. Reaktives-reagierendes Krafttraining:

Hier geht es um die reaktive-reagierende Kraftentfaltung unter wechselnden Bedingungen. Beim wiederholten Zupacken oder Halten instabiler Objekte wird nicht nur die Griffausdauer trainiert, sondern auch die reaktive und reagierende Kraft verbessert. Diese ist erforderlich, um sich an plötzliche Veränderungen der Belastung anzupassen, etwa wenn ein schweres Paket unerwartet ins Rutschen kommt, ein grosser Hund unvermittelt in die Hundeleine springt oder eine vibrierende Bohrmaschine sicher geführt werden muss, wenn sich der Bohraufsatz plötzlich verhakt.

Ein vielseitiges Kraftrepertoire ist entscheidend für die Funktionalität der Hand im Alltag (Buchbauer et al., 2016). Die Kombination dieser genannten Trainingsformen sorgt dafür, dass die Hand nicht nur kräftig, sondern auch ausdauernd, reaktionsfähig und präzise gesteuert bleibt.

Der Hauptakteur für die grobe Finger- und Faustkraft sind die Fingerbeuger, die Muskeln Flexor digitorum profundus und Flexor digitorum superficialis, sowie die beiden Daumenbeugermuskeln. Die Muskelbäuche der Finger befinden sich im Unterarm, wodurch ausreichend Raum vorhanden ist, um durch Training Muskelmasse aufzubauen, ohne die schlanke Form von Hand und Fingern zu beeinträchtigen. Diese Muskeln ziehen kraftvoll und, wenn erforderlich, mit hoher Geschwindigkeit über ihre langen Sehnen an den entsprechenden Fingern. Aber eine starke Hand braucht mehr als nur Fingerkraft. Neben den langen Finger- und Daumenbeugern spielen auch die Handgelenkmuskulatur und die intrinsischen Handmuskeln eine entscheidende Rolle für eine stabile und funktionelle Handkraft.

Die Handgelenkmuskulatur sorgt für eine stabile Basis, verhindert ein Nachgeben des Handgelenks beim kräftigen Greifen und ermöglicht eine effiziente Kraftübertragung. Die intrinsischen Handmuskeln – die kleinen Muskeln innerhalb der Hand – unterstützen gezielte Fingerbewegungen und setzen als „Turbomotoren" zusätzliches Kraftpotenzial frei, insbesondere in der Daumen- und Kleinfingerballenmuskulatur.

Für ein effektives Krafttraining spielen neben muskulären Faktoren auch konstitutionelle, energetische, sensomotorische sowie kognitiv-motivational-emotionale Komponenten eine Rolle (Schnabel et al., 2014). Ähnlich dem biopsychosozialen Ansatz ist es sinnvoll, alle diese Aspekte zu berücksichtigen. Konstitutionelle Faktoren werden durch realistische Zielsetzungen und angepasste Intensität berücksichtigt. Energetische Aspekte werden durch eine ausgewogene Ernährung und ausreichende Regenerationszeiten optimiert. Sensomotorische Komponenten lassen sich durch koordinative Übungen fördern, die Stabilität und Feedforward trainieren. Kognitiv-motivationale und emotionale Faktoren werden durch motivierende Gestaltung und regelmäßige Erfolgskontrollen gestärkt, was die intrinsische Motivation und die Bindung ans Trainingsprogramm fördert.

Der folgende Abschnitt beschreibt, wie effektiv trainiert werden kann für eine belastbare und leistungsfähige Hand (Abb. 7.1).

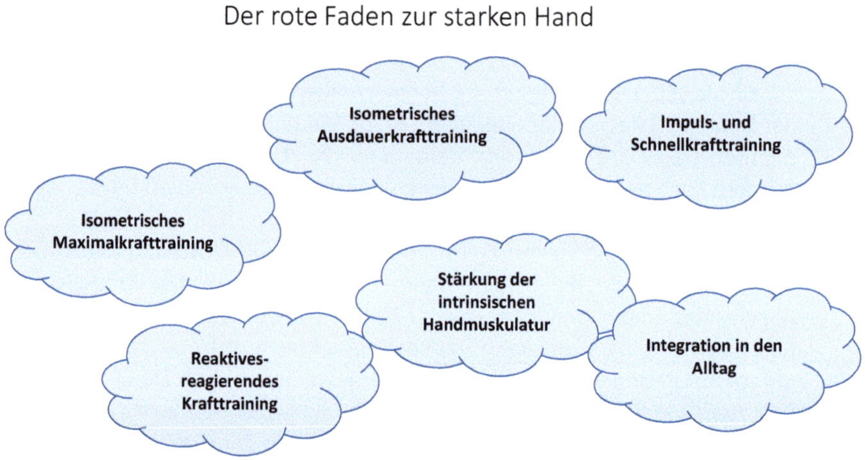

**Der rote Faden zur starken Hand**

- Isometrisches Ausdauerkrafttraining
- Impuls- und Schnellkrafttraining
- Isometrisches Maximalkrafttraining
- Stärkung der intrinsischen Handmuskulatur
- Integration in den Alltag
- Reaktives-reagierendes Krafttraining

**Abb. 7.1** Der rote Faden zur kräftigen und starken Hand

## 7.2 Trainingsideen für kräftige Hände

Ziel des Handkrafttrainings ist es, eine starke und verlässliche Hand zu entwickeln, die im Alltag komplexe und wiederholte Aufgaben mit Leichtigkeit bewältigen kann. Gleichzeitig wird durch gezieltes Training die Verletzungsgefahr verringert, da eine gut ausgeprägte Muskulatur die Gelenke stabilisiert und den gesamten Bewegungsapparat unterstützt. Der Einsatz eines Handkraftmessgerätes ist von großem Vorteil, um die Ausgangssituation in Bezug auf die Kraftperformance genau zu bestimmen.

Dabei geht es nicht nur darum, den Fortschritt während der Handtherapie zu messen, sondern auch während der Übung eine visuelle Rückmeldung zu erhalten. Wenn der Zeiger des Kraftmessgerätes stillsteht oder sogar auf ein niedrigeres Niveau absinkt, ist das ein deutliches Zeichen für nachlassende Handkraft. In diesem Moment kann die übende Person entsprechend reagieren und durch einen zusätzlichen Kraftimpuls vom Gehirn an die Handmuskulatur mehr Kraft rekrutieren, unterstützt durch das optische Feedback des Kraftmessgerätes. So kann versucht werden, die nachlassende Handkraft durch eine intensivere Ansteuerung der Muskeln zu kompensieren.

Um das Kraftrepertoire zu steigern, wird empfohlen, mit einer niedrigen Intensität und kurzen Belastungszeiten zu beginnen, um die Muskulatur zu aktivieren und schrittweise an die verschiedenen Anforderungen heranzuführen. Mit der Zeit wird die Intensität gesteigert, um die maximale Kraft und Ausdauer zu fördern. Dabei ist es wichtig, die Bewegungen genau zu dosieren, um heilende Strukturen nicht zu gefährden, eine Überlastung zu vermeiden und Verletzungen zu verhindern, während gleichzeitig die Muskulatur effektiv gestärkt wird.

Für das Handkrafttraining kommen verschiedene Übungsgegenstände mit unterschiedlichen Widerständen zum Einsatz. Zu Beginn werden weiche Schwämme wie Make-up-Blender sowie Stress- und Schaumstoffbälle genutzt. In einem späteren Stadium werden spezifische Handkraftgeräte eingeführt, die eine größere Herausforderung darstellen. Dazu zählen unter anderem Handexpander, Grip-Strengthener, Hanteln, Kettlebells, Therapieknetmasse, das Power-Web, Gummiringe und Wäscheklammern.

Aus Erfahrung weiß man, dass der Verlust der Handkraft im Alltag als sehr einschränkend empfunden wird, wobei die Ziele der Betroffenen häufig variieren: Während es für einige ausreichend ist, wieder ein Glas öffnen zu können, streben andere an, Ziegelsteine oder Zementsäcke zu heben oder zum Kraftsport im Crossfit-Studio zurückzukehren. Daher ist es entscheidend, individuelle Trainingspläne zu entwickeln, die auf die jeweiligen Bedürfnisse und Ziele abgestimmt sind.

Ein ganzheitliches Handkrafttraining sollte alle bereits beschriebenen Kraftkomponenten berücksichtigen. Dabei ist eine gezielte Belastungssteuerung entscheidend, um die unterschiedlichen Kraftfähigkeiten optimal zu fördern.

**Isometrisches Maximalkrafttraining:** Hier wird die höchstmögliche Kraft aufgebracht und für einige Sekunden gehalten. Dieses Training stärkt insbesondere die Fingerbeuger, das Handgelenk und die Unterarmmuskulatur.

- **Maximale Faustkraft:** Die Finger umfassen so fest wie möglich einen Trainingsball, einen Grifftrainer, einen Schaumstoffwürfel oder die Therapieknetmasse und halten diese so fest wie möglich zusammengedrückt, dann lösen. Es folgen wiederholte, kurze Kontraktionen, aber immer mit maximaler Kraft. Trainieren Sie auch die gesunde Hand – sie kann als Vergleich und Vorbild dienen, von dem sich die Kraftentwicklung abschauen lässt.
- **Handkraftdynamometer als Trainingsgerät:** Das Dynamometer maximal fest zusammendrücken, die Spannung halten und den Kraftwert visuell kontrollieren.
- **Pinch-Griff-Kraft:** Mit Daumen und Zeigefinger einen harten Gegenstand wie einen Korken oder ein dickes Buch so fest wie möglich zusammendrücken.
- **Pinch-Gauge als Trainingsgerät:** Den Pinch-Gauge maximal fest zusammendrücken und den Kraftwert visuell kontrollieren.
- **Handexpander, Widerstandsklammern und Kluppen:** Diese Trainingsgeräte maximal fest zusammendrücken und die Spannung kurz halten.
- **Isometrisches Ziehen an einem Seil:** Ein Seil oder Handtuch mit beiden Händen so fest wie möglich auseinanderziehen und die Spannung halten.

**Alltagsrelevanz:** Tragen eines Möbelstücks, Fixieren einer Bohrmaschine, Festhalten eines Werkstückes.

**Isometrisches Training der Ausdauerkraft:** Hier wird eine moderate Kraft über eine längere Zeit konstant gehalten, um Muskelausdauer und Griffstabilität zu verbessern.

- **Langzeitfaustschluss:** Einen Handtrainer oder Schaumstoffball weniger fest als beim Maximalkrafttraining, aber dafür ausdauernd und sehr lange zusammendrücken, für mindestens 30 s oder länger.
- **Tragen von Gewichten (Farmer's Carry):** Eine Kettlebell oder Einkaufstasche in jeder Hand über eine bestimmte Distanz tragen oder für mindestens 30 s halten.
- **Fingerziehen:** Zwei Finger ineinander haken und mit konstanter und moderater Spannung auseinanderziehen, mindestens 30 s oder länger halten.

**Alltagsrelevanz:** Tragen einer Einkaufstasche über längere Strecken, Festhalten einer Hundeleine.

**Impuls- und Schnellkrafttraining:** Dieses Training fokussiert sich auf die schnelle, explosive Kraftentfaltung – wichtig für reflexartiges Zupacken und blitzartige Reaktionen. Das Ziel ist es, innerhalb eines kurzen Zeitraums möglichst viele Kraftbewegungen auszuführen, wobei die Geschwindigkeit im Vordergrund steht. Die Intensität kann durch zusätzlichen Widerstand, wie einen Softball oder Handtrainer, schrittweise gesteigert werden.

- **Fingerpumpen:** Die Faust so schnell wie möglich öffnen und schließen, für eine Zeitspanne von mindestens 30 s.
- **Ball-Drop-Fangen:** Einen schwereren Gewichtsball von oben umgreifen und fallen lassen, um ihm blitzschnell nachzugreifen und von oben wieder einzufangen, bevor er zu Boden fällt. Die Übung in hoher Frequenz wiederholen.

## 7.2 Trainingsideen für kräftige Hände

- **Seilzug:** Mit beiden Händen ein Seil über eine feste Stange hängen, ruckartig daran ziehen.
- **Knettraining:** Impulshaftes Kneten mit Therapieknete oder Salzteig.

**Alltagsrelevanz:** Ausdrücken eines Tuchs, Kneten eines Teigs, spontanes Greifen nach einem fallenden Gegenstand.

**Reaktive-reagierende Kraft:** Hierbei wird die wiederholte Griffbelastung unter variierenden Bedingungen trainiert, um die schnelle Anpassungen zu fördern.

- **Rührbewegungen mit Widerstand**: Einen Stab in einem Kübel mit Linsen oder Reis umrühren, um die Handmuskulatur für das Reagieren auf unvorhersehbare Widerstände zu schulen.
- **Gewichtsverlagerung beim Werfen:** Reissäckchen mit unterschiedlichem Gewicht zuwerfen, um die Griffkraft dynamisch anzupassen.
- **Schlagkraft und Reaktionsfähigkeit:** Gegen einen Pezziball hämmern, um schnelle Anpassungen der Handmuskulatur an wechselnde Widerstände zu trainieren.
- **Dynamisches Grifftraining:** Eine mit Reis gefüllte Plastikflasche immer wieder zuwerfen und fangen, um die Koordination und impulshafte Haltekraft zu verbessern.
- **Instabiler Griff:** Eine Tablett mit einem gefüllten Krug halten und das Gewicht dynamisch ausbalancieren. Alternativ Wasser aus dem Krug in ein Glas einschenken, um die Kraftanpassung unter instabilen Bedingungen zu schulen.
- **Reaktive Zugkraft:** Mit einer Partnerin ein Seil ziehen und unerwartete Richtungswechsel einbauen, um die Anpassungsfähigkeit der Griffkraft zu fördern. Auch einmal die Augen dabei schließen.
- **Taktil-motorische Reaktionsübungen:** Mit geschlossenen Augen einen Stab halten, während die Therapeutin unerwartete Zugbewegungen ausführt.
- **Training mit variablen Gewichten:** Schwere Bälle mit unterschiedlichem Gewicht zuwerfen, um die Anpassungsfähigkeit der Haltekraft zu schulen.
- **Stock-Ball-Koordination:** Mit einem Eishockeyschläger auf einen Pezziball schlagen, oder wenn möglich, gleich auf einen Puck, um die reaktive Kraft beim Abschlag zu trainieren.

**Alltagsrelevanz:** Diese Übungen bereiten auf funktionelle Bewegungen im Alltag vor, wie das Festhalten an einer Kletterstange, das spontane Greifen eines rutschenden Seils oder das Tragen instabiler Gegenstände.

**Stärkung der intrinsischen Handmuskulatur:** Diese Muskeln sorgen für Präzision, Koordination und Stabilität in der Mittelhand. Das Spreizen und Schließen der Finger, mit oder ohne Widerstand, fördert insbesondere die Mm. interossei, die Fingerdach-Übung kräftigt hingegen die Mm. lumbricales. Zudem wird durch gezieltes Training der Thenar- und Hypothenarbereich der Hand gestärkt. Die intrinsischen Handmuskeln verstärken die finale Griffkraft. Wenn beispielsweise ein Seemann an einem Seil zieht um ein Boot zu vertauen, verschrauben diese kleinen Muskeln die Handwurzel final. Sie stabilisieren aber ebenso die kraftvolle und weite Handspanne, wenn ein Basketballspieler einen Ball, der mit hohem Tempoauf ihn zupresscht, abwehren muss.

**Abb. 7.2** Verben, die eine kräftige Handfunktion beschreiben

stoßen, ziehen, halten, abwehren, schlagen, abfangen, werfen, fixieren, hämmern, stützen, anklatschen, wegreißen, abwehren, mitziehen, schaufeln, aufschlagen, boxen, spannen, reiben, tragen, schleudern, ausbeuteln, antauchen, festhalten, reinstechen, aufgabeln, auswringen, ankurbeln, antreiben, nachziehen, anschieben, abbremsen,

- **Training mit Gummibändern:** Ein Gummiband um alle Finger legen und spreizen, dann wieder entspannen. Tempowechsel und Haltearbeit über längere Zeit einbauen.
- **Fingerdach-Drücken:** Das Fingerdach mit den Mm. lumbricales in Spannung halten, als Variation auch gegen eine Schaumstoffunterlage oder Therapieknete.
- **Fingerschließen gegen Knetmasse oder Schaumstoffwürfel:** Knetmasse oder Schaumstoff in die Zwischenfingerräume legen und zusammendrücken.
- **Fingerübungen gegen Widerstand:** Mit einem Gummiband um die Finger die Finger in alle Richtungen bewegen, gegen Wäscheklammern oder Widerstandsklammern drücken.

**Integration in den Alltag:** Das Krafttraining macht nur dann Sinn, wenn es in alltagsnahe Bewegungen eingebunden wird. Klettern, handwerkliche Tätigkeiten oder Garten- und Hausarbeit bieten ideale Möglichkeiten, die trainierte Kraft direkt in funktionale Bewegungen umzusetzen.

Eine starke Hand erfordert vielseitiges Training – von Maximalkraft über Schnellkraft bis hin zur Reaktionsfähigkeit. Wer regelmäßig trainiert und das Gelernte im Alltag einsetzt, profitiert von einer belastbaren, ausdauernden und funktionellen Handkraft (Abb. 7.2).

> **Beispiel**
>
> Frau Musterfrau hat bemerkt, dass sie zu Hause kaum eine Lebensmittelverpackung öffnen kann – und das ärgert sie gewaltig. Sie mag es nicht, immer ihre Tochter um Hilfe bitten zu müssen. „Und was, wenn ich im Restaurant die schwere Eingangstür nicht aufbekomme, weil der Türknauf so schwer zu drehen ist? Dann steh' ich da, als wäre ich eine uralte Frau ...", sagt sie sichtlich erzürnt.
>
> „Und das möchte ich ändern!", sagt sie und wartet auf die Antwort ihrer Therapeutin. Doch die kommt nicht, die Therapeutin steht nur auf und holt zwei pinkfarbene Gummieier, die bequem in der Hand gehalten und gedrückt werden können.

„Also los", sagt die Therapeutin aufmunternd. „Wir beide drücken das Ei zuerst mit der rechten Hand so fest wie möglich, aber bitte achten Sie darauf, dass es gleichzeitig nicht zu sehr weh tut. Wir wollen die Muskulatur aktivieren, ohne sie zu überlasten."

Beide drücken, was das Zeug hält, und zählen dabei bis 10. „Können Sie noch?", fragt die Therapeutin. „Dann bis 20, geht immer noch? Dann bis 30. Bravo!" Die erste Phase ihres Handkrafttrainings zielt auf die Verbesserung der Maximalkraft der Hand, genau die braucht Frau Musterfrau ja zum Türöffnen. Die Übung dauert nur kurz, denn die maximale Handkraft baut sich rasch ab. Zur Belohnung für die ungewohnte Kraftanstrengung wird das Ei jetzt zu einem Faszienroller umfunktioniert, und die Therapeutin rollt mit beiden Handballen genüsslich über das Ei. Frau Musterfrau macht es nach und grinst: „Ein echtes Ei wäre jetzt schon kaputt, das wäre eine ziemliche Sauerei!"

„Aber zurück zum Training – und jetzt geht's ans Tempo, für Ihre Schnellkraft!", sagt die Therapeutin. „Wir drücken jetzt so schnell und so oft wie möglich. Wir stellen den Timer auf 30 Sekunden. Los geht's: 1, 2, 3, 4, 5, 6, 7, 8, 9 …" Es ist unglaublich: Frau Musterfrau merkt, wie ihr Gehirn schneller arbeiten will, aber die Hand trotz dieses Befehls langsamer wird. „Ganz normal", sagt die Therapeutin. „Wir üben weiter, und mit jedem Mal wird's besser."

„Ich freu mich schon auf Ostern", sagt Frau Musterfrau. „Dann werde ich die Eier einfach zerdrücken, da wird die Familie staunen!" „Natürlich, so wird's sein!", lacht die Therapeutin. „Und erst der Osterhase …" ◄

---

Eine leistungsfähige Hand erfordert Maximalkraft, Ausdauer, Schnellkraft und reaktive Anpassungsfähigkeit. Gezieltes Training stärkt die extrinsische und intrinsische Muskulatur, stabilisiert das Handgelenk und optimiert die Kraftübertragung. Durch isometrische, konzentrische und exzentrische Reize wird die neuromuskuläre Kontrolle verbessert, was funktionelle Bewegungen im Alltag effizienter und sicherer macht. Eine differenzierte Belastungssteuerung fördert die nachhaltige Handkraftentwicklung und trägt zur Prävention von Funktionsstörungen bei.

## 7.3  Beweglichkeit – und physiologische Grundlagen

▶ **Beweglichkeitstraining – was bedeutet das eigentlich?** Einfach nur bewegen, so oft wie möglich üben und darauf hoffen, dass sich die Beweglichkeit von selbst verbessert? Oder braucht es ein gezieltes Konzept, das anatomische, neurophysiologische und biomechanische Prinzipien berücksichtigt? In diesem Abschnitt wird diesen Fragen nachgegangen und erläutert, welche Strategien tatsächlich zu nachhaltiger Beweglichkeit führen.

Für eine erfolgreiche und gezielte funktionelle Bewegungstherapie ist fundiertes Wissen über die Handanatomie sowie über Bewegungs- und Trainingslehre unerlässlich. Handtherapeutinnen spielen dabei eine zentrale Rolle, indem sie Patientinnen nicht nur behandeln, sondern sie auch in die Prinzipien der Bewegungsedukation einführen. Dieser integrative Ansatz kombiniert das Verständnis der Gelenkmechanik mit praktischen Bewegungsübungen. Durch diesen edukativen Ansatz werden Therapeutinnen zu kompetenten Coaches, die Patientinnen befähigen, selbstständig zu trainieren und zu Expertinnen für ihre eigenen Gelenke zu werden.

Ein zentraler Aspekt der Bewegungsedukation ist das Verständnis der muskulären Anatomie: Patientinnen erfahren, wo die jeweiligen Muskeln im Körper liegen und an welchen Knochen sie ansetzen, wie ihre Sehnen verlaufen und welche Funktion sie erfüllen – sei es Beugung, Streckung oder die Stabilisierung des Gelenks. Sie lernen zudem, die beteiligten Muskeln am eigenen Körper zu lokalisieren und während der Bewegung gezielt auf deren Aktivität zu achten. Zudem wird das Zusammenspiel von Muskeln, Sehnen und weiteren anatomischen Strukturen wie Gelenken, Bändern und Faszien innerhalb der gesamten weiterlaufenden Bewegungskette erklärt.

Ein weiterer wesentlicher Bestandteil der Bewegungsedukation ist das Verständnis des Gelenkaufbaus. Patientinnen erfahren, welche Knochen an der Bewegung beteiligt sind, wie diese miteinander in Verbindung stehen und welche Gelenkflächen eine funktionelle Einheit bilden. Dabei wird veranschaulicht, welche Form die Knochen aufweisen, wie der Gelenkspalt strukturiert ist und welche Bänder zur Stabilisierung der Bewegung beitragen. Ebenso wird erläutert, in welche und in wie viele Richtungen sich das Gelenk bewegen kann und welche Faktoren, wie Gelenkkapseln oder knöcherne Begrenzungen, den Bewegungsumfang bestimmen.

Patientinnen lernen darauf aufbauend, ihr verletztes Gelenk gezielt zu stabilisieren und zu mobilisieren, um die Beweglichkeit zu verbessern und gleichzeitig Überlastungen oder Fehlbelastungen zu vermeiden. Dies fördert das Verständnis für die eigenen Bewegungen und schärft das Bewusstsein für gesunde, effiziente Bewegungsabläufe. Gleichzeitig hilft die Bewegungsedukation dabei, Kompensationsmechanismen zu erkennen und langfristig zu korrigieren.

Ebenso entscheidend ist das Wissen um das Endgefühl eines Gelenks, wenn es bis an sein Bewegungsende geführt wird. Ein Gelenk bewegt sich zunächst locker, doch je weiter es bewegt wird, desto fester wird das Bewegungsendgefühl. Am Ende ist ein federndes, danach ein festes Endgefühl erreicht. An diesem Punkt ist ein klarer Anschlag spürbar, und selbst durch Nachdrücken lässt sich der Bewegungsumfang nicht weiter ausdehnen. Wenn Personen immer nur im lockeren Bewegungsradius üben und das feste Endgefühl meiden, kann sich der Bewegungsradius kaum verbessern.

Das Prinzip „Use it or lose it" kommt hier zum Tragen: Wird das Gelenk nur selten bis zum festen Bewegungsende geführt, geht dieser Radius mit der Zeit verloren. Um ihn wiederzugewinnen, muss das Gelenk regelmäßig bis zum tatsächlichen Ende im festen Endgefühl bewegt werden. Dies kann einerseits aktiv durch den Einsatz der eigenen Muskelkraft und andererseits passiv geschehen, indem das

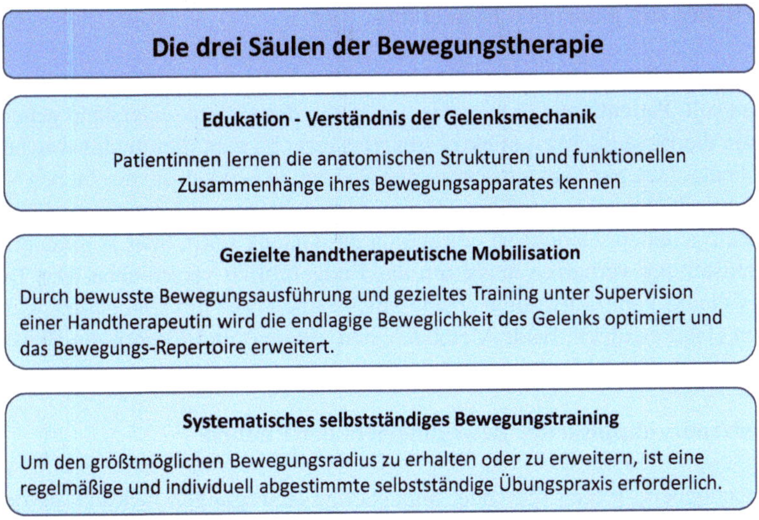

## 7.4 Trainingsideen für bewegliche Hände

**Die drei Säulen der Bewegungstherapie**

**Edukation - Verständnis der Gelenksmechanik**
Patientinnen lernen die anatomischen Strukturen und funktionellen Zusammenhänge ihres Bewegungsapparates kennen

**Gezielte handtherapeutische Mobilisation**
Durch bewusste Bewegungsausführung und gezieltes Training unter Supervision einer Handtherapeutin wird die endlagige Beweglichkeit des Gelenks optimiert und das Bewegungs-Repertoire erweitert.

**Systematisches selbstständiges Bewegungstraining**
Um den größtmöglichen Bewegungsradius zu erhalten oder zu erweitern, ist eine regelmäßige und individuell abgestimmte selbstständige Übungspraxis erforderlich.

**Abb. 7.3** Die drei Säulen der Bewegungstherapie

Gelenk mithilfe der anderen Hand bewegt wird. Nur so wird das Gelenk „trainiert", seinen Bewegungsumfang gezielt zu erweitern und langfristig zu erhalten. Die Bewegungsedukation führt schließlich zur Anleitung gezielter Übungen, die auch auf die spezifischen Bereiche des Bewegungsrepertoires abgestimmt sind.

Was ist das nun genau, das Bewegungsrepertoire?

Es beschreibt alle möglichen Bewegungsvariationen eines Gelenks. Ein Gelenk kann sowohl schnelle als auch langsame Bewegungen ausführen, kurze oder endgradige Bewegungen, oder einfach nur stabil in einer bestimmten Stellung gehalten werden. Es sind kurze, wippende, langsame, schnelle, pendelnde, kreisende, federnde, schwingende, oszillierende und gleitende Bewegungen möglich. Weitere Bewegungsvarianten innerhalb dieses Spektrums umfassen ruckartige, kraftvolle, rhythmische oder koordinativ anspruchsvolle Bewegungen. Ein Gelenk kann sich mühelos gegen geringe Widerstände oder die Schwerkraft bewegen, aber auch gezielt gegen starken Widerstand arbeiten. Um eine adäquate Gelenkbeweglichkeit wiederherzustellen, müssen alle genannten Bewegungsvariationen gezielt angesprochen werden. Dies erfordert ein systematisches Training, das sowohl den maximalen Bewegungsradius als auch das gesamte Bewegungsrepertoire fördert (Abb. 7.3).

### 7.4 Trainingsideen für bewegliche Hände

Das Ziel der Bewegungsübungen besteht darin, den Bewegungsradius und das Bewegungsrepertoire der betroffenen Gelenke zu erweitern. Bewegungstraining kann in verschiedene Kategorien unterteilt werden, die systematisch aufeinander aufbauen.

1. **Erlernen des passenden Endgefühls**

Ein wichtiger Aspekt ist das Erlernen des passenden Endgefühls, in dem trainiert werden soll. Patientinnen lernen, wie weit sie in den Gelenkwiderstand gehen können, um die Beweglichkeit effektiv zu verbessern. Es geht darum, das weiche Endgefühl eines Gelenks in einen erweiterten Bewegungswinkel zu verschieben – durch das klassische Dehnen. Hierbei wird eine Endposition eingenommen und über längere Zeit gehalten. Geduld ist gefragt, da das Gelenk sanft, aber kontinuierlich in der Endstellung verharren muss, um das Endgefühl zu verschieben. Das Dehnen eines Gelenks kann aktiv durch eigene Muskelarbeit oder mit Unterstützung der gesunden Hand erfolgen; beide Methoden sind effizient und fördern die Beweglichkeit sowie die Gelenkfunktion.

2. **Federnde, impulsartige Bewegungen in der Endlage**

Anschließend folgen federnde, impulsartige Bewegungen in Richtung des Bewegungsendes. Die Endposition wird gehalten, und es wird aktiv nachgewippt. Ziel ist es, die Muskelkontraktionen und die dafür notwendige Muskelkraft in der Endlage zu trainieren sowie die endgradigen Bewegungsanforderungen wieder zu automatisieren.

3. **Integration aller Bewegungsvarianten und -richtungen:** Der gezielte Wechsel zwischen verschiedenen Bewegungsrichtungen und Bewegungstempi, das bewusste Halten der Bewegungsenden über längere Zeit sowie der rhythmische rasche Wechsel von möglichen Gelenkpositionen sind weitere essenzielle Bestandteile des Bewegungstrainings.
4. **Erweiterung durch eine endgradige Kraftkomponente**

Um die Stabilität und Kontrolle in der maximalen Bewegungsreichweite am jeweiligen Bewegungsende zu verbessern, wird eine Kraftkomponente hinzugefügt. Dies geschieht durch Übungen mit Widerstand, z. B. mit einem Theraband, einer Hantel oder einer Kettlebell. Die Kraftübungen werden in der maximalen Bewegungsreichweite durchgeführt, um sowohl Mobilität als auch Kraft aufzubauen. Die beteiligte Muskulatur wird gezielt trainiert, um das Gelenk souverän in die Endlage zu ziehen und dort zu stabilisieren. Denn oft ist ein Gelenk passiv schon weiter beweglich, als es durch seine Muskulatur aktiv bewegt werden kann.

Durch die Kombination von Kraft- und Ausdauerübungen sowie den gezielten Einsatz impulsiver oder beschleunigender Bewegungen wird das bestmöglich weiche Endgefühl gefördert und eine ganzheitliches, vielseitige Bewegungsrepertoire unterstützt (Abb. 7.4).

Um das selbstständige Üben gezielt anzuleiten, wird eine Checkliste mit einer Schritt-für-Schritt-Aufschlüsselung der Bewegungsübungen in der Handtherapie bereitgestellt.

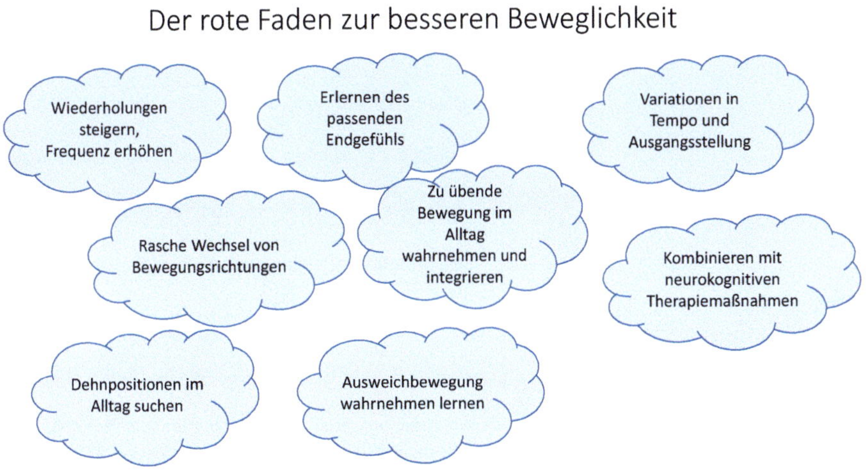

## Der rote Faden zur besseren Beweglichkeit

- Wiederholungen steigern, Frequenz erhöhen
- Erlernen des passenden Endgefühls
- Variationen in Tempo und Ausgangsstellung
- Rasche Wechsel von Bewegungsrichtungen
- Zu übende Bewegung im Alltag wahrnehmen und integrieren
- Kombinieren mit neurokognitiven Therapiemaßnahmen
- Dehnpositionen im Alltag suchen
- Ausweichbewegung wahrnehmen lernen

**Abb. 7.4** Der rote Faden zur besseren Beweglichkeit

**Schritt für Schritt zur freien Gelenkbeweglichkeit**

1. Erlernen, wie und in welche Richtungen die betroffenen Gelenke bewegt werden können.
2. Beobachten, welche Muskelgruppen beteiligt sind und wo sich der dafür benötigte Muskelbauch anspannen muss.
3. Zügiges rasches Bewegen im Richtungswechsel: z. B. Beugen – Strecken des Handgelenks.
4. Exaktes Einnehmen der Endposition des Gelenkes und diese über mehrere Sekunden halten, während der Muskelzug in die entsprechende Richtung langsam und kontinuierlich verstärkt wird.
5. Einbeziehen der Kraftkomponente durch das Trainieren gegen Widerstand wie Gewichte oder Therabänder.
6. Aktives impulsartiges Nachwippen in die jeweilige Endposition.
7. Auslockern und Belohnen.
8. Lockere, flüssige multidirektionale Bewegungen mit einem dynamischen Tempo für mehr Flexibilität und Kontrolle über das Gelenk.
9. Kombination und Wechsel zwischen verschiedenen Bewegungsrichtungen und dem Bewegungstempo: 3 schnelle Streckungen, 2 langsame Beugungen, 4 schnelle Streckungen, eine ganz langsame Beugung.
10. Anleitung des "Handgelenkachters, einer Übung aus der Spiraldynamik, die verschiedene Bewegungsrichtungen kombiniert, um das Bewegungsgefühl zu schulen, die Koordination zu verbessern und die Sensomotorik zu fördern.

**Abb. 7.5** Verben, die eine bewegliche Handfunktion beschreiben

Beugen, strecken, drehen, abspreizen, ausrollen, umgreifen, dehnen, umschließen, überstrecken, aufbiegen, knicken, einrollen, ausklappen, umdrehen, aufrichten, spreizen, entlangstreichen, zusammenführen, biegen, einknicken, rotieren, absenken, nachgeben, schwenken, pendeln, schaukeln, kreisen, ausgleichen, nachfedern, ausstreichen, ausholen, abtauchen, ausstrecken,

Beweglichkeit entsteht nicht zufällig – sie muss gezielt erarbeitet werden. Die besten Ergebnisse lassen sich durch ein vielseitiges Training erzielen, das verschiedene Ansätze kombiniert. Das statische Halten der Endposition trägt dazu bei, den Bewegungsradius schrittweise zu erweitern, während federnde Bewegungen in der Endlage die Gelenksteuerung und die Wahrnehmung der Bewegungsgrenzen verbessern. Ergänzend stabilisiert Krafttraining in der maximalen Bewegungsreichweite das Gelenk, indem es die beteiligte Muskulatur gezielt kräftigt. Schließlich fördern Variationen in Tempo, Richtung und Widerstand die Anpassungsfähigkeit und Bewegungsqualität, wodurch sich der Bewegungsspielraum optimal nutzen und langfristig erhalten lässt (Abb. 7.5).

### Beispiel

Frau Musterfrau sitzt ihrer Handtherapeutin gegenüber – sie sind sich bereits vertraut. Ihr kleiner Finger lässt sich nach einer Beugesehnenverletzung nicht mehr vollständig zur Faust beugen. Die Hälfte seines gesunden Bewegungsradius gelingt ihr flüssig und problemlos – ein Bereich, den sie im Alltag oft nutzt. Doch dann stoppt der Finger abrupt etwa 3 Zentimeter vor der Hohlhandberührung. Die volle Faust hat sie danach nicht weiter trainiert, weil sie nicht wusste, wie. „Es nützt ja eh nix", zuckt sie mit den Schultern. Sie beschreibt den Finger als „schwammig und fremd", und ihre Sehne fühle sich „blockiert und bockig" an.

Zusätzlich hat sie immer wieder gehört, dass die Sehnenheilung komplex sei und eine Ruptur drohen könnte. Daher traut sie sich auch nicht wirklich, den Finger mit Nachdruck zur Faust zu beugen. Trotz dieser Resignation steht für sie fest: Sie möchte die volle Faust erreichen. Beim Aufsammeln von Münzen rutschen ihr nämlich die kleinen Centstücke auf der Kleinfingerseite aus der Faust – das soll sich ändern. Sie weiß nur noch nicht wie.

Das lässt sich ändern, denkt auch ihre Handtherapeutin, nachdem ihr das Problem geschildert wurde. „Zuerst bewege ich Ihren Finger passiv durch und bereite das Bindegewebe mit sanften Massagen und knetenden Gewebstechniken vor", erkläre sie. „Denn ein geschmeidig beweglicher Finger lässt sich leichter von seiner Sehne führen – besonders, wenn diese nach einer Beugesehnenverletzung nicht optimal gleitet."

Und schon geht es los mit der ersten Übung: die Hakenfaust. Das Grundgelenk bleibt gestreckt, während sich die Fingergelenke wie ein Haken einrollen. „Das Besondere? Die Beugesehnen gleiten nicht synchron, sondern versetzt", erklärt die Handtherapeutin. „Normalerweise arbeiten sie gleichzeitig und gleiten zusammen. Hier jedoch spannt sich zuerst die Sehne des Endgelenks an, und danach rutschen beide Sehnen geschmeidig aneinander vorbei."

Die Bewegung wird geduldig wiederholt, die Fingergelenke wippen immer wieder in die Hakenstellung. Dann folgt das nachdrückliche Halten der Endstellung auf Zug – die Sehne spannt sich an und dehnt sich bis ans gefühlte Ende ihrer Beweglichkeit. Auch wenn sich der Finger nicht rührt, bleibt die Muskelspannung bestehen. Das Bewegungsende wird bewusst erspürt, stetig mehr Zug auf die Sehnen gebracht und gehalten – selbst wenn immer noch keine weitere Bewegung mehr möglich ist. Einfach weiterhalten. Und dann das Ganze von vorn – nach dem Prinzip: „Eat, sleep, repeat".

Eine echte Herausforderung. Schweißperlen treten auf die Stirn von Frau Musterfrau. „Hätte nie gedacht, dass Fingerbeugen so anstrengend sein kann." Sie bleibt konzentriert, auch wenn sie insgeheim fürchtet, ihre Sehne könnte unter der Belastung nachgeben. Doch mit ihrer Therapeutin an der Seite wagt sie mehr.

Bevor die Hand sich verkrampft, folgt die wohlverdiente Pause. Lockern, wackeln, durchatmen. Die Gelenke entspannen, die Finger ausschütteln – bereit für die nächste Runde.

Nun folgt eine neue Herausforderung: das schnelle Schließen der Hand zur Faust, ohne auf den verletzten kleinen Finger zu achten. Der Fokus liegt auf der gesunden Hand, die die Bewegung synchron ausführt und als Vorbild dient. Wie sich der kleine Finger verhält, ist dabei nebensächlich – er soll entspannt mitgenommen werden. Dieser neurokognitive Therapieansatz bewirkt zweierlei: Zum einen bleibt die verletzte Hand bewusst im Hintergrund, wodurch Frustration reduziert wird. Zum anderen wird die Bewegung leichter verinnerlicht, da das Tempo der Übung sie automatisiert. Der Finger passt sich der „Gruppe", also den gesunden Fingern, an.

Frau Musterfrau muss lächeln – sie hat es verstanden. Die volle Faust wird ihr nicht geschenkt, sie wird sie sich erarbeiten: präzise, mutig, konsequent. ◀

## 7.5 Quiz zu Gelenkbeweglichkeit und Kraft

1. *Was ist das Ziel von gezielten Bewegungsübungen zur Verbesserung der Gelenkbeweglichkeit?*
   a) Die Muskeln zu stärken
   b) Den Bewegungsradius der Gelenke zu vergrößern
   c) Die Gelenke vollständig zu immobilisieren
2. *Was bedeutet das Konzept der „Bewegungsedukation" in der Handtherapie?*
   a) Ein besseres Verständnis für Bewegungsrichtung und -mechanik zu entwickeln
   b) Das Gelenk nur passiv zu bewegen
   c) Die Bedeutung der Muskelkraft zu ignorieren
3. *Welches Prinzip beschreibt, dass Gelenke regelmäßig bis an ihr Bewegungsende bewegt werden müssen, um ihre Beweglichkeit zu erhalten?*
   a) „Use it or lose it."
   b) „Practice makes perfect."
   c) „No pain, no gain."
4. *Welche Muskeln sind die Hauptakteure für die grobe Finger- und Faustkraft?*
   a) M. biceps brachii und M. triceps brachii
   b) Mm. flexor digitorum profundus, flexor digitorum superficialis und die Daumenbeuger
   c) Die Muskeln des Handrückens
5. *Wie können beide Muskelfasertypen (langsame und schnelle Fasern) im Handkrafttraining effektiv angesprochen werden?*
   a) Durch Halten einer festen Faust und langsames Dehnen der Finger
   b) Durch isometrisches Faustschlusstraining mit Maximalkraft und schnelles, wiederholtes Schließen der Hand
   Durch rein statische Übungen ohne Widerstand

Lösungen: 1 b, 2 a, 3 a, 4 b, 5b

## Literatur

Buchbauer, J., Steininger, K., & Eisenlauer, H.-G. (2016). *Funktionelles Kraftaufbautraining in der Rehabilitation: Komplette Trainingsprogramme* (7., kompl. überarb. Aufl.). Elsevier/Urban & Fischer.

Ferrauti, A. (Hrsg.). (2020). *Trainingswissenschaft für die Sportpraxis: Lehrbuch für Studium, Ausbildung und Unterricht im Sport* (1. Aufl.). Springer. https://doi.org/10.1007/978-3-662-58227-5

Hirt, B., Seyhan, H., Wagner, M., & Zumhasch, R. (Hrsg.). (2015). *Anatomie und Biomechanik der Hand* (3. Aufl., S. b-002-101341). Thieme. https://doi.org/10.1055/b-002-101341

Hüter-Becker, A., Betz, U., & Heel, C. (Hrsg.). (2013). *Das neue Denkmodell in der Physiotherapie. Band 1: Bewegungssystem* (3. Aufl.). Thieme.

Prometheus, LernAtlas der Anatomie (Allgemeine Anatomie und Bewegungssystem, 2005). Thieme.

Schnabel, G., Harre, D., & Krug, J. (Hrsg.). (2014). *Trainingslehre – Trainingswissenschaft: Leistung – Training – Wettkampf* (3., akt. Aufl.). Meyer & Meyer. https://doi.org/10.5771/9783840310768

Tittel, K., Seidel, E. J. (2016). *Beschreibende und funktionelle Anatomie* (16., überarb. u. erw. Aufl.). KIENER.

Zumhasch, R., Wagner, M., Klausch, S., & Hirt, B. (Hrsg.). (2012). *Anatomie und Biomechanik der Hand* (2., überarb. Aufl.). Thieme. https://doi.org/10.1055/b-002-37769

# Funktionstraining – Geschicklichkeit und Sensibilität für flinke Finger

8

Geschicklichkeit und Spüren sind zwei weitere Grundpfeiler jeder funktionellen Handbewegung. Während Geschicklichkeit die Fähigkeit beschreibt, präzise, koordinierte Bewegungen auszuführen, ermöglicht das Spüren die Wahrnehmung von Berührung, Druck und Textur, um diese Bewegungen gezielt zu steuern. Besonders in der Rehabilitation oder nach Verletzungen ist das Zusammenspiel beider Faktoren essenziell, um Feinmotorik, Tastwahrnehmung und Handkontrolle im Alltag wiederherzustellen.

## 8.1 Geschicklichkeit und physiologische Grundlagen

▶ Trailer   Stellen Sie sich vor, Sie stehen an der Kasse und möchten eine kleines Centstück aufheben – doch Ihre Finger sind zu ungeschickt. Es gelingt Ihnen nicht, die Münze vom Verkaufspult abzuheben, bis sie schlussendlich davonrollt. Gefühlt sind alle Augen auf Ihre Hand gerichtet, und Sie werden schrecklich nervös.

Dann ist Feinmotoriktraining angesagt – doch es ist weit mehr als eine Nebensache in der Handtherapie. Oft wird es unterschätzt oder belächelt, weil es auf den ersten Blick nicht so eindrucksvoll wirkt wie eine Kniebeuge mit einer schweren Langhantel auf dem Rücken.

Dieses Kapitel zeigt, warum Feinmotoriktraining keine Zeitverschwendung ist, sondern essenziell für eine gut funktionierende Hand. Erfahren Sie, welche Faktoren die Feinmotorik beeinflussen, warum moderne Gewohnheiten sie oft unbemerkt vernachlässigen und welche ge-

---

**Ergänzende Information** Die elektronische Version dieses Kapitels enthält Zusatzmaterial, auf das über folgenden Link zugegriffen werden kann [https://doi.org/10.1007/978-3-662-71175-0_8]

© Der/die Autor(en), exklusiv lizenziert an Springer-Verlag GmbH, DE, ein Teil von Springer Nature 2025
A. Moser, *Die Handtherapie*, https://doi.org/10.1007/978-3-662-71175-0_8

zielten Übungen dabei helfen, diese Fähigkeit zu erhalten oder wiederzuerlangen.
Feinmotorik ist trainierbar, und das Beste daran? Die effektivsten Übungen sind oft die unscheinbarsten. Denn Präzision ist keine Selbstverständlichkeit.

Was, wenn die Hand nicht mehr so geschickt ist wie gewohnt? Wenn der Nine Hole Peg Test auffällig langsam und der Moberg Picking-Up Test erst gar nicht durchführbar ist – wenn die Finger unkoordiniert arbeiten, die Gelenke zu träge reagieren und die Muskeln verkrampfen?

Feinmotorik bezeichnet die präzise und koordinierte Bewegung kleiner und großer Muskeln, insbesondere der Finger und Hände, zur Ausführung komplexer Aufgaben. Sie spielt eine entscheidende Rolle im Alltag und ist für Tätigkeiten wie Schreiben, Schneiden, Knöpfen, Tippen und viele kreative Handarbeiten unerlässlich. Feinmotorische Fähigkeiten entwickeln sich durch wiederholte Übung und Erfahrung, wobei das Gehirn durch sensorische Rückmeldungen lernt, diese Bewegungen zu automatisieren und effizient auszuführen.

Ein wichtiger Aspekt der Feinmotorik ist die Hand-Auge-Koordination, bei der visuelle Wahrnehmung und motorische Kontrolle zusammenarbeiten, um präzise Bewegungen zu ermöglichen. Damit die Feinmotorik optimal funktioniert, müssen die Gelenke frei beweglich sein, die Muskeln über ausreichend Kraft verfügen und schnell kontrahierende Fasern reaktive und präzise Bewegungen ermöglichen. Gleichzeitig sind ausdauernde Muskelfasern erforderlich, um auch langanhaltende feinmotorische Aufgaben mühelos zu bewältigen. Es ist entscheidend, dass die Geschwindigkeit der Bewegungen in den kleinen Fingergelenken trainiert wurde und die dafür nötigen Muskeln die gewünschte Leistungsfähigkeit bieten können, um die geforderten schnellen und präzisen Gelenkbewegungen auszuführen. Dabei arbeiten die intrinsische Handmuskulatur, die für differenzierte Bewegungen zuständig ist, und die extrinsische Unterarmmuskulatur, die Kraft und Stabilität liefert, eng zusammen.

Feinmotorik beruht auf dem präzisen Zusammenspiel von Nervensystem, Muskulatur freier Gelenkbeweglichkeit und sensorischem Feedback. Rezeptoren in den Fingerkuppen erfassen Berührungen, Golgi-Sehnenorgane und Muskelspindeln regulieren die Muskelspannung, und propriozeptive Signale aus den Gelenkkapseln geben Rückmeldung über die Fingerstellung im Raum. Nur durch diese enge Verzahnung von Motorik und Sensorik lassen sich exakte und feine Bewegungen ausführen (Ferrauti, 2020).

Das Nervensystem passt sich an neue Anforderungen an, ein Prinzip, das als neuronale Plastizität bekannt ist. Wiederholtes Training führt zu einer verbesserten kortikalen Repräsentation jedes einzelnen Fingers, einer effizienteren Muskelrekrutierung und einer gesteigerten sensorischen Wahrnehmung. Feinmotorik ist daher keine statische Fähigkeit, sondern entwickelt sich durch gezielte Nutzung und Übung kontinuierlich weiter.

## 8.1 Geschicklichkeit und physiologische Grundlagen

In der frühen Kindheit werden feinmotorische Fähigkeiten durch alltägliche Aktivitäten wie Malen, Basteln oder das Spielen mit Bauklötzen gefördert. Mit zunehmendem Alter werden diese Fähigkeiten weiter verfeinert, besonders durch nötige Arbeiten wie das Schneiden von Gemüse, das Kneten von Teig oder das Verzieren von Torten. Handarbeiten wie Stricken, Häkeln, Sticken oder Nähen fordern die Finger und Hände heraus, auch die Gartenarbeit, etwa das Pflanzen von Blumen, das Umpflanzen von Setzlingen oder das Schneiden von Pflanzen, trägt zur Weiterentwicklung der Feinmotorik bei.

Störungen der Feinmotorik können durch verschiedene Faktoren verursacht werden, wie zum Beispiel durch Verletzungen, Krankheiten oder einfach nur durch mangelnde Übung. Wenn Gelenke aufgrund einer Fraktur oder Sehnenverletzung eingeschränkt oder mit verminderter Kraft bewegt werden können, beeinträchtigt das die Feinmotorik. Verletzungen der Fingernerven können dazu führen, dass das Spüren in den Fingern eingeschränkt ist oder vollständig verloren geht und dass somit das Feedback für die Feinmotorik ausfällt. Auch Erkrankungen wie Polyneuropathie oder das Karpaltunnelsyndrom können das Empfinden in den Fingern reduzieren, wodurch die Feinmotorik maßgeblich beeinträchtigt wird. Ebenso können chronische Erkrankungen wie etwa Arthrose oder Rheuma, die zu steifen und schmerzhaften Fingergelenken führen, das gesamte Bewegungsspektrum der Hand einschränken und natürlich auch die Feinmotorik.

Bei Menschen, die bereits seit jungen Jahren vermehrt digitale Geräte nutzen und daher weniger mit der Hand schreiben als vorherige Generationen, kann die natürliche Entwicklung feinmotorischer Fertigkeiten weniger ausgeprägt sein. Ähnliche Auswirkungen können sich durch veränderte Alltagsgewohnheiten ergeben, wie zum Beispiel das Kaufen von neuen Socken statt des Stopfens eines Loches oder die vermehrte Nutzung von Küchenmaschinen wie eines Thermomix anstelle des manuellen Schneidens und Zubereitens von Lebensmitteln. Traditionelle handwerkliche oder manuelle Tätigkeiten, die früher alltäglich waren, werden heutzutage seltener ausgeführt und fördern somit nicht mehr automatisch die Feinmotorik in der Jugend – einer entscheidenden Phase, in der diese Fähigkeiten durch Wiederholung gefestigt werden sollten.

Doch was bedeutet das für die Entwicklung und den Erhalt feinmotorischer Fertigkeiten?

Um diese zu bewahren oder gezielt zu verbessern, sind spezifische Übungen erforderlich, die sowohl die Beweglichkeit der Finger als auch die Koordination zwischen den Fingern und dem Handgelenk trainieren. Jedoch kann beobachtet werden, dass feinmotorische Übungen oft als trivial oder sogar lächerlich empfunden werden – nicht zuletzt, weil sie häufig mit Tätigkeiten assoziiert werden, die als „weiblich" oder wenig spannend gelten.

Aufgaben wie das Einfädeln eines Fadens, das Sortieren von Münzen oder das Schneiden von Küchenkräutern wirken im Vergleich zu Langhanteltraining oder Kettlebell-Schwüngen wenig attraktiv. Daher wird das Feinmotoriktraining in der Trainingstherapie oft als „Stiefkind" behandelt. Die Praxis zeigt jedoch, dass genau diese unterschätzten Fertigkeiten im Alltag entscheidend sind – niemand möchte unbeholfen wirken, wenn es darum geht, eine Münze an der Kasse aufzunehmen

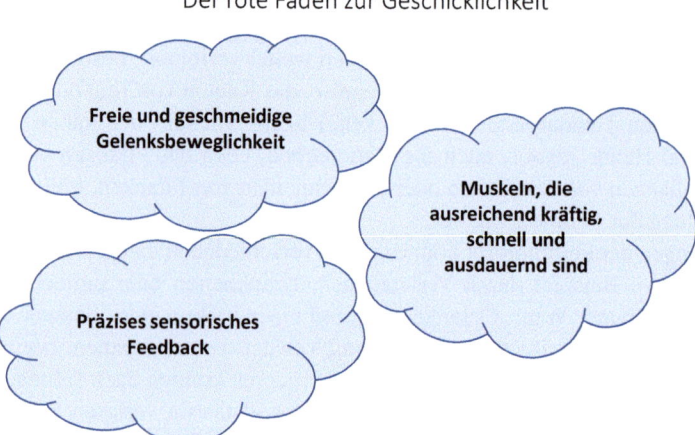

**Abb. 8.1** Der rote Faden zu geschickten Fingern

oder mit präzisen Hand- und Fingerbewegungen beim Chinesen mit Stäbchen Sushi zu essen. Letztlich zeigt sich, dass die Feinmotorik weit mehr ist als nur eine „Nebensache" im Training, sie bildet die Grundlage für die präzise und verlässliche Ausführung zahlreicher alltäglicher Handlungen (Abb. 8.1).

## 8.2 Vielfältige Trainingsideen für geschickte Finger

Feinmotoriktraining – was bedeutet das genau? Muss wirklich jede oder jeder in der Kindheit stricken und Perlen auffädeln oder nach einer Verletzung oder Erkrankung an Hand und Fingern Äpfel schälen, Kekse verzieren oder Gartenkräuter zerkleinern? Nein, nicht zwingend!

Feinmotoriktraining umfasst gezielte Übungen zur Verbesserung der Präzision, Koordination und Beweglichkeit der Finger und Hände. Dabei kann das Training sowohl nach dem Top-down- als auch nach dem Bottom-up-Ansatz erfolgen. Während Top-down-Ansätze direkt komplexe feinmotorische Alltagsbewegungen trainieren – etwa die Durchführung zuvor genannter Alltagstätigkeiten –, setzt ein Bottom-up-Ansatz bei grundlegenden, aus einer zielgerichteten Tätigkeit extrahierten Bewegungsmustern an. Ein Beispiel hierfür ist das isolierte Aufsammeln kleiner Gegenstände ohne funktionellen Handlungskontext, allein zum Üben.

Die Akzeptanz solcher Übungen hängt stark von der Person, ihren Erfahrungen und Wertvorstellungen ab. Sie ist oft höher, wenn sich die Aufgaben an standardisierten Assessments orientieren, die bereits zur Erfassung der Feinmotorik eingesetzt wurden. Das Aufsammeln kleiner Teile ohne direkten Alltagsbezug – etwa Unterlegscheiben, Schrauben, Muttern etc. – ist aus solchen Tests bekannt und wird daher als relevanter empfunden. Werden diese Übungen unter Zeitdruck durchgeführt, entsteht zusätzlich ein Wettkampfgeist, da viele versuchen, ihre Geschwindigkeit zu steigern.

Gerade weil solche Aufgaben messbar sind – etwa durch Zeitlimits oder Zählwerte –, werden sie von manchen Personen besser akzeptiert als das Zupfen von Kräutern oder das Auffädeln von Perlen, obwohl diese Tätigkeiten auf denselben feinmotorischen Prinzipien basieren.

Zu Beginn des Feinmotoriktrainings wird die Ausgangssituation durch ein Assessment ermittelt, um den Status der Feinmotorik zu messen. Denn wer weiß, wie es um die eigene Feinmotorik bestellt ist, entwickelt eine intrinsische Motivation, um gezielt an deren Verbesserung zu arbeiten. Aufbauend auf den Ergebnissen dieser Assessments wird eine individuell abgestimmte Trainingstherapie entwickelt, die den spezifischen Bedürfnissen und Interessen der Patientinnen entspricht – denn präzise Analysen und maßgeschneiderte Programme ebnen den Weg zum Erfolg.

**Training grundlegender Bewegungen für die Feinmotorik**
- Beweglichkeits- und Frequenztraining der Finger:

Zunächst werden grundlegende Fingerfertigkeiten geübt, indem die Finger wiederholt gebeugt und gestreckt werden – sowohl einzeln als auch in verschiedenen Kombinationen und in variierenden Tempi. Ähnlich wie beim rhythmischen Abzählen („1, 2, 3, 4, 5") können einzelne Finger oder bestimmte Kombinationen trainiert werden, zum Beispiel Zeige- und Mittelfinger gemeinsam oder nur Daumen und kleiner Finger. Ziel ist es, die Bewegungsfrequenz systematisch zu steigern und die Finger geschmeidiger sowie reaktionsschneller zu machen.

Diese Übungen werden ohne Hilfsmittel durchgeführt und dienen als reine Bewegungsübungen mit Tempovariationen. Sie lassen sich leicht in den Alltag integrieren, beispielsweise während Wartezeiten an der Supermarktkasse oder an einer roten Ampel.

- Koordination und Geschwindigkeitssteuerung:

Ein weiteres Trainingselement ist das wiederholte Öffnen und Schließen der Finger zur Faust in unterschiedlichen Geschwindigkeiten. Dabei wird gezielt mit Tempowechseln gearbeitet, um die Bewegungsvarianz zu fördern. Durch das systematische Wechseln von schnellen und langsamen Faustschlüssen – etwa 3 sehr schnelle, 2 langsame, 4 schnelle, 1 langsamer und wieder 3 schnelle sowie 2 langsame Faustschlüsse – werden diese Bewegungsabfolgen automatisiert. Dies verbessert die Anpassungsfähigkeit der Hand und ermöglicht es, flexibler auf verschiedene Anforderungen zu reagieren.

- Sehnengleitübungen zur Beweglichkeitsoptimierung:

Die bekannten Sehnengleitübungen trainieren nicht nur das reibungslose Gleiten der Sehnen durch ihre Sehnenscheiden, sondern fördern das Bewegungsrepertoire der Finger. Diese Bewegungsmuster werden zunächst langsam ausgeführt und anschließend in gesteigertem Tempo trainiert. Dazu gehören folgende Abfolgen:

- gestreckte Finger – Krallenfinger – Dachposition,
- flache Faust – volle Faust – Hakenfaust,
- Variation der Abfolgen, mit und ohne Blickkontrolle.

**Training mit Übungsgegenständen im Bottom-up-Ansatz**
- Wenn diese Übungen ohne Gerätschaften gut gelingen, wird mit kleinen Übungsobjekten aus dem Alltag weiter trainiert. Der Schwierigkeitsgrad wird dabei schrittweise gesteigert: Zunächst werden größere, dann kleinere Gegenstände manipuliert, wieder mit und ohne Blickkontrolle. Verschiedene Utensilien wie Korken, Unterlegscheiben, Nägel, Büroklammern, Perlen, Münzen und vieles mehr werden in die Faust gesammelt und, ohne sie abzulegen, wieder einzeln heraus sortiert.
- Beim Aufsammeln oder Ablegen kleiner Objekte auf dem Tisch können sowohl die Ablegemuster – etwa 2 rechts, 2 links in eine Schüssel – als auch die Rhythmen variiert werden, um die Bewegungsvielfalt zu fördern. Durch gezielte Tempowechsel, wie 3 schnelle, 2 langsame, 4 schnelle, 1 langsame, werden die Geschicklichkeit der Finger verbessert und die Anpassungsfähigkeit an unterschiedliche Bewegungsgeschwindigkeiten trainiert.
- Um den Trainingseffekt weiter zu steigern, kann mit Tabata-Musik geübt werden – einer speziellen Musik mit festen Intervallen, meist 20 s Belastung und 10 s Pause. Rhythmus und Takt bringen Dynamik ins Training, während mit jedem Durchgang immer mehr kleine Objekte innerhalb der gleichen Zeit in ein Gefäß eingesammelt werden müssen.
- Sich wiederholende komplexere Bewegungsmuster integrieren: Gezielte, repetitive Bewegungen, jedoch immer noch ohne funktionales Handlungsergebnis trainieren.
  - Schrauben, Muttern und Unterlegscheiben in einem bestimmten Muster zusammenbauen,
  - Knöpfe wiederholt öffnen und schließen, Schuhbänder mehrfach binden, einhändig oder unter Zeitdruck,
  - Münzen oder Büroklammern nach Größe oder Wert sortieren und in ein Sparschwein einwerfen,
  - Schachteln öffnen und Schrauben oder Dübel einsortieren, Gläser öffnen und Perlen einsortieren, wieder verschließen,
  - Schlüsselbund auseinandernehmen und neu sortieren.
- Assessments dienen primär der Ermittlung der Ausgangslage und werden in wissenschaftlichen Studien nicht direkt für das Training genutzt, da wiederholtes Üben die Ergebnisse verfälschen und die Validität beeinträchtigen könnte. In der therapeutischen Praxis hingegen kann das Training mit Assessments sinnvoll sein, da die Normzeit als messbarer Richtwert dient. Ein Assessment-Parcours mit Tests wie dem Nine Hole Peg Test, Purdue Pegboard Test oder Moberg Pick-Up Test ermöglicht eine strukturierte Trainingsaufgabe nach dem SMART-

## 8.2 Vielfältige Trainingsideen für geschickte Finger

Prinzip. Ein Post-it mit der Normzeit und eine Stoppuhr dienen als Referenz und steigern den Ehrgeiz. Das klare Ziel, eine bestimmte Zeit zu unterbieten, schafft eine wettbewerbsartige Atmosphäre, die viele zusätzlich motiviert.
- „Variation is king" – dieser Grundsatz ist in diesem Kontext besonders wichtig. Um den Trainingseffekt weiter zu steigern, können nebenbei Rätsel gelöst oder Witze erzählt werden. Die Ablenkung erschwert die Bewegungskontrolle und zwingt das Nervensystem dazu, die Bewegungen effizienter zu automatisieren.

**Integration neurokognitiver Therapieansätze in das Feinmotoriktraining**
- Ein weiterer essenzieller Aspekt ist das Bewusstmachen und Benennen der benötigten Fingerbewegungen. Zum Beispiel kann während eines Trainings mit Schuhbändern die übende Person ihre ausgeführten Bewegungen laut benennen, wie etwa: „Ich ziehe das Band fest" oder „Ich kreuze vorn und beuge dabei den Finger." Dies fördert die kognitive Integration der Bewegungen und steigert das Bewusstsein für die eigene Bewegungsausführung.
- Beobachtung als Lernstrategie ist ein effektiver Ansatz im Bewegungslernen. Ein Beobachtungsvideo kann erstellt werden, in dem die Therapeutin ihre eigene, gesunde Hand bei der zu übenden Aufgabe – beispielsweise dem Schuhbinden – filmt. Entscheidend ist die Perspektive, die es der Übenden ermöglicht, die Hand so zu sehen, als wäre es ihre eigene. Durch wiederholtes Ansehen des Videos kann die Übende die gezeigten Bewegungen gedanklich nachvollziehen und später nachahmen. Beobachten erleichtert das Erlernen von Fingerfertigkeiten, da motorische Abläufe bereits mental verarbeitet werden, bevor sie tatsächlich ausgeführt werden. Dies fördert den Lernprozess und verbessert die Bewegungsausführung.

**Training mit Übungsgegenständen im Top-down-Ansatz**
- Freizeitaktivitäten zur Förderung der Feinmotorik: Basteln mit Papier oder Origami falten, Puzzle oder Modellbausätze zusammensetzen, Fädelspiele oder Handarbeiten wie Sticken oder Stricken, Karten mischen und verteilen.
- Küchentätigkeiten: Kräuter zupfen und fein schneiden, Gemüse schälen und in dünne Streifen schneiden, Äpfel für einen Apfelstrudel schälen, Besteck oder Gläser polieren.
- Garagentätigkeiten: Den Kasten mit Schrauben und Kleinteilen aufräumen, ein Holzwerkstück feilen oder abschleifen, das Auto mit gezielten Handbewegungen polieren, das Fahrrad reinigen und feinmechanische Teile wie Bremszüge nachjustieren (Abb. 8.2).

Zusammenfassend lässt sich sagen, dass Feinmotoriktraining, unterstützt durch individuelle Assessments, eine entscheidende Rolle bei der Wiederherstellung und Verbesserung von Handfunktionen spielt, um die Präzision und Beweglichkeit der Hand im Alltag zu optimieren.

**Abb. 8.2** Verben, die eine geschickte Hand beschreiben

> Schnippen, Sortieren, Einpassen, Fädeln, Zupfen,
> Drücken, Reiben, Balancieren, Tasten, Zwirbeln,
> Flechten, Formen, Kneten, Schrauben, Ausschneiden,
> Ziehen, Streichen, Justieren, Polieren, Wischen,
> Einrollen, Verzieren, Knipsen, Abfitzeln, Abzupfen,
> Einsammeln, Abklauben, Einklemmen, Verriegeln,
> Drehen, Prägen, Ritzen, Verzahnen, Tupfen, Kritzeln,
> Einrasten, Ziselieren, Schichten, Lockern, Abschaben,
> Federn, Spreizen, Haken, Federn, Antippen, Ablösen.

### Beispiel

Fasziniert denkt die Therapeutin noch oft an ihre fast 90-jährige Großmutter. Ihre flinken Finger fliegen über das Papier, während sie schreibt, obwohl sie kaum noch sehen kann. Ihre Oma sitzt entspannt da, plaudert über eine Fernsehsendung und schält gleichzeitig einen Apfel – nicht grob, sondern hauchdünn und kreisförmig, sodass eine zarte, ununterbrochene Spirale entsteht. Mit derselben Geschicklichkeit pflückt sie Pfefferminzblätter und löst Bohnenkerne aus ihren Hülsen. Ihre Fingerfertigkeit ist das Resultat jahrelanger Praxis: Schon als Kind musste die betagte Dame früh im Leben alltägliche Aufgaben unter Zeitdruck bewältigen, wie das Stricken einer Socke vor Schulbeginn. Diese wiederholten Tätigkeiten haben ihre Fingerbewegungen so automatisiert, dass sie auch heute noch feinmotorische Aufgaben präzise und ohne hinzusehen ausführen kann.

Doch nun sitzt ihr in der Handtherapie eine 17-jährige Patientin gegenüber – Frau Musterfrau. Obwohl sie gesund und fit ist, klagt sie über Schmerzen beim Schreiben, insbesondere während längerer Schularbeiten. Nach einer halben Stunde muss sie ihre Hand ausschütteln, doch der Schmerz steigert sich trotzdem weiter. Aufgewachsen mit digitalen Geräten, nutzt sie seit der Volks- bzw. Grundschulzeit regelmäßig Laptop oder Tablet für ihre Schreibaufgaben. Zudem haben sich die Anforderungen an Kinder gravierend verändert. Gemüse wird bereits geputzt und gereinigt gekauft, Socken sind fertig gestrickt und Tee bereits gerupft, getrocknet und in kleinen Säckchen verpackt. Die Fingerbewegungen, die diese Hausarbeiten früher erforderten, entfallen heute oft völlig. Doch genau diese Bewegungen fördern die Automatisierung feinmotorischer Fertigkeiten.

Die Therapeutin beobachtet häufig einen Zusammenhang zwischen unspezifischen Handschmerzen und vermehrtem handschriftlichem Schreiben in einer neuen Schulstufe. Ob dieser Verdacht auch bei Frau Musterfrau zutrifft? Um das herauszufinden, beginnt sie die Therapie mit einem Assessment zur Beurteilung der Feinmotorik – dem Nine Hole Peg Test. Frau Musterfrau benötigt deutlich mehr Zeit, als in der Normwertetabelle angegeben ist. Während sie die Holzstifte in die Löcher steckt, beobachtet die Therapeutin gezielt ihre Fingerhaltung und -bewegungen. Sie stellt fest, dass die Finger nur langsam gebeugt und gestreckt werden und die Bewegungen auf einen kleinen Radius beschränkt sind.

Sie vertieft die Untersuchung mit einem spezifischen Assessment zur Schreibmotorik. Mithilfe einer App, die über einen speziellen Stift Bewegungsfrequenz und Schreibdruck misst, bestätigt sich ihr Verdacht: Frau Musterfrau bewegt ihre Finger weniger routiniert und langsamer als erwartet. Ihr Schreibdruck liegt deutlich über der Norm, ihre Stifthaltung ist auffällig. Sie hält den Stift zu fest, bewegt ihn hauptsächlich aus dem Handgelenk und beugt die Finger kaum. Zudem überstreckt sie das Endgelenk ihres Zeigefingers, wodurch ihre Fingerbeweglichkeit weiter eingeschränkt wird. Als sie schließlich die Handkraft misst, fällt auf, dass diese nicht besonders hoch ist. Auch das Handgewölbe ist leicht abgeflacht und richtet sich im Widerstandstest nur schwach federnd auf.

Ist das der Grund für ihre Schmerzen? Die Befunde deuten darauf hin, dass mehrere Faktoren zusammenspielen: mangelhaft trainierte und automatisierte Fingerbewegungen, eine ungünstige Schreibhaltung und eine daraus resultierende erhöhte Muskelspannung. Wenn Fingerbewegungen nicht ausreichend automatisiert sind, erhöht das Gehirn unbewusst den Kraftaufwand, um mehr sensorische Rückmeldungen aus den Gelenken zu erhalten – eine mögliche Schmerzspirale.

Die Schlussfolgerung ist klar: Flinke, präzise Fingerbewegungen – insbesondere das Beugen und Strecken der Fingergelenke – müssen automatisiert werden. Zusätzlich ist es wichtig, die Mittelhand zu kräftigen und die physiologischen Handgewölbe gezielt zu aktivieren. Also beginnt das Training: Einsammeln, herausklauben, einsortieren auf Zeit, Finger beugen und strecken mit Tempo, spitz und rund zugreifen, Fingeraerobic, schnippen, fixieren, Oberflächen abkratzen, festdrücken, abrubbeln, festklemmen, zerkrümeln, herausfitzeln, einfädeln, abrupfen, glätten, anpressen, feilen und abstreifen. Dazu noch Kraft aufbauen, das Handgewölbe schulen, die Mittelhand kräftigen – Knetmasse drücken, Gummiringe auseinander ziehen, Widerstandsklammern verwenden.

Das Ziel all dieser Übungen ist klar: Die Feinmotorik im Alltag zu verbessern, insbesondere beim Schreiben. Und tatsächlich – mit angepasstem Schreibdruck und flexiblen Fingerbewegungen schreibt Frau Musterfrau mittlerweile schmerzfrei. „Schmerz ade", bemerkt sie dazu nur noch lapidar. ◄

Feinmotoriktraining ist weit mehr als simple Fingerübungen – es erfordert präzise, systematische Bewegungssteuerung. Entscheidend sind exakt ausgeführte Wiederholungen, Tempowechsel und gezielte Variation, um Bewegungsabläufe zu automatisieren und die Kontrolle zu optimieren. Assessments setzen messbare Ziele, neurokognitive Strategien wie Bewegungssprache und visuelle Beobachtung fördern die Integration. Durch Zeitvorgaben, Rhythmusübungen und anspruchsvolle Bewegungsmuster wird die Feinmotorik gezielt geschult – für mehr Präzision, Schnelligkeit und Geschick im Alltag. Feinmotorik ist trainierbar – wer sie fordert, behält die Kontrolle in den eigenen Händen.

## 8.3 Sensibilität und physiologische Grundlagen

▶ Trailer   Stellen Sie sich vor, Sie greifen in Ihre Tasche, um den Hausschlüssel zu ertasten – doch da ist nur ein diffuses Gefühl. Keine klare Form, kein Widerstand, nur vage Vermutungen. Ein Finger, der nicht spürt, fühlt sich an wie ein blinder Passagier an der eigenen Hand.
Aber keine Sorge: Sensibilität lässt sich trainieren! Dieser Abschnitt zeigt, wie das Gehirn das Spüren lernt, warum Nerven manchmal träge reagieren und welche Strategien helfen, das Feingefühl der Finger zurückzuerobern. Denn wer fühlen kann, hat die Kontrolle – und genau darum geht es.

Die Fähigkeit zu spüren basiert auf einem komplexen Zusammenspiel von Sensoren in der Haut, der Verarbeitung sensorischer Reize im zentralen Nervensystem und der daraus resultierenden sensomotorischen Reaktion. Doch wie entsteht das Spüren einer Oberfläche, vielleicht des weichen Fells eines Hundes oder der glatten, festen Struktur eines Schildkrötenpanzers, ganz genau?

Die Wahrnehmung beginnt in der Haut, wo spezialisierte Rezeptoren auf unterschiedliche Reize reagieren: Mechanorezeptoren wie Meissner-Körperchen und Merkel-Zellen registrieren Berührungen und Druck – sie helfen uns zu unterscheiden, ob wir sanft über das seidige Fell eines Hundes streichen oder mit den Fingerspitzen über die harte, widerstandsfähige Oberfläche eines Schildkrötenpanzers gleiten. Ruffini-Körperchen erfassen die Dehnung der Haut, wodurch wir spüren, wenn unsere Finger über das dichte Fell gleiten und es leicht nachgeben lassen. Pacini-Körperchen sind auf Vibrationen spezialisiert, sie lassen uns feine Bewegungen wahrnehmen – etwa, wenn die Finger das lebendige Zittern eines Tieres unter seinem Fell spüren oder die festen Konturen des Schildkrötenpanzers ertasten.

Zusätzlich registrieren Thermorezeptoren Temperaturunterschiede – wir spüren, ob das Fell warm und lebendig oder der Panzer kühl und glatt ist. Nozizeptoren sind für die Wahrnehmung von Schmerz verantwortlich und warnen uns, falls das Tier plötzlich zu grob zwickt oder wir auf eine harte Kante des Panzers stoßen.

Diese Rezeptoren wandeln mechanische, thermische oder chemische Reize in elektrische Signale um und leiten sie über afferente Nervenfasern an das Rückenmark weiter. Dort werden sie gefiltert, bevor sie über aufsteigende Bahnen das Gehirn erreichen. Im somatosensorischen Kortex im Parietallappen werden die Reize schließlich interpretiert und bewusst wahrgenommen. Hier entstehen Empfindungen wie „weich", „rau", „warm" oder „fest" – der entscheidende Moment, in dem das Spüren zur bewussten Wahrnehmung wird.

Doch das ist noch nicht alles: Gleichzeitig gleicht das Gehirn diese sensorischen Eindrücke mit gespeicherten Vorerfahrungen ab. Mögen wir Hunde? Haben wir im Urlaub schon einmal eine Schildkröte beobachtet? War das eine schöne Erinnerung, war die Schildkröte eklig oder der Hund sympathisch? Die Verknüpfung mit Emotionen geschieht blitzschnell – und auf Basis dieser Emotionen entsteht ein Gefühl, das wir bewusst wahrnehmen können.

## 8.3 Sensibilität und physiologische Grundlagen

Wie wunderbar, dass allein durch das Spüren nicht nur Berührung entsteht, sondern sich auch eine ganze Welt an Erinnerungen und Empfindungen auftut!

Das Zusammenspiel von Sensorik und deren Interpretation sowie von Motorik und deren Anpassung ist nicht statisch. Bei Verletzungen oder funktionellen Einschränkungen an der Hand kann das Gehirn neue Verbindungen schaffen, um Spürdefizite zu kompensieren. Dieses Phänomen, bekannt als neuroplastische Anpassung, spielt eine zentrale Rolle in der allgemeinen Rehabilitation und natürlich auch beim Sensibilitätstraining.

Doch wie kommt es dazu, dass ein Finger weniger oder gar nichts mehr spürt? Dafür gibt es zahlreiche Ursachen: Ein Karpaltunnelsyndrom kann dazu führen, dass der N. medianus im Karpaltunnel am Handgelenk eingeengt wird und Schaden nimmt. Schnittverletzungen können die Fingernerven direkt beschädigen. Auch eine Operation, bei der der Nerv durch das Weghalten „eingeengt" wird, kann die Empfindung beeinträchtigen.

Darüber hinaus gibt es viele weitere Erkrankungen oder Verletzungen, die das Spüren beeinflussen können. Was all diesen Ursachen gemeinsam ist: Die Folgen können den Alltag erheblich negativ beeinflussen.

Bei einem Sensibilitätsverlust muss die daraus resultierende fehlende Feedbackschleife über den Sehsinn kompensiert werden – ohne Hinsehen gelingt dann nichts mehr. Das kann gefährlich werden, etwa wenn eine heiße Herdplatte nicht rechtzeitig wahrgenommen wird oder ein Holzspieß unbemerkt in die Fingerkuppe eindringt. Gleichzeitig ist der Verlust der Sensibilität frustrierend für die betroffene Person, da gewohnte Tätigkeiten plötzlich nicht mehr mühelos ausgeführt werden können. Viel Geduld ist erforderlich, wenn eine Handlung nicht sofort erfolgreich gelingt.

Doch das ist leider noch nicht alles. Denn Nerven, die die Hand und Finger versorgen, sind die reinsten „Mimosen": Sie können Brennen, ein Gefühl von Ameisenkribbeln verursachen und scharfe, schrille stromartige und blitzende Schmerzen verursachen. Diese Empfindungen führen oft dazu, dass betroffene Personen Berührungen am betroffenen Finger kaum aushalten und deshalb vermeiden. Dadurch kann ein Kreislauf entstehen, der die Genesung und Regeneration des Nervs verzögert.

Bei einer Nervenverletzung ist es entscheidend festzustellen, ob der Nerv vollständig oder nur teilweise durchtrennt wurde. Ist der Nerv komplett durchtrennt, kann er sich nur durch eine chirurgische Naht erholen. Doch selbst nach einer erfolgreichen Naht kehrt die Funktion nicht sofort zurück – es ist nicht so, als würde man eine Lampe anknipsen und das Licht geht direkt an.

Stattdessen müssen die feinen Nervenfasern entlang der erhaltenen Nervenhülle nachwachsen – ein langsamer Prozess, bei dem der Nerv etwa 1 Millimeter pro Tag wächst. Wie schnell er sein Zielorgan erreicht, hängt von der Lage der Verletzung und der zurückzulegenden Strecke ab. Erst wenn der Nerv sein Ziel erreicht hat, kann der Finger wieder fühlen. Doch das ursprüngliche, qualitativ hochwertige Spüren kehrt nicht vollständig zurück. Die Wahrnehmung bleibt diffus und weniger präzise – vergleichbar mit einer leichten Kurzsichtigkeit. Dennoch bleibt der Finger nicht „blind"; ein gewisses Spürvermögen wird wiederhergestellt.

Im Gegensatz dazu benötigt eine Druckschädigung oder Nervendehnung, wie sie etwa beim Karpaltunnelsyndrom vorkommen kann, keine chirurgische Naht. Da die Nervenhülle intakt bleibt, kann sich der Nerv von selbst erholen. In der ersten Phase einer schweren Nervenverletzung, wenn der betroffene Finger noch völlig asensibel ist, ist ein Sensibilitätstraining wenig sinnvoll. Vorrangig ist es in dieser Zeit, den veränderten Spürsinn und mögliche Nervenschmerzen zu erklären, um Angst und Schonverhalten zu vermeiden.

Die Rehabilitation von Nervenverletzungen verläuft in 2 Phasen: der asensiblen Phase und der resensibilisierenden Phase.

In der asensiblen Phase, in der der betroffene Finger aufgrund der Nervenverletzung noch kein Gefühl hat, kommen neurokognitive Ansätze zum Einsatz. Dazu gehört das Arbeiten mit Berührungsvorstellungen – etwa das gedankliche Streicheln des weichen, warmen Hundefells oder das vorsichtige Tasten über den kühlen, strukturierten Panzer einer Schildkröte. Diese Vorstellungen aktivieren den sensomotorischen Kortex und helfen dabei, das Gefühlerleben der Hand im Gehirn aufrechtzuerhalten.

Dabei spielen Emotionen eine zentrale Rolle: Wer eine positive Erfahrung mit dem Hund und der Schildkröte gemacht hat, kann eine positive Wahrnehmung der asensiblen Hand aufrechterhalten, obwohl sie eigentlich nicht gespürt wird, und dadurch vor allem dem üblichen Nervenschmerz entgegen arbeiten.

Trotz Gefühllosigkeit oder Nervenschmerz ist es essenziell, die Hand aktiv in den Alltag einzubeziehen – auch wenn es mühsam erscheint. Abwarten führt meist nicht zur Besserung, sondern kann den Schmerz verstärken. Regelmäßige Nutzung hilft, eine automatisierte Benutzungsroutine zu erhalten und Kompensationsstrategien zu entwickeln. So kann das fehlende Spüren schrittweise ausgeglichen werden, bis die aktive Wiederherstellung der Sensibilität beginnt.

Sobald das dickste Monofilament oder eine Berührung mit einem stumpfen Bleistift spürbar ist, beginnt die resensibilisierende Phase, und es kann mit einem gezielten Sensibilitätstraining begonnen werden. Hierbei werden unterschiedliche Oberflächen abgetastet, beginnend mit rauen, kratzigen Texturen, die schrittweise feiner und glatter werden. Ein kontinuierlicher Abgleich mit der gesunden Hand ist dabei essenziell, da das Spürvermögen in den meisten Fällen nie vollständig zurückkehrt – eine Ausnahme bilden Kinder und sehr junge Teenagerinnen.

Zur Förderung der Sensibilität stehen verschiedene Übungsmaterialien zur Verfügung: Perlensticker, die auf der Rückseite eines Handys angebracht werden, oder strukturierte Aufkleber in verschiedenen Formen und Mustern auf Übungstastkarten helfen dabei, das Tasten gezielt zu trainieren. Auch Alltagsgegenstände lassen sich bewusst befühlen und vergleichen, um das Training möglichst nahtlos in den Alltag zu integrieren.

Das Gehirn muss lernen, die veränderte sensorische Wahrnehmung zu interpretieren. Dies erfordert eine kontinuierliche Begleitung durch Handtherapeutinnen, die mit einer Vielzahl an Übungsideen und passendem Material dafür sorgen, dass die Therapie abwechslungsreich bleibt. Entscheidend ist, dass die Übungen weder

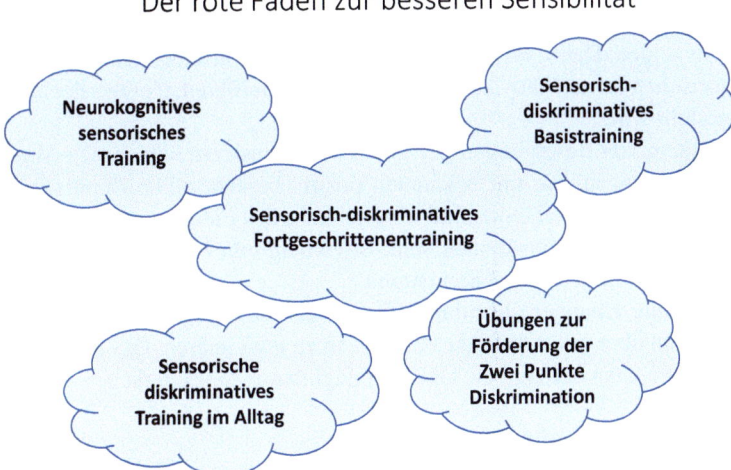

**Abb. 8.3** Der rote Faden zur besseren Sensibilität

zu schwierig noch zu einfach sind, um eine angemessene Herausforderung zu bieten. Die betroffene Hand sollte regelmäßig im Alltag eingesetzt werden – auch wenn der Patientin anfangs Gegenstände aus der Hand fallen. In dieser Phase liegt der Fokus auf dem Kompensieren des Gefühlsverlusts, was gezielt trainiert werden muss.

Dennoch zeigt sich, dass die Geschicklichkeit rasch zunimmt – eine Entwicklung, die Betroffene oft kaum für möglich halten. Die Erfahrung zeigt, wie funktionell ein replantierter Daumen wieder werden kann. Das bewusste Einbeziehen des gefühllosen Fingers beim Hantieren und Manipulieren sowie die Motivation, dranzubleiben, sind maßgeblich für den Behandlungserfolg – wie sich auch bei Frau Musterfrau zeigen wird (Abb. 8.3).

## 8.4 Vielfältige Trainingsideen für die Sensibilität

Die Fingerbeeren sind die "Augen" der Hände. Ist das Spüren vermindert, kann die Hand weniger gut "sehen", so als ob sie kurzsichtig wäre. Ist die Fingerbeere jedoch zur Gänze gefühllos, dann ist es so, als ob die Hand blind wäre, und das wirkt sich natürlich prompt auf ihre Geschicklichkeit aus. Unsere Hand benötigt ein gesundes Spürvermögen, um die Sensibilität zu haben, die im Alltag für all die geforderten Leistungen nötig ist. Liegt der Nagel richtig zwischen Daumen und Zeigefinger, um ihn aufzuheben? Ist der Nagel so gedreht, dass der Hammer ihn im passenden Winkel trifft? Halte ich den Gegenstand zu fest oder zu locker?

**Neurokognitives sensorisches Training**
- Fotokarten von Oberflächen: Stellen Sie Fotokarten her, die verschiedene Oberflächen zeigen. Das visuelle Betrachten dient als neurokognitive Übung, um den sensorischen Kortex aktiv zu halten, indem das Berühren der Oberflächen mental vorgestellt wird.
- Vorstellung von Bewegungen gekoppelt mit intensivem Fühlen: Die Vorstellung von Bewegungen, die mit bekannten positiv besetzten Fühl-Inputs verbunden sind, bietet ebenso eine mentale Möglichkeit, das Fühlen im Cortex präsent zu halten. Beispiele dafür können sein: Streicheln eines Tieres oder das Befüllen eines Eimers von Hand am Sandstrand.
- Multimodale Übungen: Kombinieren Sie das Fühlen mit Geräuschen und Gerüchen, um über gesunde Sinne das Fühlen zu imaginieren. Das Einbeziehen anderer Sinne kann helfen, eine Gefühlsimagination zu verstärken.

**Sensorisch-diskriminatives Basistraining**
- Tastkarten mit Pailletten: Verwenden Sie eine Styroporplatte, wie sie oft als Verpackungsmaterial in Versandkartons enthalten ist, und stecken Sie Buchstaben aus Pailletten mit Paillettennadeln hinein. Die Übende soll die Buchstaben ertasten und identifizieren. Diese Übung schult ebenso die sensorische Diskrimination.
- Tastmemory: Stellen Sie ein Memory-Spiel mit verschiedenen Texturen und Materialien her, indem Karten mit unterschiedlichen Oberflächen wie Stoff, Sandpapier, Filz oder Kunststoff beklebt werden. Die Übende muss die passenden Paare ertasten und dabei lernen, die Oberflächen zu interpretieren.
- Tastkarten mit Wellpappe: Stellen Sie Tastkarten aus Wellpappe mit unterschiedlichen Mustern her, um die Ausrichtung der Wellen zu erfühlen.
- Zündhölzer auf Karten: Kleben Sie Zündhölzer auf eine Karte, die übende Person fühlt die unterschiedlichen Strukturen der Zündhölzer sowie deren Anzahl und Anordnung.
- Therapiespiele zum Fühlen: Schaffen Sie Therapiespiele an, die speziell für das Fühlen und die taktile Wahrnehmung entwickelt wurden.
- Tastkarten mit Sesselgleitern: Verwenden Sie Sesselgleiter aus Filz, um Pappkarten zu bekleben. Diese gibt es in runden und eckigen Formen sowie in unterschiedlichen Größen. Diese Übung fördert die Stereognosie, also der Fähigkeit, Objekte allein durch Tasten zu erkennen, ohne sie zu sehen.
- Struktursticker für Tastkarten: Kleben Sie erhabene Struktursticker auf Pappkarten, um verschiedene Formen und Formgrößen anzubieten. Auch diese Übung dient der Förderung der Stereognosie.
- Kaufen Sie ähnliches Therapiematerial, das geht natürlich immer!

**Sensorisch-diskriminatives Fortgeschrittenentraining**
- Styroporkugeln mit Stecknadelköpfen: Stecken Sie Stecknadeln in eine Styroporkugel, sodass die Stecknadelköpfe eine fühlbare Linie bilden. Die Kugel soll so gedreht werden, dass der zu übende Finger der Linie folgen kann, ohne sie zu verlieren. Diese Übung fördert die Feinmotorik und die taktile Orientierung,

indem der betroffene Finger lernt, präzise Bewegungen zu kontrollieren und taktile Reize genau zu verfolgen.
- Bälle-Qigong: Üben Sie mit unterschiedlichen Bällen, indem immer 2 Bälle mit unterschiedlichen Texturen oder Größen in der Hand gedreht werden, ähnlich wie man es mit Qigong-Kugeln macht. Verwenden Sie zum Beispiel einen stacheligen Igelball und eine glatte Kugel, oder kombinieren Sie eine Filzkugel mit einer Kugel aus Stein. Sie können auch einen Gummiball mit einer Glasmurmel zusammen einsetzen. Durch das gleichzeitige Drehen der Bälle in der Hand werden sowohl die taktile Wahrnehmung als auch die Geschicklichkeit gefördert und die Sensibilität der Finger geschult.
- Perlen diskriminieren: Nutzen Sie Perlen in verschiedenen Formen (rund, eckig, oval) und geben Sie sie in ein Säckchen mit feinem Sand. Die Übende soll die Perlen ertasten und heraussuchen – entweder beliebige oder gezielt nur die runden. Diese Übung fördert die Fähigkeit, Unterschiede in der Form durch den Tastsinn zu erkennen.
- Gegenstände im Linsenbad verstecken: Verstecken Sie verschiedene Gegenstände in einem Linsenbad, die übende Person soll diese Gegenstände ertasten können. Gelingt das nicht, sind die Gegenstände zu klein.
- Stoffbeutelübung: Kleine Alltagsgegenstände (Spitzer, Münze, Radiergummi, Stöpsel) werden in einen kleinen, handlichen und dünnen Stoffbeutel gesteckt, ähnlich der Verpackung, die man beim Kauf eines Schmuckstückes erhält. Der Beutel kann leicht in die Hosentasche gesteckt werden und ist immer griffbereit. Die Übenden sollen die Gegenstände durch Abtasten erkennen und unterscheiden.

**Übungen zur Förderung der 2-Punkte-Diskrimination**
- Übungen mit dem 2-Punkte-Diskriminationsrad: Die 2-Punkte-Diskrimination ist die Fähigkeit, 2 nahe beieinander liegende taktile Reize als getrennte Punkte wahrzunehmen. Dabei wird gemessen, wie weit diese Punkte voneinander entfernt sein müssen, damit sie als getrennt erkannt werden. Normalerweise wird die 2-Punkte-Diskrimination als diagnostisches Assessment verwendet, um die Sensibilität zu testen. In diesem Fall kann sie jedoch sinnvoll als Übung eingesetzt werden, da das Gehirn durch regelmäßiges Training lernt, immer feinere Abstände zu erkennen. Durch gezieltes Üben wird die Fähigkeit, 2 nahe beieinander liegende Punkte zu unterscheiden, schrittweise präziser.
- Tastkarten mit Klebeperlen: Kaufen Sie Klebeperlen in verschiedenen Durchmessern und Größen und kleben Sie diese in unterschiedlichen Mustern auf Pappkarten. Die übende Person soll die Anzahl der Perlen ertasten und unterscheiden. Dies entspricht einer 2-Punkte-Diskrimination, bei der das Gehirn durch Übung und Interpretation lernt, zwei taktile Reize immer besser zu erkennen und zu verarbeiten.

**Sensorische diskriminatives Training im Alltag**
- Oberflächen im Alltag erkunden: Betasten verschiedener Texturen im Alltag, wie Tischdecke, Bart, Frottiertuch, Schwamm, Hundefell oder Teppichboden. Durch das Ertasten der verschiedenen Texturen im täglichen Leben wird das Bewusstsein für die Vielfalt an taktilen Reizen geschärft.
- Neugierige Finger: Mit dem betroffenen Finger bewusst neugierig und aktiv die Umgebung berühren, den Finger einsetzten trotz Gefühlsverlust.
- Muster auf der Rückseite des Handys: Kleben Sie Muster aus Klebeperlen auf die Rückseite des Handys, um im Alltag immer wieder darüber zu fahren und abzutasten. Dies ist sinnvoll, da das Handy oft in der Hand gehalten wird und so nebenbei regelmäßig geübt werden kann. Durch die ständige Berührung wird die taktile Wahrnehmung unbewusst trainiert und verbessert.
- Obstschüssel erkunden: Die übende Person betastet in ihrer Umgebung zum Beispiel den Inhalt einer Obstschüssel, um zu erraten, was sich darin befindet, und kombiniere das Spüren mit dem Geruch.

### Frau Musterfrau und ihr Daumen – das Rätsel der verlorenen Sensibilität

Die Therapeutin denkt an Frau Musterfrau. Sie kommt zur Handtherapie, nachdem sie vom Unfallchirurgen mit einem ungewöhnlichen Problem angekündigt wurde: Nach einer Ausrenkungsverletzung am Daumengrundgelenk kann sie ihren Daumen nicht mehr bewegen. Obwohl der Daumen vor 4 Wochen reponiert wurde und die Ruhigstellungsschiene korrekt war, ohne dass Knochen, Sehnen oder Muskeln verletzt wurden, beschreibt Frau Musterfrau immer wieder: „Das ist nicht mein Daumen." Sie streckt ihn unglücklich weg und wirkt ratlos.

Ohne vorschnell an eine psychosomatische Ursache zu denken, beginnt die Therapeutin mit ihrem Clinical Reasoning. Sie testet die Funktion der Sehnen – und tatsächlich, sie arbeiten einwandfrei. Auch die Muskeln spannen sich wie gewünscht an, und Frau Musterfrau kann sogar greifen – das wurde mit einer Gabel getestet. Dennoch hält sie das Gefühl beim Zugreifen kaum aus.

„Welches Gefühl?", fragt die Therapeutin.

„Das Fremde und Eingeschlafene, das Kribbeln, Pulsieren, Brennen und das ‚Schwammige'," antwortet Frau Musterfrau. Sie wirkt sichtlich unglücklich, ihre Mimik spricht Bände.

Eine Vermutung formt sich. Die Therapeutin holt die Semmes-Weinstein-Monofilamente hervor – feine Nylonfasern, die unterschiedlich viel Druck ausüben – und testet die Sensibilität. Diese Filamente zeigen, ab welcher Druckstärke Berührungen noch wahrgenommen werden. Das Ergebnis überrascht: Selbst das dickste Filament, so kompakt wie eine Bleistiftmine, registriert Frau Musterfrau nicht.

Damit hatte die Therapeutin nicht gerechnet – und der Unfallchirurg vermutlich auch nicht. Das Rätsel ist gelöst: Bei der Luxation wurde offenbar auch der Daumennerv verletzt, möglicherweise durch das ruckartige Überstrecken des Gelenks beim Sturz. Nervenschmerz ist grausam, und ohne eine klare Diagnose oder Erklärung ist der Umgang mit der Verletzung oft falsch. Angst und Unsicherheit sind nie gute Berater.

## 8.4 Vielfältige Trainingsideen für die Sensibilität

Die Therapeutin erklärt ihrer Patientin, dass eine regelmäßige Kontrolle mit den Monofilamenten notwendig sei, um sicherzustellen, dass sich der verletzte Nerv erholt. Wichtiger jedoch: Sie muss ihren Daumen wieder aktiv nutzen. Durch das Gefühl des „Fremden" und „Grausamen" hat sie ihn beim Greifen im Alltag ausgespart – ihr Gehirn hat quasi gelernt, dass der Daumen nicht existiert. Jetzt ist er wie auf „off" geschaltet. Es wird Tage bewusster Eigenkontrolle erfordern, bis der Daumen trotz des fehlenden Gefühls wieder automatisch eingesetzt wird.

Frau Musterfrau versteht. „Schluss mit dem Schonprogramm", sagt sie. Doch ihre größte Frage bleibt: Kommt das Gefühl je zurück?

„Das lässt sich heute noch nicht sicher sagen", erklärt die Therapeutin. „Aber da der Nerv nicht durchtrennt ist, besteht gute Hoffnung auf Erholung. Die Heilung braucht Zeit, aber eine Rückkehr des Spürvermögens ist wahrscheinlich."

Frau Musterfrau wirkt erleichtert, dennoch bleibt eine Unsicherheit: „Was, wenn nicht?" „Dann arbeiten wir an einer Lösung", antwortet die Therapeutin – denn realistische Hoffnung zu geben, ist ihre Aufgabe. Vorerst heißt es aber: Hingreifen, hinsehen und daran gewöhnen. „Können Sie das schaffen?" Frau Musterfrau lacht. „Ja klar, Madame …" (Abb. 8.4). ◄

---

**Spüren beginnt im Kopf – und endet in der Hand!**
In der asensiblen Phase fühlt sich die Hand an wie eine Funkstille – nichts kommt an. Doch genau hier setzt das neurokognitive Training an: Durch die Vorstellung von Berührungen, Texturen und Bewegungen bleibt das Spüren im Gehirn aktiv und „am Leben".

Sobald erste Berührungen gespürt werden, startet die resensibilisierende Phase. Jetzt heißt es: Fühlen üben! Unterschiedliche Oberflächen ertasten, Strukturen unterscheiden und das Gespür gezielt im Alltag trainieren.

Der Schlüssel: Dranbleiben! Wer seine Hand konsequent nutzt, bringt dem Gehirn bei, neue Signale zu verstehen – und gewinnt die Kontrolle zurück.

---

**Abb. 8.4** Verben, die eine gesunde Sensibilität beschreiben

Spüren, Erfühlen, Tasten, Interpretieren,

Vorstellen, Verknüpfen, Ertasten,

Interpretieren, Differenzieren, Wahrnehmen,

Reagieren, Erkennen, Reagieren, Fühlen,

Druckdosieren, Sanftgleiten, Anpassen,

Nachgeben, Modulieren,

## 8.5 Quiz über das Feinmotorik- und Sensibilitätstraining

1. *Was ist das Hauptziel von Feinmotoriktraining in der Handtherapie?*
   a) Die Finger zu desensibilisieren
   b) Die Handkraft zu maximieren
   c) Die Bewegungsfrequenz und Automatisierung der Fingerbewegungen zu verbessern
2. *Was wird beim „Fingeraerobic" gemacht?*
   a) Fingertraining durch rhythmisches Beugen und Strecken
   b) Langsame Bewegungen mit den Fingern
   c) Finger mit verschiedenen Gegenständen schütteln
3. *Wie können Ablenkungen während des Trainings nützlich sein?*
   a) Sie stören den Übungsfluss.
   b) Sie machen die Übungen leichter.
   c) Sie fordern die Bewegungskontrolle heraus und fördern die Automatisierung der Bewegungen.
4. *Was passiert mit der Hand, wenn die Sensibilität der Fingerbeeren vermindert ist?*
   a) Die Hand kann leichter und präziser greifen.
   b) Die Hand wird "blind" und kann "ohne Sicht" nicht mehr effizient arbeiten.
   c) Die Hand bleibt unverändert.
5. *Welches Ziel hat das Sensibilitätstraining in der Handtherapie?*
   a) Die vollständige Rückkehr der Sensibilität
   b) Den Betroffenen zu helfen, Berührungen und Druck korrekt zu interpretieren
   c) Die Muskulatur der Hand zu stärken
6. *Welche Strategie wird empfohlen, um die Geschicklichkeit eines gefühllosen Fingers zu verbessern?*
   a) Den Finger ruhig zu halten und keine Bewegungen auszuführen
   b) Den gefühllosen Finger aktiv in alltägliche Handlungen einzubeziehen
   c) Den Finger von anderen Aktivitäten fernzuhalten, um Schmerzen zu vermeiden

Lösungen: 1 c, 2 a, 3c, 4 b, 5 b, 6 b

## Literatur

Ferrauti, A. (Hrsg.). (2020). *Trainingswissenschaft für die Sportpraxis: Lehrbuch für Studium, Ausbildung und Unterricht im Sport* (1. Aufl.). Springer. https://doi.org/10.1007/978-3-662-58227-5

Havelklinik (Hrsg.). (1995). *Grundlagen der Feinmotorik in der Ergotherapie: Vorträge des Symposiums über Feinmotorik vom 22.–24. Mai 1992 in der Klinik Berlin. Symposium über Feinmotorik, Idstein* (3., unveränd. Aufl.). Schulz-Kirchner.

Hirt, B., Seyhan, H., Wagner, M., & Zumhasch, R. (Hrsg.). (2015). *Anatomie und Biomechanik der Hand* (3. Aufl., S. b-002-101341). Thieme. https://doi.org/10.1055/b-002-101341

Hüter-Becker, A., Betz, U., & Heel, C. (Hrsg.). (2013). *Das neue Denkmodell in der Physiotherapie. Band1: Bewegungssystem* (3. Aufl.). Thieme.

Prometheus, Lernatlas der Anatomie (Prometheus. Allgemeine Anatomie und Bewegungssystem, 2005).

Schnabel, G., Harre, D., & Krug, J. (Hrsg.). (2014). *Trainingslehre – Trainingswissenschaft: Leistung – Training – Wettkampf* (3., akt. Aufl.). Meyer & Meyer. https://doi.org/10.5771/9783840310768

Tittel, K., Seidel, E. J. (2016). *Beschreibende und funktionelle Anatomie* (16., überarb. u. erw. Aufl.). KIENER.

Zumhasch, R., Wagner, M., Klausch, S., & Hirt, B. (Hrsg.). (2012). *Anatomie und Biomechanik der Hand* (2., überarb. Aufl.). Thieme. https://doi.org/10.1055/b-002-37769

# Die Stabilität der Hand, eine verlässliche Basis

9

▶ Trailer   Das Wort Stabilität klingt beruhigend, das Wort Instabilität bewirkt das Gegenteil.
Nach einem MRT-Befund, der alles und nichts aussagen kann, wächst die Verzweiflung. Ist das Handgelenk wirklich instabil? Benötigt es wirklich eine Operation? Dieses Kapitel zeigt, wie das Handgewölbe seine Stabilität nicht aus Stein, wie bei einer Kirche, sondern aus Muskelkraft rekrutiert. Lesen Sie, wie Aktivierung, gezieltes Üben und das Automatisieren sensomotorischer Rückmeldungen das Handgelenk stärken, Schmerzen reduzieren und Kontrolle zurückgeben.

Stabilität und Sensomotorik sind 2 der wichtigsten Grundpfeiler jeder funktionellen Bewegung. Während Stabilität die Fähigkeit beschreibt, Gelenke und Muskeln kontrolliert zu halten und Belastungen auszugleichen, sorgt die Sensomotorik für die präzise Steuerung dieser Bewegungen durch das Zusammenspiel von Wahrnehmung und motorischer Antwort. Besonders in der Rehabilitation oder nach Verletzungen ist die enge Verzahnung beider Faktoren essenziell, um Haltungskontrolle, Bewegungspräzision und Anpassungsfähigkeit im Alltag wiederherzustellen.

Stabilität klingt beruhigend – und genau das strebt jeder an, ein stabiles, verlässliches und schmerzfreies Handgelenk. Instabilität im Handgelenk will niemand, denn dieses Wort löst Ängste aus und führt oft in ein Schonverhalten, das wiederum die Stabilität negativ beeinflusst. Oft sprechen Ärztinnen im Zusammenhang mit dem Handgewölbe vorschnell von Instabilität, was eine Kette diagnostischer Verfahren nach sich ziehen kann. Dabei kommen manuelle Tests zum Einsatz, die nicht selten mit Schmerzen verbunden sind. In der Regel folgt ein MRT-Befund – doch dieser ist nicht immer eindeutig. In solchen Fällen kann man leicht den Überblick verlieren: Was war zuerst da – die Beschwerden oder die Diagnose?

---

**Ergänzende Information** Die elektronische Version dieses Kapitels enthält Zusatzmaterial, auf das über folgenden Link zugegriffen werden kann [https://doi.org/10.1007/978-3-662-71175-0_9]

Dies führt zur klassischen "Henne-Ei-Frage": Warum nicht direkt mit Handtherapie beginnen und ein MRT erst dann in Betracht ziehen, wenn die Therapie nicht den gewünschten Erfolg zeigt? Denn Stabilität hängt maßgeblich von der Muskulatur ab – und diese ist bekanntlich trainierbar und aktivierbar. Je besser die Muskulatur auf die spezifischen Anforderungen abgestimmt ist, desto stabiler kann das Handgelenk in allen Bewegungen agieren.

3 Faktoren sind für die Stabilität des Handgelenks entscheidend:

- Ein stabil aufgerichtetes Handgewölbe: Das Handgewölbe spielt eine zentrale Rolle für die Stabilität des Handgelenks. Denn durch das Gewölbe werden die Handwurzelknochen inander verschraubt und bilden so die stabile Grundlage für Schärkräfte, beispielsweise wie sie beim Aufdrehen eines Gurkenglases entstehen. Durch das Gewölbe ist das Handgelenk automaisiert geschützt und trotz der Verdrehbewegung stabil.
- Eine ausgewogene und kräftige extrinsische und intrinsische Handkraft: Die intrinsischen Muskeln, die direkt in der Hand liegen, stabilisieren das Handgewölbe und die Hand muskulär, während die extrinsischen Muskeln aus dem Unterarm durch ihre Kraft und koordinierte Aktivitätzusätzlich wesentlich zur Gelenkstabilität beitragen. Beide Muskelgruppen arbeiten effizient und im Team zusammen, wenn es darum geht, einen Tennisball kraftvoll zurückzuschmettern oder eine schwingende Türe abzubremsen, damit niemand eingeklemmt wird.
- Ein weiterer Schlüsselfaktor ist das Feedforward-System: Es ermöglicht eine vorausschauende Kontrolle der Bewegung, indem es bevorstehende Kraftanstrengungen vorausahnt und die Stabilisierung des Handgelenks bereits im Voraus optimiert. Noch bevor der Ball auf den Tennisschläger trifft spannt sich das Handgelenk in vorauseilendem Gehorsam an, um im rechten Moment den Ball zu kontern. Noch bevor die Schwingtüre eine Hand einklemmt wird sie so gedreht und gleichzeitig stabilisiert, dass die Türe sicher gestoppt werden kann.

Die Kombination dieser strukturellen und muskulären Komponenten sowie die Fähigkeit zur präzisen motorischen Steuerung sorgt für die nötige Stabilität des Handgelenks, sowohl in statischen als auch in dynamischen Situationen. (Abb. 9.1).

**Abb. 9.1** Verben, die eine stabile Hand kennzeichnen

Stoßen, ziehen, halten, abwehren, schlagen, abfangen, werfen, fixieren, hämmern, stützen, anklatschen, wegreißen, abwehren, mitziehen, schaufeln, aufschlagen, boxen, spannen, reiben, tragen, schleudern, ausbeuteln, antauchen, festhalten, reinstechen, aufgabeln, auswringen, ankurbeln, antreiben, nachziehen, anschieben, abbremsen

## 9.1 Handstabilität aus spiraldynamischer Sicht

In diesem Abschnitt geht es um die Architektur, nicht um die der Kathedralen im Mittelalter oder um die der Häuser im alten Rom – sondern diesmal dreht sich alles um die Architektur der Hand. Die menschliche Hand ist durch ein Längs- und Quergewölbe gekennzeichnet, ein faszinierendes Beispiel dafür, wie die Natur architektonische Prinzipien nutzt, um die Stabilität und Funktionalität unserer Hände zu gewährleisten. Wie schon seit der Antike bekannt, verleihen Gewölbe mehr Stabilität, und so verhält es sich auch bei der menschlichen Hand. Ein ausgeprägtes Handgewölbe „verschraubt" den Karpus, da sich durch diese Konstruktion die einzelnen Handwurzelknochen ineinander verkeilen können.

Hier kann wieder einmal das anatomische Handmodell zu Hilfe genommen werden, um die einzelnen Handwurzelknochen im Detail zu betrachten. Sie sind in ihrer Form so aufgebaut, dass die Flächen der einzelnen Knöchelchen kleine Vorsprünge aufweisen mit keilförmiger Gesamtstruktur. Der benachbarte Knochen schmiegt sich mit einer gegengleich verzahnten Form genau an. Wenn der Karpus in ein Gewölbe geformt wird – was durch die Arbeit der intrinsischen Muskulatur geschieht – verzahnen sich diese Strukturen immer und immer stärker ineinander. Die einzelnen Handwurzelknochen werden dadurch fest gegeneinander gedrückt, ähnlich wie die Steine bei einer Kuppel in einer mittelalterlichen Kirche oder wie bei einem Torbogen eines antiken Aquäduktes, und es entsteht viel mehr Stabilität in der Hand. Die vielseitigen Formen der einzelnen Handwurzelknochen leiten den Karpus bereits in eine Gewölbeform, und die feine aber gezielt einwirkende intrinsische Muskulatur verstärkt diesen Effekt.

Man kann das auch an der eigenen Hand beobachten: Versuchen Sie mit Ihrer Handfläche, eine Schüssel zu formen, so als ob Sie eine große Kugel halten würden. Spannen Sie die Muskulatur der Hand in dieser Position an und beobachten Sie die tiefe Schüssel, die die Handfläche jetzt palmarseitig ausbildet. So kann man das physiologische Handgewölbe wunderbar erkennen. Wenden Sie nun die Hand und betrachten Sie den Handrücken sowie den Bogen, den der Karpus auch aus dieser Ansicht ausbildet.

Das Handgewölbe wird durch die Köpfchen des 1. und 5. Mittelhandknochens begrenzt, die als „Pole" bezeichnet werden (Leu, 2021). Die dazwischen liegenden Strukturen folgen diesen Polen. Das symmetrische Einrollen der Pole richtet das Handgewölbe auf und führt dazu, dass sich die Handwurzelknochen automatisch verzahnen. Ist ein Pol schwach und rollt sich daher weniger stark ein, hat dies eine direkte Auswirkung auf den anderen Pol.

Die beiden Pole interagieren in einer fein abgestimmten Bewegung miteinander – die Ausprägung eines Pols beeinflusst direkt die Stabilität und Funktion des gesamten Handgewölbes.

Das vorgestellte Erklärungsmodell zum Gewölbeprinzip der Hand basiert auf dem Konzept der Spiraldynamik®, ein ressourcenorientiertes Therapie- und Bewegungskonzept, das auf der spiralförmigen Verschraubung anatomischer Strukturen unseres Körpers aufbaut (Leu, 2021).

## 9.2  Spiraldynamische Beurteilung einer Hand

Die spiraldynamische Beurteilung der Hand bietet eine Methode, um sowohl die Handmittelachse als auch die Ausprägung des physiologischen Handgewölbes zu bewerten und so Rückschlüsse auf die Stabilität der Mittelhand und des Karpus zu ziehen. Dabei erfolgt die Einschätzung im Vergleich zu einer idealen Normhand. Es ist jedoch zu beachten, dass nicht jede Person mit einem flachen Handgewölbe zwangsläufig therapeutische Maßnahmen benötigt. Bei Personen mit unspezifischen Schmerzen oder Beschwerden im Handbereich sowie bei Diagnosen wie einer karpalen Instabilität kann dieser Test jedoch als wertvolle Orientierungshilfe dienen. In solchen Fällen bildet er die Grundlage für die Indikation von Übungen zur gezielten Kräftigung und Stabilisierung des Handgewölbes.

Für die spiraldynamische Beurteilung wird die zu testende Hand mit einem sanften Schwung entspannt auf einer Unterlage abgelegt. Dabei ist es wichtig, keine bewusste Muskelspannung aufzubauen oder die spontan eingenommene Handstellung zu korrigieren. Diese Methode können Sie auch eigenständig erproben, indem Sie ihre eigene Hand ohne bewusste Steuerung mit leichtem Schwung auf einer Unterlage abgelegen.

**Schritt 1 der Handbeurteilung: Ausrichtung der Handachse**
Beurteilen Sie zunächst die Handachse der abgelegten Hand. Liegt der 3. Mittelhandknochen in einer geraden Linie mit der Mitte des Unterarms, oder zeigt das Handgelenk einen seitlichen „Knick"? Wird eine Abweichung der Handachse beobachtet, sei es in Richtung Ulnarduktion oder Radialduktion, kann deren Korrektur von therapeutischer Bedeutung sein. Solche „Knickbildungen" können zu einer erhöhten Enge, Druckbelastung oder Beanspruchung im entsprechenden Bereich des Karpus führen, insbesondere in der Richtung der Abweichung.

Durch Bewegungsedukation kann die betroffene Person darin angeleitet werden, eine korrekte, gerade Handachse aktiv einzunehmen. Zur Unterstützung werden die Mitte des Unterarms und die Mittelhand mit farbigen Tape-Streifen markiert, um die beiden Achsen visuell hervorzuheben. Anschließend wird die „gerade Handachse" bewusst eingestellt, indem die beiden Tape-Streifen aktiv in eine gerade Linie übereinander gebracht werden. Mit zahlreichen Wiederholungen kann diese optimierte Handachsenstellung in alltägliche Greifbewegungen integriert und automatisiert werden. Der entscheidende Faktor für diesen Lernprozess ist die bewusste Selbstbeobachtung.

**Schritt 2 der Handbeurteilung: Allgemeine Aufrichtung des Handgewölbes**
Führen Sie aus der Stellung der locker abgelegten Hand den Gewölbewiderstandstest durch, indem die Mittelhand aus der Gewölbeaufrichtung leicht federnd gegen die Tischplatte gedrückt wird. Wie fühlt sich der Widerstand dabei an? Ist er leicht zurückfedernd und richtet sich das Gewölbe selbstständig wieder auf, oder ist gar kein Widerstand fühlbar? Dieser Test dient dazu, die allgemeine Fähigkeit des Handgewölbes zu beurteilen, sich eigenständig aufzurichten. Zeigt die Hand eine geringe

Grundspannung und lässt sich die Mittelhand leicht ohne Rückfederung gegen die Tischplatte drücken, ist eine gezielte Kräftigung des Mittelhandbereichs indiziert.

**Schritt 3 der Handbeurteilung: Ausrichtung des Quergewölbes**
Im nächsten Schritt wird das physiologische Quergewölbe der Hand beurteilt. Dabei wird überprüft, ob das 3. Mittelhandköpfchen den höchsten Punkt bildet und ob die beiden Pole der Hand symmetrisch eingerollt sind. Alternativ kann das Quergewölbe Auffälligkeiten zeigen, beispielsweise eine Abflachung auf einer Seite, ähnlich der Neigung eines schräg verlaufenden Pultdachs. Diese Beobachtungen geben Aufschluss darüber, welche intrinsischen Muskeln geschwächt sind und gezielt gekräftigt werden sollten. Die Stabilität des Quergewölbes wird maßgeblich durch kräftige Mm. interossei gewährleistet. Bei einer Abflachung des Quergewölbes in Richtung ulnar liegt der Schwerpunkt des Muskeltrainings auf den ulnarseitigen Mm. interossei, während bei einer Abflachung in Richtung radial die radialseitigen Mm. interossei im Fokus stehen (Abb. 9.2).

**Schritt 4 der Handbeurteilung: Ausrichtung des Längsgewölbes**
Zuletzt beurteilen Sie das physiologische Längsgewölbe der Hand. Senken sich die Köpfe der MCP-Gelenke bei einer entspannt auf dem Tisch abgelegten Hand nach volar ab, als ob sie durchhängen, sodass die Langfinger eine leichte, unharmonische Krallenstellung einnehmen, deutet dies darauf hin, dass das Längsgewölbe gestärkt werden sollte. Der Schwerpunkt beim Aufbau des Längsgewölbes liegt auf der

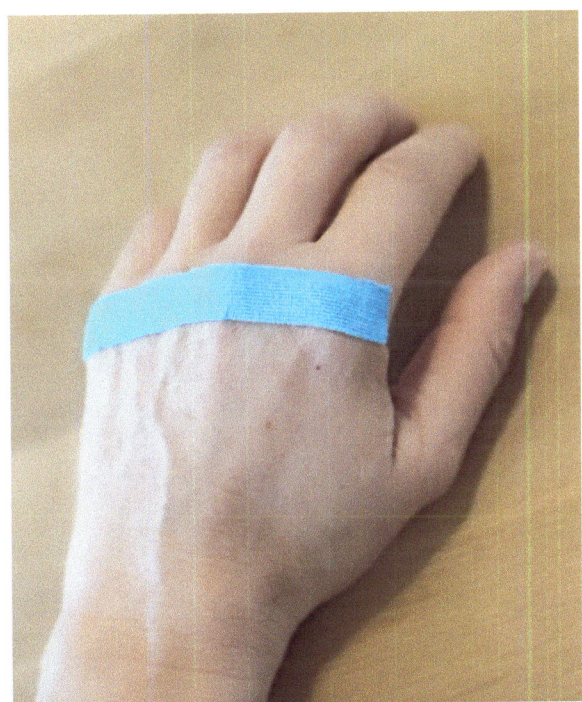

**Abb. 9.2** Der Querbogen des Handgewölbes

Kräftigung der Mm. lumbricales, um die notwendige Stabilität und Funktionalität zu gewährleisten.

Mit zunehmender Erfahrung entwickelt sich ein Gespür dafür, welcher Grad an Widerstand in der Federung als normal anzusehen ist. Regelmäßige Tests an gesunden Personen können dabei helfen, das Gefühl dafür zu schärfen. Im Umgang mit Testpersonen ist dann ein sensibler Ansatz essenziell. Negative Formulierungen sollten insbesondere bei beschwerdefreien Personen vermieden werden, um potenzielle Nocebo-Effekte zu verhindern, wie im Kap. 3 über die Auswirkungen negativer Kommunikation beschrieben (Abb. 9.3).

**Schritt 5 der Handbeurteilung: Ausrichtung des C Daumenbogens**
Die Beurteilung des Daumens erfolgt in Bezug auf seine natürliche Stellung im Handgewölbe. Zur Überprüfung wird die Hand zunächst erneut ausgeschüttelt und anschließend wieder entspannt auf der Unterlage positioniert. Der Daumen sollte dabei weder unharmonisch adduziert noch im MCP-Gelenk überstreckt sein, sondern sich in einem sanften Bogen einfügen und eine natürliche C-Stellung aufweisen, die sich harmonisch an das Handgewölbe anpasst. Eine Abweichung dieser Form deutet auf eine muskuläre Dysbalance hin, die zu Fehlbelastungen im Daumensattelgelenk führen kann (Abb. 9.4).

Das Ziel der Handtherapie besteht darin, durch gezieltes Muskeltraining eine optimale Gewölbebildung der Hand zu erreichen. Die Aufrichtung der beiden Handgewölbe wird durch die koordinierte Aktivität der kleinen, aber kraftvollen intrinsischen Handmuskulatur ermöglicht, ergänzend tragen aber die Muskeln des

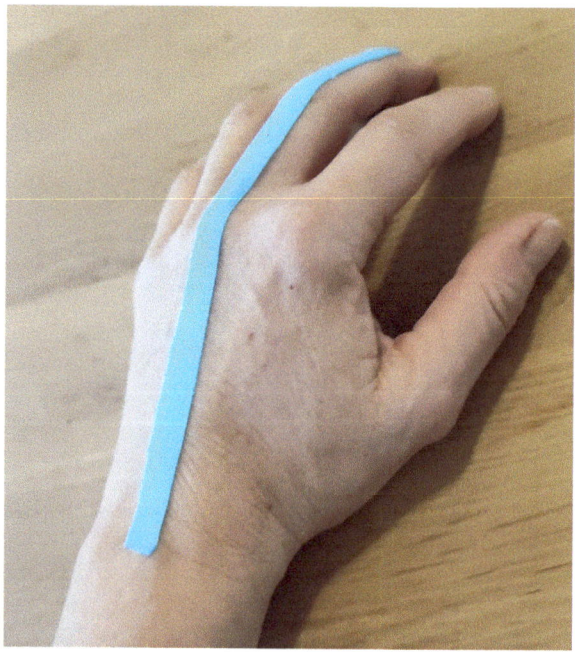

**Abb. 9.3** Der Längsbogen des Handgewölbes

## 9.2 Spiraldynamische Beurteilung einer Hand

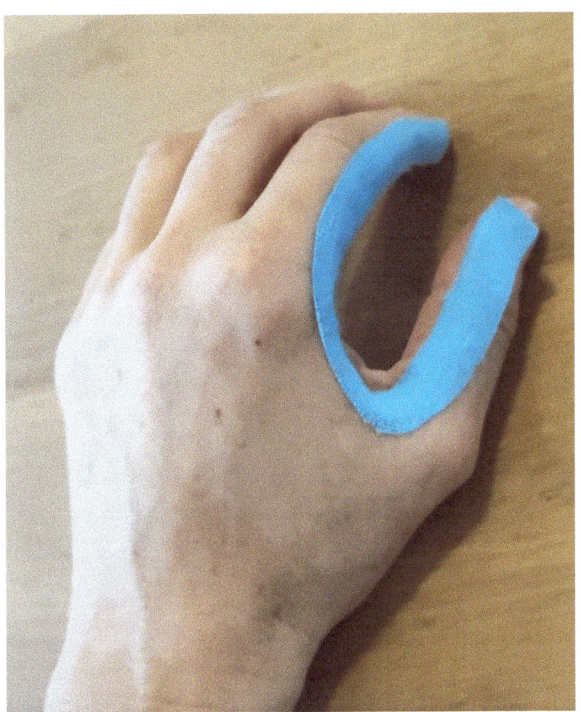

**Abb. 9.4** Der C-Bogen des Daumens

Thenars und des Hypothenars als „dynamisches Duo" entscheidend zur Stabilität und Dynamik der Gewölbebildung bei.

Gleichzeitig wird die Körperwahrnehmung geschult. Dies erfordert ein Verständnis dafür, wie ein Handgewölbe aussieht, die Fähigkeit, es am eigenen Körper wahrzunehmen, und das Erlernen seiner bewussten Aufrichtung.

Die Bewegungsedukation unterstützt Betroffene durch den Einsatz von Metaphern und Gedankenbildern. Vorstellungen wie das Halten einer Kugel oder eines Balls oder das Formen eines Brunnens oder einer Schüssel mit der Handfläche können dabei hilfreich sein. Die Referenzpunkte, wie die beiden Pole der Mittelhand und das 3. MCP-Köpfchen als höchster Punkt des Quergewölbes, werden dabei bewusst beobachtet. Alternativ kann die Vorstellung genutzt werden, dass die Hand einen Luftballon umfasst oder ein sanfter Springbrunnen die Handfläche von der Tischplatte anhebt.

Zum Verinnerlichen der Gewölbeposition kann die erlernte Stellung der Hand bei geschlossenen Augen mehrfach imaginär abgerufen und anschließend aktiv eingenommen werden. Zwischen den Wiederholungen wird die Hand kurz ausgeschüttelt, bevor das Handgewölbe erneut aufgebaut wird. Durch diese wiederholte Übung wird die Position des Handgewölbes schrittweise automatisiert und nachhaltig abgespeichert.

## 9.3 Die stabilisierende Rolle der Hand und Fingerkraft

Nicht nur die Gewölbe der Hand tragen zur Stabilität bei, sondern auch die allgemeine Kraftsituation. Besonders in der Adoleszenz, wenn die Knochen schneller wachsen als die Muskulatur kräftiger wird, können Menschen oft eine „schlaksige" Erscheinung zeigen, was auch unspezifische Handschmerzen zur Folge haben kann. Ein Beispiel hierfür sind Schülerinnen in Teenagerjahren, die überdurchschnittlich oft mit der Diagnose eines „instabilen Handgelenks" oder „unspezifischer Schmerzen" überwiesen werden. Begleitend werden manchmal Ganglien als Nebendiagnose festgestellt, was zusätzlich zur Verunsicherung beiträgt. Betroffene klagen häufig schon über einen längeren Zeitraum über Schmerzen, ohne dass ein eindeutiger Auslöser wie eine Verletzung oder ein Sturz erinnerlich ist. Stattdessen fällt auf, dass die Beschwerden häufig nach überdurchschnittlich intensiven oder repetitiven Alltagsaktivitäten auftraten. In solchen Fällen ist es sinnvoll, gezielt zu überprüfen, wie gut das Handgelenk gegen Widerstand stabil gehalten werden kann. Dadurch lässt sich feststellen, ob eine muskuläre Schwäche zur Entstehung der Beschwerden beiträgt. Falls dies der Fall ist, sollte die Handgelenkmuskulatur gezielt gekräftigt werden. Dies umfasst nicht nur die Beuge- und Streckmuskulatur des Handgelenks, sondern auch die Finger- und Faustkraft, um die Gesamtstabilität der Hand zu verbessern.

Zu den relevanten Muskeln zählen unter anderem der M. flexor carpi radialis, der M. flexor carpi ulnaris, der M. extensor carpi radialis longus und der M. extensor carpi ulnaris. Zunächst werden diese Muskeln durch isometrische Übungen mit einer leichten Hantel gekräftigt. Auf diese Weise kann ihr Kraftpotenzial auf die darauffolgenden konzentrischen Übungen vorbereitet werden. Sobald die isometrischen Halteübungen schmerzfrei gelingen, können dynamische Kräftigungsübungen hinzugefügt werden, bei denen aktive Handgelenkbewegungen ausgeführt und dadurch die Muskellänge verändert wird. In der Folge werden Gewicht, Übungszeit, Wiederholungen und Widerstand gesteigert, während gleichzeitig die Übungen in möglichst alle Gelenkrichtungen integriert werden.

Gleichzeitig kann mit dem Aufbau der Fingerkraft begonnen werden. Die Fingersehnen verlaufen ähnlich wie die Saiten einer Gitarre über das Handgelenk und wirken wie gespannte Saiten, die das Griffbrett stabilisieren. Kräftige Fingerbeuger mit einem ausreichenden Kraftpotenzial tragen also zusätzlich zur Stabilisierung des Handgelenks bei, indem sie über ihren Sehnenverlauf unterstützend wirken. Das gezielte Training der Fingerkraft wurde bereits im Kap. 7 über Kraft und Krafttraining detailliert behandelt.

## 9.4 Übungsideen für ein stabiles Handgelenk

Die Übungen werden in intrinsische und extrinsische Kräftigungsübungen unterteilt.

Zunächst wird mit den intrinsischen Kräftigungsübungen begonnen. Diese zielen darauf ab, die Muskeln und Strukturen zu stärken, die direkt in der Mittelhand liegen.

## 9.4 Übungsideen für ein stabiles Handgelenk

Diese Übungen zum Aufbau einer robusten Mittelhandkraft sind dezent und unspektakulär, aber höchst effektiv. Im Vergleich zu Kniebeugen oder einem Training mit einer Hantel dreht sich hier alles um schlichtere und kleinere intrinsische Handbewegungen – um das Spreizen und Schließen der Finger sowie um das in der Welt der Handtherapie berühmte „Fingerdach". Diese unscheinbaren Übungen für die Mittelhand mögen unspektakulär wirken, doch sie können die Handkraft und -stabilität erheblich verbessern und damit Handschmerzen positiv beeinflussen.

Los geht's mit Spreizen und Schließen der Finger, dem Lumbricalis-Dach und dem Hand-Krokodil – in allen möglichen Variationen! Ganz egal, ob mit oder ohne Widerstand, ob mit Schwämmen, Gummis, Therabändern oder Knetmasse.

Aber Achtung: Auch wenn die Übungen einfach erscheinen, sind sie für viele Personen mit lang schon bestehenden Handschmerzen eine Herausforderung. Bereits eine minimale Überdosierung kann den Ausgangsschmerz verstärken. Daher wird immer ohne Widerstand begonnen. Erst nach 2–3 Tagen – und nur, wenn sich der Ausgangsschmerz reduziert oder gleichbleibend verhält – wird mit dem Training gegen Widerstand begonnen.

- Der Fingerfächer – Spreizen und Schließen der Finger: Spreizen Sie die Finger einmal und halten Sie für 1 s, dann 2-mal für 2 s, 3-mal für 3 s. Dieses Übungsmuster folgt dem „Leiterprinzip" und ermöglicht eine gezielte Bewegungs- und Haltearbeit eines Muskels, wobei die Dosierung messbar und nachvollziehbar wird (das Leiterprinzip und die richtige Übungsdosis wird im Kap. 4 beschrieben).
- Halten der Lumbricalis-Dach-Position: Diese Position wird mit den Mm. lumbricales aufgebaut und gegen Widerstand gehalten, beispielsweise gegen Knetmasse oder Theraband. Eine weitere Variante besteht darin, die Lumbricalis-Dach-Position zu bewahren, während die andere Hand sanft versucht, die einzelnen Mittelgelenke aus dieser stabilen Position zu drängen. Dabei lautet das Motto: „Ich drücke dich weg, aber du bleibst standhaft." Wichtig ist, dass die Mittelgelenke stabil in Streckung gehalten werden, ohne sie durch übermäßigen Druck gegen die Tischplatte zu fixieren und dabei zu überstrecken – eine ungünstige Folge schwacher Mm. lumbricales.
- Der Fingerfächer – Spreizen und Schließen gegen Widerstand: Integrieren Sie verschiedene Hilfsmittel wie Therapieknete, Schaumstoffwürfel, Gummiringe oder Therabänder, um den Widerstand zu erhöhen und die Übung abwechslungsreich zu gestalten.
- Bauchmuskeltraining für die Handballen – den Thenar und Hypothenar: Verwenden Sie Therapieknete, Schaumstoffbälle oder einen Handtrainer, um gezielt beide Handballen zu kräftigen. Achten Sie darauf, wie sich die Ballen anspannen und fest werden.
- Eine weitere Option sind Therabandübungen, bei denen abwechselnd der Daumen oder der Kleinfinger mit einem Theraband umschlungen werden. Dabei wird das Handgewölbe bewusst aufgebaut und stabil gehalten, während mögliche Überstreckungen oder Achsenabweichungen aktiv kontrolliert werden.

Nach der Stärkung der intrinsischen Muskulatur folgt die Kräftigung der extrinsischen Muskulatur – also der Handgelenk- und Fingermuskeln am Unterarm. Diese Muskulatur erfordert ein breites Repertoire an Kraft, Beweglichkeit und Kinästhesie – also an Vermögen, Bewegungen zu spüren –, um ein stabiles und sicheres Handgelenk zu entwickeln.

Eine anschauliche Metapher für dieses Zusammenspiel ist eine Gedankenreise: Stellen Sie sich vor, es ist der 1. Mai, und Sie beobachten eine Landjugendgruppe, die einen Maibaum aufrichtet. Kräftige Frauen und Männer stehen um den Baum, der an langen Seilen befestigt ist. Mit Geschick und Teamarbeit wird der Baum Stück für Stück hochgezogen. Abwechselnd wird kräftig gezogen, dann wieder gelockert, und die Führung des Baums wechselt zur nächsten Person. Blickkontakt, Rücksicht, Aufmerksamkeit und Teamgeist sind entscheidend. Bei einem Windstoß reagiert die Gruppe sofort, um einen Absturz zu verhindern – durch Kraft, Feingefühl und perfekte Zusammenarbeit. Diese Prinzipien spiegeln sich im Handgelenk wider, das durch die koordinierte Zusammenarbeit der Unterarmmuskulatur stabilisiert wird.

Um diese zu kräftigen, starten Sie mit stabilisierenden Übungen, bei denen das Handgelenk in einer festen Position gehalten wird und die Muskeln isometrisch arbeiten, ohne dass eine Bewegung erfolgt.

- Bewährtes Theraband-Training: Trainieren Sie ein stabiles, unbewegliches Handgelenk, indem das Theraband um die Hand gewickelt wird und die andere Hand in verschiedenen Richtungen daran zieht. Bewegen Sie die „umschlungene" Hand mit pulsierenden Bewegungen von der Haltehand weg. Variieren Sie das Tempo, die Richtung und den Kraftaufwand. Beachten Sie wieder das „Leiterprinzip", um die Belastung sicher zu steigern.
- Klassisches Hanteltraining für die Handgelenkstabilität: Halten Sie das Handgelenk ruhig und stabil, während Bewegungen aus dem Ellenbogen und der Schulter ausgeführt werden. Stellen Sie sich dabei alltägliche Bewegungen vor, wie ein Glas zum Mund führen, ein Fenster schließen oder einen Aktenordner heben.
- Fortgeschrittenes Hanteltraining: Nutzen Sie eine schwerere Hantel und kombinieren Sie das Training mit zusätzlichem Widerstand. Drücken Sie gegen einen Ball oder ein Kissen, stempeln Sie in Knetmasse oder gegen einen Pezziball. So wird die Handgelenkstabilität aus verschiedenen Winkeln gezielt trainiert.

Wenn die Stabilisationsübungen ohne Handgelenkbewegungen gut gelingen, kann die Trainingstherapie mit dosierten Bewegungen gegen die Schwerkraft gesteigert werden:

- Trainieren gegen Widerstand: Verwenden Sie ein Theraband oder eine Hantel und variieren Sie dabei die Bewegungsrichtung im Handgelenk, das Tempo und die Übungsdauer. Integrieren Sie Bewegungen mit variierenden Geschwindigkeiten, um unterschiedliche Impulse zu setzen. Beachten Sie das „Leiterprinzip", um die Belastung sicher zu steigern.

## 9.4 Übungsideen für ein stabiles Handgelenk

- Weitere Übungsgegenstände: Verwenden Sie Trainingsgeräte oder Alltagsgegenstände wie ein Flexibar, eine Kettlebell, einen Tennisschläger, eine Bratpfanne, ein Tablett oder einen schweren Krug, um die Handgelenksmuskulatur vielseitig zu trainieren. Dabei können sowohl statische als auch dynamische Bewegungen mit oder ohne Widerstand sowie mit oder ohne Gewicht ausgeführt werden.
- Kräftigung der Fingerbeuger: Da die Sehnen der Fingerbeuger das Handgelenk überspannen, ist ihre Kräftigung entscheidend für ein stabiles Handgelenk. Nutzen Sie verschiedene Widerstandsgeräte für die Finger – Abwechslung bringt den besten Effekt.
- Stützfunktion der Hand trainieren: Personen mit Handgelenkschmerzen vermeiden oft das Abstützen auf der flachen Hand und weichen stattdessen auf einen Faustsützt aus. Beginnen Sie daher mit dosierten Stützübungen, bei denen die Belastung schrittweise gesteigert wird – auch auf festem Boden und nicht nur auf einer Matte.
- Variieren der Übungsintensität: Passen Sie den Streckwinkel und das Körpergewicht an, indem Sie z. B. eine Position mit einem flacheren Handgelenkwinkel wählen und vorerst nur wenig Gewicht auf die Stützhand verlagern.
- Start mit Abstützen auf einer Waage: Messen Sie die maximale schmerzfreie Stützbelastung und steigern Sie diese kontrolliert. Achten Sie dabei auf die Schmerzgrenze: Leichtes Unbehagen ist normal, jedoch sollte danach kein verstärkter Schmerz auftreten.
- Steigerung der Belastung: Erhöhen Sie die Belastung, indem Sie stehend gegen eine Wand, im Vierfüßlerstand oder in der Plank-Position stützen. Diese Stützübungen stärken nicht nur die Muskeln und Bänder der Hand, sondern auch die angrenzenden großen Gelenke wie Ellenbogen, Schulter und Schultergürtel, deren Stabilität sich positiv auf das Handgelenk auswirkt.

Das ultimative Ziel besteht darin, die neu erlernten Bewegungsmuster in den Alltag zu transferieren. Es ist oft eine Herausforderung, neue Bewegungen und Fähigkeiten so zu integrieren, dass sie während einer Alltagstätigkeit mühelos und unbewusst abrufbar werden. Dabei spielen Edukation über Trainingslehre, Selbstbeobachtung und Reflexion eine zentrale Rolle. Es ist wichtig, achtsam, liebevoll und nachsichtig mit sich und der Patientin umzugehen, insbesondere dann, wenn etwas noch nicht so gut gelingt. Geduld ist erforderlich, denn es ist notwendig, regelmäßig einen Selbstcheck durchzuführen, bei dem die Handhaltung und das Handgewölbe überprüft werden, um die neuen Muster langfristig zu festigen.

Eine Tätigkeit zu finden, die Freude bereitet und motiviert, kann dabei unterstützen – sei es Klettern, Keramikarbeiten oder Gartenarbeit. Eine passende Aktivität erleichtert den Transfer der gelernten Fähigkeiten in den Alltag, sodass gezieltes Training mit der Zeit überflüssig wird.

## 9.5 Stabilität durch Feedforward

Feedforward beschreibt die Fähigkeit des Handgelenks, vorausschauend auf zukünftige Anforderungen zu reagieren, das hochautomatisierte Vorausplanen von Bewegungen durch Integration sensorischer Informationen.

So kann das Handgelenk beispielsweise ein Tablett mit vollen Gläsern balancieren, selbst wenn plötzlich eines davon entfernt wird. Ein Ober kann ein Tablett mit vollen Gläsern balancieren, selbst wenn er dabei über ein Kabel und einen Hund steigen muss und ihn jemand dabei auch noch anspricht, sodass er den Kopf automatisch wegdreht.

Ebenso berechnet das Handgelenk den optimalen Haltewinkel eines Tennisschlägers, um den Ball präzise zurückzuschlagen, und passt blitzschnell seine Position oder Stabilität an veränderte Anforderungen an. Diese Fähigkeit beruht auf der schnellen Verarbeitung sensorischer Informationen, die aus Muskeln, Sehnen und Gelenken über Nervenbahnen an das Gehirn gesendet werden. Das Gehirn wertet diese Informationen aus und gibt der Hand gezielte Befehle, um entweder stabil oder flexibel oder auf beide Arten zu reagieren.

Denken Sie an das stundenlange Üben beim Tennisspielen, Stricken oder Gitarre spielen – all diese Fähigkeiten werden durch unzählige Übungsstunden automatisiert und präzise abrufbar. Solche Routinen erfordern beständiges Training.

- Training mit Überraschungseffekten: Verwenden Sie bewegliche Übungsgeräte wie Bälle, springende Gummibälle oder Bälle, die mit Wasser oder Sand gefüllt sind. Steigern Sie die Herausforderung, indem Sie gewichtete Bälle hinzunehmen. Üben Sie das Werfen, Fangen und Abstoppen des Balls, sowohl mit als auch ohne Tempo. Experimentieren Sie auch mit geschlossenen Augen. Eine weitere Möglichkeit besteht darin, verschiedene Bälle auf einem Tennisschläger zu balancieren oder, um einen Bezug zum Alltag herzustellen, in Behältern wie einer Salatschüssel, Bratpfanne, einem Serviertablett oder einem schweren Gulaschtopf.
- Variieren der Ausgangsposition: Stehen Sie auf einem Bein oder balancieren Sie auf einem weichen Untergrund, etwa einem Polsterkissen. Balancieren Sie über eine imaginäre Linie am Boden, während Sie einen Ball in einer Bratpfanne transportieren.
- Balancieren Sie einen Ball auf einem Tennisschläger, während sie auf dem Pezziball wippen.
- Integrieren Sie kognitive Ablenkungen: Lenken Sie Ihre bewusste Aufmerksamkeit von der Hand ab, indem Sie nebenbei Vokabeln lernen, ein Gedicht auswendig lernen, Kopfrechnen oder die Reise nach Jerusalem spielen.
- Kreativität und Herausforderung: Die Übungen sollten unvorhersehbar und anspruchsvoll sein, möglicherweise inspiriert von Zirkus- oder Spitzensporttraining. Sie sollten komplexer als alltägliche Aktivitäten gestaltet sein, um im hektischen Alltag ein stabiles Handgelenk automatisch abrufen zu können.

> **Beispiel**
>
> Frau Musterfrau sitzt mit gesenkten Schultern auf der Therapieliege, den MRT-Befund noch in der Hand. „Instabilität des Handgelenks" steht da – ein Wort, das in ihr sofort Sorgen weckt. Bedeutet das eine Operation? Ist ihre Hand nun dauerhaft geschwächt?
> Die Therapeutin nimmt ihr sanft den Ausdruck ab und lächelt beruhigend. „Instabilität klingt beängstigend, aber bedeutet nicht automatisch eine OP. Ihr Handgelenk kann stabil werden – durch gezielte Aktivierung und muskuläre Kräftigung."
> Sie bittet Frau Musterfrau, ihre Hand locker auf dem Therapietisch abzulegen. „Schauen wir uns Ihr Handgewölbe an", sagt sie. Mit sanftem Druck testet sie die Federung der Mittelhand gegen die Unterlage. Frau Musterfrau spürt, wie ihr Handrücken leicht nachgibt, fast ohne Widerstand. „Ihr Handgewölbe ist ein wenig abgesenkt – wir können das mit gezieltem Training aktivieren."
> Die Therapeutin demonstriert die erste Übung: „Stellen Sie sich vor, Ihre Hand hält eine unsichtbare Kugel. Spannen Sie ihre Mittelhand an, als würden Sie die Kugel umschließen, und aktivieren Sie dabei sanft Ihre Handballen." Frau Musterfrau folgt der Anleitung. Anfangs weiß sie noch nicht so recht, wie genau sie die Handballen anspannen kann, doch mit jeder Wiederholung wird die Bewegung sicherer. „Genau so! Spüren Sie, wie sich die Hohlhand zu einer Schüssel bogenförmig aufbaut?" Frau Musterfrau nickt vorsichtig. Das ist der erste Schritt auf dem Weg zur Stabilität – und das erste Mal, dass Frau Musterfrau wieder Vertrauen in ihre eigene Hand spürt. ◄

Ein stabiles Handgelenk ist keine starre Struktur, sondern das Ergebnis eines fein abgestimmten Zusammenspiels aus Muskelkraft, sensorischer Wahrnehmung und gezielter Bewegungskontrolle. Wer sich allein auf passive Stabilisierung verlässt – sei es durch Bandagen, Schienen oder rein strukturelle Diagnosen –, verkennt das Potenzial der Muskulatur und des sensomotorischen Trainings. Stabilität ist keine statische Gegebenheit, sondern ein dynamischer Prozess.

## 9.6 Quiz über spiraldynamische Aspekte und die Stabilität der Hand

1. *Welches sind die beiden Hauptgewölbe, die die menschliche Hand kennzeichnen?*
   a) Längs- und Quergewölbe
   b) Vertikal- und Horizontalgewölbe
   c) Diagonal- und Zickzackgewölbe
   d) Rund- und Ovalgewölbe

2. *Wie verleiht das Handgewölbe dem Karpus Stabilität?*
   a) Durch elastische Bänder
   b) Durch das Ineinanderverkeilen der Handwurzelknochen
   c) Durch eine zusätzliche Schicht Muskelgewebe
   d) Durch die Unterstützung von Sehnen
3. *Was passiert, wenn ein Pol des Handgewölbes schwach ist?*
   a) Dies hat keine Auswirkungen auf den anderen Pol.
   b) Der andere Pol wird stärker.
   c) Das gesamte Handgewölbe verliert an Stabilität.
   d) Der andere Pol wird schwächer.
4. *Was beschreibt die Spiraldynamik® in Bezug auf die Handtherapie?*
   a) Die Verwendung von Bandagen zur Stabilisierung
   b) Die Anwendung von Dehnübungen zur Schmerzlinderung
   c) Die Prinzipien der spiraligen Verschraubung anatomischer Strukturen
   d) Die regelmäßige Massage der Handgelenke
5. *Wie sollte die Hand bei der spiraldynamischen Beurteilung abgelegt werden?*
   a) Mit starker Muskelspannung
   b) In einer bewussten Korrektur der Handstellung
   c) Locker und mit etwas Schwung
   d) In einer festen und stabilen Position
6. *Worauf sollte man bei der Beurteilung der Längsachse der Hand achten?*
   a) Ob das Handgelenk in eine seitliche Beugung geht
   b) Ob der 3. Mittelhandknochen in einer geraden Linie mit dem Unterarm ist
   c) Ob die Hand vollständig flach auf dem Tisch liegt
   d) Ob das Handgelenk eine klare Rotation zeigt
7. *Was deutet auf eine Schwäche im Quergewölbe hin?*
   a) Ein stark erhöhtes 3. Mittelhandköpfchen
   b) Eine gleichmäßige Biegung der Mittelhandknochen
   c) Eine Abflachung auf einer Seite wie bei einem schräg verlaufenden Pultdach
   d) Ein symmetrisches Einrollen der beiden Pole der Hand
8. *Welche Muskeln sind für das Aufrichten des Längsgewölbes besonders wichtig?*
   a) Mm. interossei
   b) Mm. lumbricales
   c) Flexor- und Extensormuskeln
   d) Thenarmuskeln
9. *Wie sollte das Training zur Stärkung der Mittelhand beginnen, wenn man Schmerzen hat?*
   a) Mit hohen Widerständen und intensiven Übungen
   b) Mit Hanteltraining
   c) Mit intrinsischer Kräftigung und Gewölbeaufbau
   d) Mit Dehnungsübungen und entspannenden Techniken

10. *Was ist das Hauptziel des Feedforward-Trainings für das Handgelenk?*
    a) Die maximale Dehnung der Handmuskulatur
    b) Die Fähigkeit, zukünftige Anforderungen vorausschauend zu erkennen und zu reagieren
    c) Die Wiederherstellung von Gelenkflüssigkeit
    d) Die schnelle Heilung von Verletzungen

Antworten: 1 a, 2 b, 3 c, 4 c, 5 c, 6 b, 7 c, 8 b, 9 c, 10 b

## Literatur

Leu, S. (2021). Das Gewölbeprinzip der Hand funktionell verstehen: Handtherapie nach den Prinzipien der Spiraldynamik®. praxis ergotherapie, 3, 118–121.

# Manuelle Therapie – eine integrative Betrachtung

**10**

▶ Die heilende Kraft der Berührung – doch was steckt wirklich dahinter? Mechanische Korrekturen oder vielmehr neurobiologische und psychologische Wirkmechanismen? Dieses Kapitel beleuchtet die manuelle Therapie (MT) aus einer modernen, evidenzbasierten Perspektive – von Mobilisationstechniken über kontextuelle Effekte bis hin zur Bedeutung der Bewegungsedukation. Wie viel ist nachweisbar? Wie viel ist spürbar? Und was heißt das für die Zukunft der Handtherapie?

Die Manualtherapie ist eine konservative Behandlungsform, die Berührungen und geführte Bewegungen für die Befunderhebung und Behandlung nutzt (Clar et al., 2014). Techniken wie Gelenkmobilisationen oder Manipulationen, massageähnliche Griffe, gezielte Faszienmanipulationen, neurale Mobilisationen, Dehnung-Gegendehnung (Strain-Counterstrain), Akupressur oder Triggerpunktbehandlungen kommen zum Einsatz (Alvarez et al., 2021).

In der manuellen Therapie führen Therapeutinnen mit ihren Händen gezielte Bewegungen und Manipulationen an verletzten oder erkrankten Knochen, Gelenken oder Weichteilen durch. Ein typisches Szenario könnte wie folgt aussehen: Nach der Abnahme eines Gipsverbands aufgrund eines Speichenbruchs legt die Patientin ihre betroffene Hand auf den Handtherapietisch. Die Therapeutin positioniert ihre Hände behutsam an das steife und geschwollene Handgelenk, spürt die Gewebespannung und bewegt das Gelenk vorsichtig in Beugung und Streckung, um die Mobilität schrittweise zu erhöhen.

Während die Therapeutin das Gelenk sanft führt, durchlebt die Patientin unterschiedliche Empfindungen. Der Schmerz ist allgegenwärtig, das Handgelenk fühlt sich verspannt an, und die Muskulatur reagiert empfindlich. Die Sorge, dass ein

---

**Ergänzende Information** Die elektronische Version dieses Kapitels enthält Zusatzmaterial, auf das über folgenden Link zugegriffen werden kann [https://doi.org/10.1007/978-3-662-71175-0_10].

plötzlicher stechender Schmerz auftreten könnte, ist präsent, ebenso wie ein vorsichtiges Misstrauen gegenüber der eigenen Hand. Doch gleichzeitig vermitteln die ruhigen, gezielten Bewegungen der Therapeutin Sicherheit. Ihre Erfahrung und ihr fachkundiges Vorgehen geben Zuversicht, dass das Handgelenk nach der Behandlung beweglicher und weniger schmerzhaft sein wird.

Solche Gedanken oder ähnliche, etwa die Vorstellung, dass ein Gelenk zentriert oder eingerenkt werden muss, sind weit verbreitet – sowohl bei Therapeutinnen, Patientinnen als auch in der Bevölkerung allgemein. Der Wunsch nach heilenden Händen ist tief verankert und prägt auch die Erwartungen in der Handtherapie.

Diese Erwartungshaltung kann jedoch problematisch sein. Sie führt zu einer starken Fokussierung auf die manualtherapeutische Behandlung und setzt Therapeutinnen unter Druck: Was, wenn die Hands-on-Technik nicht den gewünschten Effekt erzielt? Liegt dies an mangelnder therapeutischer Kompetenz? Wurde die Technik nicht fest genug, nicht lange genug oder nicht exakt genug durchgeführt? Solche Zweifel können das Selbstwertgefühl der Therapeutinnen beeinträchtigen und Unsicherheit hervorrufen – Faktoren, die sich wiederum negativ auf den Behandlungserfolg auswirken können.

Darüber hinaus kann die manuelle Therapie den Eindruck erwecken, dass Heilung ohne diese Behandlungsmethode unmöglich sei. Dies kann die Selbstwirksamkeit der Patientinnen mindern, da sie die Verantwortung für ihre Genesung zunehmend in die Hände der Therapeutinnen legen. Manche Techniken, die beispielsweise versprechen, ein Gelenk zu zentrieren, Faszien zu lösen oder das Rollen und Gleiten eines Gelenkpartners zu erleichtern, erfüllen oft nicht die erwartete Wirkung. Die Idee, ein Gelenk wie ein Mechaniker wieder „zum Laufen" bringen zu können, wurde mehrfach widerlegt (Bishop et al., 2015). Die Forschung konnte keine gewebespezifische Wirkung der MT nachweisen, weder in Abhängigkeit von der Körperregion noch in Bezug auf die angewendete manuelle Technik. Das Ausmaß der spezifischen Wirkungsweise und deren klinische Relevanz sind leider unsicher (Roura et al., 2021). Auch im Vergleich mit einer Scheinbehandlung schneiden spezifische MT-Techniken nicht besonders gut ab (Lavazza et al., 2021). Aufgrund der begrenzten Anzahl von Studien, deren schlechter methodischer Qualität und der klinischen Vielfalt kann daher leider kein verlässliches Bild vom spezifischen Erfolg der manuellen Therapie erstellt werden. Unterschiede in der Erfahrung und Ausbildung der Therapeutinnen tragen zusätzlich zu inkonsistenten Ergebnissen in der Studienlage bei.

Manualtherapie und ähnliche Interventionen teilen viel mehr mehrere andere Wirkmechanismen, die den spezifisch geglaubten Behandlungserfolg vermitteln (Grenier & Rothmund, 2024). Diese Mechanismen könnten die Erwartungen der Patienten, frühere Erfahrungen mit manuellen Behandlungen, Überzeugungen und Glaubenssätze, epistemisches Vertrauen und unspezifische kontextuelle Effekte umfassen (Grenier & Rothmund, 2024). Auch Clar et al. (2014) betonen, dass viele Studien zur Überprüfung der Wirksamkeit der MT uneinheitliche oder unklar definierte Behandlungstechniken beschreiben, wodurch die Übertragbarkeit eingeschränkt ist.

Die meisten Wirkungen der manuellen Therapie sind also nicht spezifisch für die angewandte Technik. Doch was bedeutet das für die Praxis? Wird dadurch die berufliche Basis der Therapeutinnen infrage gestellt? Entziehen sie sich damit selbst die Grundlage ihrer Arbeit? Oder, provokanter gefragt: Ziehen sich Therapeutinnen nun selbst den Teppich unter den Füßen weg?

Aus der aktuellen Evidenzlage könnte der Eindruck entstehen, dass die manuelle Therapie als Behandlungsmaßnahme nicht länger gerechtfertigt sei. Bedeutet das nun, dass die praktische Erfahrung in der Anwendung manueller Behandlungstechniken von unzähligen Therapeutinnen, die täglich Menschen mit Handverletzungen behandeln, nicht mehr zählt? Wird klinische Erfahrung durch wissenschaftliche Evidenz entwertet? Dieser Schluss wäre nicht nur falsch, sondern auch unhaltbar. Denn zahlreiche Therapeutinnen setzen die manuelle Therapie mit Überzeugung ein und erleben täglich ihre positive Wirkung. Nein – ein solcher Ansatz wäre verkürzt und nicht zielführend. Vielmehr zeigt sich, dass die manuelle Therapie wirkt, jedoch auf eine andere Weise als ursprünglich angenommen.

Ohne manuelle Therapie, ohne Berührungen, ohne den Einsatz der behandelnden Hände könnte die Arbeit als Therapeutin nicht in der gleichen Qualität ausgeübt werden, denn manuelle Techniken sind essenziell für kurzfristige schmerzlindernde Effekte, sind unumgänglich für die Verbesserung des Bewegungsspürsinns. Sie sind wichtig für das Wiedererlangen von Selbstvertrauen in eine Gelenkbewegung und das Wiedererlernen von Bewegungen durch das „Ausgraben" alter motorischer Bahnen.

Die manuelle Therapie beeinflusst die Schmerzempfindung und Körperwahrnehmung positiv, indem sie über verschiedene zentrale und periphere neuronale Strukturen neurobiologische Effekte auslöst. Die für die MT typischen geführten Bewegungen sowie die damit verbundenen therapeutischen Berührungen werden im Zentralnervensystem verarbeitet und integriert (Bishop et al., 2015). Ein zuvor eingeschränktes, als „unrund" empfundenes Gelenk kann dadurch wieder positiv wahrgenommen werden – die betroffene Körperstelle schmerzt weniger und wird erstmals wieder als angenehm erlebt.

Durch Habituation erhöht sich kurzfristig die Schmerztoleranz, wodurch Schmerzen als weniger intensiv empfunden werden. Zudem werden Bewegungsmuster durch die geführte Bewegung im motorischen Kortex reaktiviert und durch Wiederholung wieder abrufbar: „Ach ja, da ist kein Gips mehr, mein Handgelenk ist beweglich." Ängstliche Patientinnen profitieren besonders von der manuellen Führung und Berührung, da sie Sicherheit vermittelt und ihnen ermöglicht, Vertrauen in die Belastbarkeit ihrer Hand zurückzugewinnen. Dieses positive Erlebnis wird durch Kontextfaktoren und das Vertrauen in die Therapeutin zusätzlich verstärkt.

Durch Manualtherapie kann eine Grundlage geschaffen werden, auf der Patientinnen eine spezifische Funktionsübung schmerzarm für einen begrenzten Zeitraum durchführen können.

Die Wirkungsweise manualtherapeutischer Behandlungstechniken wird durch zentrale Mechanismen der Handtherapie verstärkt – Mechanismen, die in Kap. 2 ausführlich erläutert werden. Placeboeffekte, Kontextfaktoren und Erwartungen spielen hierbei eine wesentliche Rolle: „Danke an Mister Placebo, Miss Kontextfaktor und Miss Erwartung, dass ihr auch hier mitmischt." Diese subtilen, aber bedeutsamen Einflussfaktoren laufen oft unbemerkt ab und tragen maßgeblich zum Behandlungserfolg der manuellen Therapie bei.

Auch Bewegungsedukation wird über manuelle Techniken vermittelt – sie ermöglicht Patientinnen, die Bewegungsrichtung eines Gelenks, die beteiligten Knochen sowie die aktivierten Muskeln bewusst zu erfassen. Dieser Aspekt trägt wesentlich zum Therapieerfolg bei, vorausgesetzt, die manuelle Therapie erfolgt nicht schweigend, sondern wird durch verbale Edukation der Therapeutin begleitet.

Dabei werden Unsicherheiten aktiv adressiert: Ein *„Es tut weh"* wird zu einem *„Es gehört ein wenig dazu"*, ein *„Ich weiß nicht, wie"* wird zu einem *„Wir bewegen gemeinsam"*. Ein Schmerzpunkt wird mit gezielter manueller Manipulation reguliert, ein steifes Gelenk lernt, das Bewegungsende wahrzunehmen, zu halten – und erfährt, dass dabei nichts Schlimmes geschieht.

In der manuellen Therapie wird Bewegung geführt – in einem geschützten Raum, einem *Safe Space*, in dem sich die Patientin entspannen und ohne Angst vor Schmerz oder Überforderung auf die Bewegung einlassen kann.

Die Erfahrung „Es geht besser" verankert sich durch positive Verstärkung und kann auch im Alltag abgerufen werden. Um das zu erreichen, ist ein positives Wording essenziell: „Sehen Sie, was wir gemeinsam schaffen, kann auch zu Hause gelingen. Soweit können Sie das Handgelenk schon in der Therapie abbiegen, ich lade Sie ein, das Bewegungsgefühl zu beobachten und mit nach Hause zu nehmen. Sie können Ihren Schmerz kennenlernen und ihn dann langsam besiegen."

Abschließend wird bekräftigt, dass manuelle Techniken einen unverzichtbaren Bestandteil der Therapie darstellen, da sie die Hand der Patientinnen optimal auf die anschließende Übungsbehandlung vorbereiten. Zwar sind die Effekte der manuellen Therapie kurzfristig, doch sie tragen wesentlich dazu bei, das Bindegewebe elastischer zu machen, Schmerzen zu reduzieren und die Gelenkbeweglichkeit zu erhalten. Denn klar ist: "Motion is lotion". Dieser Ausdruck verdeutlicht, dass Bewegung wie eine pflegende „Lotion" wirkt – sie hält das Gelenk geschmeidig, lindert Beschwerden und erleichtert somit die anschließende aktive Therapie, die dadurch effektiver greift.

In ruhigen Momenten, in denen über die Zukunft der Profession der Handtherapeutinnen und mögliche Entwicklungen wie den Einsatz KI-basierter Therapieansätze nachgedacht wird, erscheint die *Hands-on*-Technik der manuellen Therapie als ein zentrales Alleinstellungsmerkmal, das die Profession prägt.

Künstliche Intelligenz könnte eines Tages auf Knopfdruck individuell angepasste Übungen vorschlagen, Patientinnen durch die Rehabilitation begleiten und so authentisch kommunizieren, dass der Eindruck entsteht, mit einem lebendigen Gegenüber zu interagieren. Sie wird stets einfühlsam sein, niemals schlechte Laune haben oder krank werden. Doch eines bleibt ihr verwehrt: die direkte, menschliche Berührung.

Während KI eine wertvolle Unterstützung in der Therapie sein mag, kann sie die heilende und therapeutische Wirkung der Berührung durch die Hände der Therapeutinnen nicht ersetzen. Die behandelnde Berührung bleibt das unverzichtbare Herzstück unserer Arbeit.

Egal, welcher Wirkungsmechanismus im Vordergrund steht – sei es der Placeboeffekt, die zentrale oder periphere positive Verschaltung, die positive Erwartungshaltung oder etwa doch eine spezifische Wirkung – Manualtherapie hat in jeder handtherapeutischen Behandlung ihre Berechtigung und ist ein entscheidendes Merkmal von Therapeutinnen!

## 10.1 Manuelle Therapie – eine kritische Reflexion und Wege zur Stärkung der Evidenzbasis

Die spezifischen Grifftechniken der manuellen Therapie zielen darauf ab, gelenknahe Gewebestrukturen und beteiligte Knochen gezielt zu beeinflussen – sei es durch das Lösen von Adhärenzen am Kapsel-Band-Apparat oder durch das Korrigieren der relativen Position einzelner Knochen, um eine bessere Ausrichtung (Alignment) und optimierte Gelenkmechanik zu erreichen. In Fachbüchern und therapeutischen *Hands-on*-Fortbildungen zur manuellen Therapie wird vermittelt, dass diese Techniken ein hohes Maß an Genauigkeit, ein fundiertes Verständnis anatomischer und physiologischer Gegebenheiten sowie eine sorgfältige Durchführung der Manipulations- und Grifftechniken erfordern.

Das präzise Anbahnen von Gleit- und Rollbewegungen durch manuelle Techniken bedeutet, dass Therapeutinnen das Gelenk gezielt unterstützen, sodass es sich innerhalb einer definierten Bewegungsbahn bewegt. Dabei führt die angewendete Technik die Gelenkflächen kontrolliert gegeneinander, um gezieltes Gleiten, Rollen oder eine optimale Zentrierung zu ermöglichen (Löber & Berg, 2007). Dies setzt eine fein abgestimmte Wahrnehmung der gelenknahen Strukturen – Sehnen, Bänder und Gelenkkapsel – voraus, damit Therapeutinnen während der Behandlung die bewirkten Veränderungen im Gelenk spüren und ihre Griffe entsprechend anpassen können.

Innerhalb der manuellen Therapie besteht die Vorstellung, dass eine exakte manualtherapeutische Technik nach dem Prinzip einer mechanischen Reparatur funktioniert: Wie das Festziehen einer lockeren Schraube eine unmittelbare Funktionsverbesserung bewirken kann, soll eine präzise durchgeführte Manipulation das Gelenk in seine optimale Position bringen. Genau dieses Bild kann den Eindruck verstärken, dass die exakte Durchführung der Techniken von zentraler und größter Bedeutung sei.

Genau hier ist ein kritisches Nachdenken angebracht: Ist es wirklich möglich, eine Gleitbewegung am Handgelenk zwischen den einzelnen Handwurzelknochen durch die Haut, durch 9 Sehnen und das Band des Karpaltunnels hindurch zu spüren? Können die Hände einer Therapeutin wirklich ein Gelenk zentrieren, dessen Kapsel-Band-Apparat im Alltag einem Handstand mit Überschlag standhält? Es könnte sich folgender Umkehrschluss aufdrängen: Wenn manuelle Techniken so präzise und sorgfältig ausgeführt werden müssen, was passiert dann, wenn sie nicht korrekt oder optimal durchgeführt werden? Bleibt der gewünschte oder versprochene Effekt dann einfach aus, oder kann sich der Zustand des Gelenks sogar verschlimmern?

Genau diese verunsichernden Fragen stellen sich manche Therapeutinnen in diesem Kontext immer wieder, und genau daher ist es nötig, den überhöhten Anspruch an Perfektion in der Manualtherapie zu relativieren, um so Unsicherheit und das Gefühl von Nichtkönnen bei den behandelnden Personen zu vermeiden. Denn die Spezifität einzelner Behandlungstechniken darf laut Evidenzlage mittlerweile durchaus hinterfragt werden – und damit befinden wir uns erneut im Dilemma der Kausalität und der Grenzen therapeutischer Annahmen.

Die therapeutische Unsicherheit in diesem Kontext ist zwar verständlich, aber trotzdem nicht notwendig. Denn die Realität ist viel komplexer, da die menschliche Gesundheit maßgeblich durch biopsychosoziale Faktoren beeinflusst wird, und nicht nur durch Biomechanik. Das manualtherapeutische Krankheitsmodell ist biomedizinisch geprägt und lässt in seinem Rahmen wenig Platz für die sozialen, psychologischen und verhaltensbezogenen Dimensionen. Ein biopsychosoziales Modell erweitert den rein biomedizinischen Ansatz, indem es soziale, psychologische und verhaltensbezogene Aspekte integriert (Engel, 1977) (Abb. 10.1).

Es drängt sich aufgrund dessen die Frage auf, wie man die Evidenzbasis der Manualtherapie stärken kann. Jede manuelle Therapie kann durch die Integration anderer spezifischer Maßnahmen wie neurokognitive Ansätze und Bewegungsedukation in ihrer evidenzbasierten Wirksamkeit gesteigert werden, während biomechanische Erklärungsmuster wie „Zentrieren", „Gleiten" und „Rollen" gezielt zurückgehalten werden.

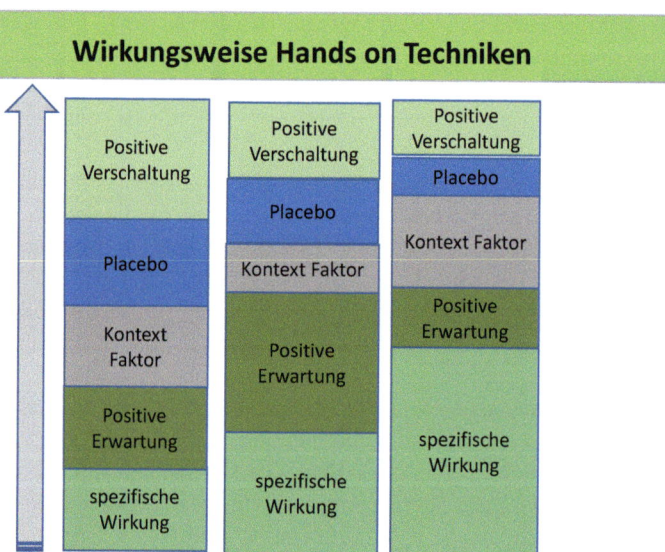

**Abb. 10.1** Unterschiedliche Wirkungsweisen der manuellen Therapie

### Erster Schritt – Einbeziehen psychosozialer Faktoren

Während der manuellen Therapie können psychosoziale Faktoren durch ein einfühlsames Gespräch thematisiert und in die Behandlung integriert werden. Dabei lassen sich gezielt Verhaltensänderungen anregen, die den Heilungsprozess unterstützen – etwa eine bessere Balance zwischen Arbeit und Bewegung, der Verzicht auf Rauchen oder Strategien zur Reduktion von Stress im Umgang mit Schmerzen.

### Zweiter Schritt – Einbeziehen neurokognitiver Therapieansätze

Neurokognitive Ansätze zielen darauf ab, das Gehirn aktiv in den Heilungsprozess einzubeziehen und verlorene Bewegungsmuster aus dem sensomotorischen Cortex zurückzugewinnen. Bei der manuellen Therapie geht es nicht nur um passive, geführte Bewegungen, sondern um die bewusste und aufmerksame Wahrnehmung dieser Bewegungen, um sie im Gehirn wieder zu verankern. Nach längerer Ruhigstellung eines Körperteils kann das Bewegungsbild im Gehirn verblassen, und benachbarte Strukturen übernehmen dessen Funktion. Da neuroplastische Prozesse bidirektional veränderbar sind, kann die Kombination von manueller Therapie mit neurokognitiven Ansätzen deren Wirksamkeit erweitern.

### Dritter Schritt – Einbeziehen von Bewegungsedukation

Zudem kann „Bewegungsedukation" integriert werden – ein Begriff, der auf der etablierten Patientinnenedukation basiert und hier speziell auf Gelenke und Bewegungen angewendet wird. Ziel ist es, den Patientinnen die Mechanik und Anatomie ihrer Gelenke sowie die Bewegungslehre zu vermitteln, damit sie kompetente Expertinnen ihrer eigenen Bewegung werden. Bewegungsedukation umfasst Lernstrategien, um Bewegungen durch bewusste Wahrnehmung, Vorstellung und Erklärung besser zu verstehen und langfristig zu verinnerlichen. Eine unterstützende Technik ist das mentale Filmen, bei dem sich die Patientin eine Bewegung bildlich vorstellt und alle Details bewusst wahrnimmt.

Die manuelle Therapie kann als ein Bewegungslabor betrachtet werden (Abb. 10.2), in dem ein verletztes Gelenk in einem sicheren Raum, einem "safe space", seine Bewegungsmuster ausprobiert und anpasst, um diese anschließend in eine Funktion zu integrieren. Mit jedem manuellen Handgriff am verletzten Gelenk werden edukative Maßnahmen kombiniert, die zusammen eine spürbare Wirkung erzielen. So kann jedes Gelenk – sei es das Fingergelenk oder der Ellenbogen – wieder in Bewegung zurückkehren. Der Erfolg ist messbar und sicher.

### Vierter Schritt – Einbeziehen von Funktionsübungen

Die manuelle Therapie schafft die optimale Grundlage für funktionelles Training: Sie öffnet ein „Fenster" für schmerzfreie und geschmeidige Bewegung, indem sie Spannungen reduziert und die Gelenkmobilität verbessert. Genau in diesem Moment ist der ideale Zeitpunkt, um gezielt Funktionsübungen einzusetzen. Die verbesserte Beweglichkeit und reduzierte Schmerzempfindung ermöglichen es der Pa-

**Abb. 10.2** Manuelle Therapie als Bewegungslabor

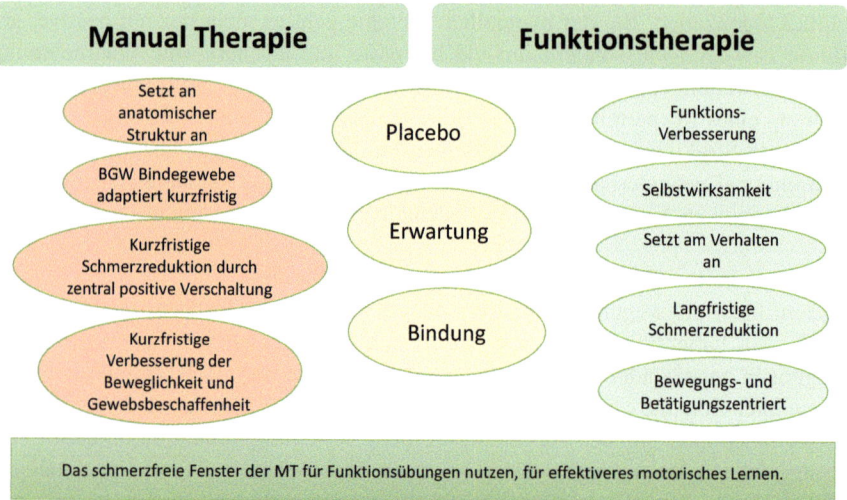

**Abb. 10.3** Vergleich Manualtherapie – Funktionstherapie

tientin, Übungen angenehmer auszuführen und positive Bewegungserfahrungen zu sammeln. Dadurch wird das motorische Lernen gefördert, und die neu gewonnene Mobilität wird langfristig im Alltag integriert (Abb. 10.3).

### Beispiel

Nach Abschluss der 3-jährigen Ausbildung zur Ergotherapeutin – und das liegt bereits ein paar Jahre zurück – fühlte sich die Therapeutin in Bezug auf ihre *Hands-on*-Techniken unsicher und empfand ihre Kompetenz als unzureichend. Akute Verletzungen oder Erkrankungen der Hand ließen sich zwar anhand etablierter Behandlungsleitlinien therapieren, die Sicherheit vermittelten und eine klare Richtung vorgaben. Doch was war mit den Patientinnen, die trotz Handtherapie weiterhin Schmerzen hatten? Bei denen der Schmerz nie nachließ? Oder mit den Gelenken, die trotz kreativer Therapieansätze und gezielter manualtherapeutischer Interventionen steif und unbeweglich blieben?

Immer wieder stellte sie sich die Frage, ob sie diese Patientinnen besser an andere medizinische Berufsgruppen wie Physiotherapie, Osteopathie oder Akupunktur überweisen sollte – oder zurück zur behandelnden Ärztin für eine Kortisoninjektion. Wie sollte sie – mit Betonung auf sich selbst – diesen Patientinnen helfen können?

Aus diesem Gefühl der Unsicherheit heraus entschied sie sich für eine Weiterbildung in manueller Therapie. Nach 3 Wochen investierter Freizeit und einer beträchtlichen finanziellen Ausgabe blieb das Gefühl jedoch bestehen – und wurde sogar noch stärker. Denn im Kurs hatte sie, zumindest nach eigener Wahrnehmung, als Einzige Schwierigkeiten, das „Rollen und Gleiten" eines Gelenks tatsächlich zu spüren. Nach dem x-ten Erklärungsversuch nickte sie einfach wissend, schloss professionell die Augen und konzentrierte sich auf die Berührung und die Gelenkmechanik. Und – *ironisches Barampampam* – plötzlich war es da. Jetzt spürte sie es auch deutlich. Oder tat zumindest so. Sie tat auch so, als würde sie den skapolunären Rhythmus wahrnehmen und ein zentriertes Gelenk fühlen. Alles nur vorgetäuscht – doch sie wollte nicht die Schlechteste im Kurs sein. Trotzdem blieb das ungute Gefühl.

Es dauerte einige Jahre, bis sie ihren therapeutischen Selbstwert tatsächlich entdeckte. Ein ärztlicher Kollege lobte sie mit den Worten: „*Du schaffst es, die Menschen zu motivieren und sie dazu zu bringen, dass sie auch zu Hause üben und ihre Hand im Alltag einsetzen.*" Diese Anerkennung überraschte sie – schließlich lobte er weder ihre Mobilisationstechniken noch ihre Übungsschienen oder alltagsbezogenen Funktionsübungen. Genau dieser Denkansatz wird nun durch wissenschaftliche Evidenz gestützt: Die Förderung der Selbstwirksamkeit ist der Schlüssel zum Therapieerfolg – auch im Rahmen manualtherapeutischer Techniken.

Mit großem Respekt gegenüber den Vertreterinnen der verschiedenen manualtherapeutischen Schulen – ob Cyriax, Maitland, Kaltenborn oder andere – erkennt sie die Bedeutung der *Hands-on*-Expertise an, die in diesen Konzepten vermittelt wird. Gleichzeitig hält sie es für notwendig, die manuelle Therapie ein Stück weit zu *entzaubern* und den Druck zu reduzieren, der auf Therapeutinnen durch die hohen Erwartungen an ihre manualtherapeutischen Fähigkeiten entstehen kann. ◄

Die folgenden Abschnitte sind daher als eine Anleitung für eine grundlegende, vereinfachte Hands-on-Behandlung gedacht – mit dem Ziel, die Angst zu nehmen, durch die eigenen Hände etwas falsch zu machen

## 10.2 Praktische Anleitung zur Durchführung der manuellen Therapie

Die manuelle Therapie umfasst eine Vielzahl spezifischer Grifftechniken, Manipulationen und Mobilisationen – ebenso vielfältig sind die Bezeichnungen, unter denen sie bekannt sind. Ziel dieses Abschnitts ist es, die Grundlagen der manuellen

Therapie verständlich und praxisnah zu vermitteln, sodass sowohl Berufseinsteigerinnen als auch geübte Therapeutinnen zu *Hands-on*-Techniken einen klaren Zugang finden.

Grundlegende Voraussetzungen für die Manualtherapie sind solide anatomische Kenntnisse und ein gutes Vorstellungsvermögen über die Arbeitsweise der beteiligten Strukturen (Schomacher, J; 2017). Daher ist es wichtig, das Wissen über diese Strukturen vor der Behandlung aufzufrischen. Der Anatomieatlas bietet eine Möglichkeit, sich vorab darüber zu informieren, welche Knochen an der Gelenkbewegung beteiligt sind, welche Bewegungsrichtungen das Gelenk zulässt und wo der Gelenkspalt zu finden ist. Zusätzlich bieten YouTube-Videos oder Instagram-Reels, in denen Handgelenkbewegungen anatomisch animiert dargestellt werde, oder die Anatomie-Lern-Apps für medizinische Studierende, bei denen man die Bewegungen einzelner Knochen in der Interaktion sehen kann, eine gute Möglichkeit zur Vorbereitung.

Man kann auch auf das Anatomiekapitel in diesem Buch (Kap. 4) zurückgreifen oder auf das Modell der menschlichen Hand, das in jeder handtherapeutischen Praxis sicherlich aufliegt. Damit kann man als Behandlerin die eigene Vorstellungskraft für die Bewegungen im jeweiligen Gelenk schärfen, die man manualtherapeutisch behandeln möchte. So kann ein fundierter Plan für die manuelle Grifftechnik entworfen werden, und es entsteht Sicherheit, wo und wie man seine Hände als Behandlerin oder Behandler anlegen soll.

Zusätzlich zum Wissen über anatomische Strukturen ist das individuelle Tastvermögen von besonderer Bedeutung. Es ermöglicht den Handtherapeutinnen, die anatomischen Strukturen gezielt zu ertasten, ihre Lage und Beschaffenheit präzise zu beurteilen und sie entsprechend der therapeutischen Zielsetzung zu manipulieren. Feine Unterschiede in der Struktur und dem Zustand von Geweben wie Muskeln, Bindegewebe, Faszien und Gelenken werden durch den direkten Kontakt mit der behandelnden Hand wahrgenommen. Das Tastvermögen erfasst sowohl die Erkennung von Härte, Elastizität, Temperatur und Beweglichkeit als auch das Erahnen von Schmerzen oder Spannungen.

Tastende Hände sind das zentrale Werkzeug der manuellen Therapie, wobei die einzelnen Grifftechniken auf einem fundierten Wissen über die Anatomie der zu behandelnden Strukturen basieren.

Letztlich bleibt die Frage offen: *Wie viel Druck ist erforderlich, um ein Gelenk gezielt manualtherapeutisch zu bewegen? Und: Wie und wo werden die Hände dafür korrekt angelegt?* Die Evidenz zeigt, dass nicht primär die exakte Position der Hände, sondern vielmehr die adäquate Druckdosierung und die Wahrnehmung der Patientin entscheidend sind.

Diese Frage lässt sich daher nur im Dialog mit der Patientin beantworten – die Therapeutin muss aktiv nachfragen, um die individuelle Wahrnehmung und Erwartungshaltung zu erfassen und die Behandlung entsprechend anzupassen. Dennoch ist eine präzise und geübte Grifftechnik essenziell für den Therapieerfolg – eine Fertigkeit, die durch praktische Erfahrung, kontinuierliches Feedback und gezieltes Üben in Probebehandlungen geschult wird.

Also doch auf zum Manualtherapie-Kurs!

## 10.3 Manuelle Therapie – die Bindegewebetechnik

Die Durchführung der Bindegewebetechnik eignet sich als Einstieg, da sie entspannend und schmerzlindernd wirkt. Durch die manuelle Berührung wird der behandelte Körperteil – in diesem Fall die Hand oder der Arm – bewusster wahrgenommen, wodurch eine positive sensorische Verschaltung gefördert wird. Dies erleichtert die anschließenden aktiven Bewegungsübungen.

Mit der manuellen Berührungstechnik wird verletzungsnah, aber im schmerzfreien Bereich begonnen, um sich langsam an die verletzte oder schmerzende Stelle heranzutasten. Da jede Person ein individuelles Empfinden für Druck-, Tempo- und Griffintensität hat, wird mit einer moderaten Intensität begonnen und diese je nach Feedback angepasst. Ob die Berührung als angenehm und unterstützend empfunden wird, erfragt die Therapeutin aktiv bei der Patientin.

Die Bindegewebetechnik wird stets individuell an das subjektive Empfinden, die Erwartungen und die Vorerfahrungen der Patientin angepasst, um eine positive Verknüpfung von Berührung und Bewegung nicht durch eine als unangenehm empfundene Technik zu untergraben. Die gezielt sensorisch-positive Verschaltung kann als zentrale Wirkweise der manuellen Bindegewebetechnik verstanden werden und wird durch eine angenehm interpretierte manuelle therapeutische Berührungstechnik verstärkt.

*Achtung:* Manche Patientinnen erwarten – aus unterschiedlichen Gründen – einen festen Druck oder gar einen schmerzhaften Griff, da sie überzeugt sind, dass die Behandlung nur so wirksam sei. Diesem Missverständnis kann mit einer Technik aus dem festeren Spektrum begegnet werden, alternativ oder ergänzend durch gezielte Edukation über die allgemeinen Wirkmechanismen der manuellen Therapie.

Denn die manuelle therapeutische Berührung ist wirksam – sei es, weil die Patientin eine positive Wirkung erwartet, sie tatsächlich spürt, weil sie überzeugt ist, dass die manuelle Behandlung hilft oder weil der gewohnte Schmerz unter Berührung naturgemäß nachlässt, und das alles zählt.

Zu Beginn der Behandlung erfolgt eine Überprüfung auf mögliche Kontraindikationen, wie frische Frakturen, Weichteil- oder Sehnenverletzungen. Sind keine Kontraindikationen vorhanden, wird die Behandlung im schmerzfreien oder positiv interpretierbaren Bereich begonnen.

**Techniken, die in der manuellen Bindegewebetechnik zum Einsatz kommen**
- **An der Haut:** Uni- oder multidirektionale Verschiebungen oder das Abrollen der Haut, ebenso wie verschiedene Massagegriffe. Diese Techniken helfen, die Hautbeweglichkeit zu verbessern und die Blutzirkulation zu fördern.
- **Auf der Narbe:** Uni- oder multidirektionale Verschiebungen der Narbe. Diese Maßnahmen zielen darauf ab, die Narbenmobilität zu erhöhen, Verwachsungen mit dem darunter liegenden Gewebe zu lösen und die Narbenheilung zu unterstützen.
- **Am Muskel:** Uni- oder multidirektionale Verschiebungen oder das Abrollen der Muskulatur, Druckpunktbehandlungen und Druckausstreichungen der Muskulatur ebenso wie verschiedene Massagegriffe.

- **Über einer Sehne:** Hier werden Querfriktionen angewendet, bei denen punktuelles Reiben mit einer Fingerkuppe quer über den Sehnenverlauf erfolgt. Diese Technik ist schmerzmodulierend.
- **Über einer Gelenkkapsel:** Es kommen Quer- und Längsfriktionen zum Einsatz, bei denen punktuelles, multidirektionales Reiben mit einer Fingerkuppe durchgeführt wird. Die Fingerkuppe sinkt dabei in die Haut ein, bis die gefühlte Kapselstruktur erreicht ist, und reibt quer und längs über den Kapselverlauf.

Alle genannten manuellen Bindegewebetechniken dienen gleichzeitig als gewebespezifischer Tastbefund und unterstützen – in Kombination mit dem klinisch-therapeutischen Gespräch über den Unfallhergang und die Schmerzlokalisation – das Clinical Reasoning. Sie ermöglichen es der Therapeutin zudem, die Hand der Patientin besser kennenzulernen und ihren Gewebestatus einzuschätzen: Ist das Bindegewebe prall und geschwollen, warm, verschieblich oder berührungsempfindlich?

Zudem kann durch gezieltes Nachfragen bewertet werden, ob die Patientin selbst ängstlich oder besorgt wirkt oder ob sie Zuversicht ausstrahlt.

Emotionen beeinflussen den Behandlungserfolg, was im Rahmen des biopsychosozialen Behandlungsansatzes bekannt ist. Daher ist es entscheidend, während der Behandlung auf die Stimmung und Haltung von Patientinnen einzugehen.

Neben der Achtsamkeit gegenüber der behandelten Person ist es ebenso wichtig, auf die eigene Körperhaltung und Handtechnik zu achten. Besonders Handtherapeutinnen sollten sich der Belastung ihrer eigenen Hände, Finger und Gelenke während manueller Druckbehandlungen bewusst sein. Erfahrungen zeigen, dass eine zu starke Belastung bei der manuellen Therapie langfristig zu Überlastungen und Schmerzen führen kann. Der Ansatz „Zu locker gedrückt hilft nicht" ist überholt, weshalb es von entscheidender Bedeutung ist, auf die eigene körperliche Gesundheit zu achten und eine langfristig tragfähige Technik mit einer angemessenen Druckstärke anzuwenden.

> **Beispiel**
>
> Behutsam beginnt die Therapeutin mit einer manuellen Bindegewebetechnik an der Haut. Sie streicht sanft über den Unterarm von Frau Musterfrau, auch über die verletzungsbedingte Narbe, und beobachtet dabei genau die Mimik ihrer Patientin, um Anzeichen von Unbehagen wahrzunehmen. Da keine negativen Reaktionen erkennbar sind, intensiviert sie die Berührung und verschiebt die Haut über dem gesamten Muskelpaket des Unterarms.
>
> Frau Musterfrau ist überrascht – nach über 6 Wochen Gipsruhigstellung fühlt sich die Berührung ungewohnt und fremd an. Bislang hat sie es vermieden, ihre Hand und insbesondere die Narbe zu berühren. Beides wirkt auf sie gespannt, wenig beweglich und unverschieblich. Sie ist verunsichert und fürchtet, dass die Beweglichkeit nie wieder vollständig zurückkehren wird.

Die Therapeutin fragt vorsichtig nach: *„Sind Sie mit der Druckstärke zufrieden? Möchten Sie, dass ich den Druck verstärke oder verringere, oder soll ich eine andere Stelle behandeln?"* Frau Musterfrau erklärt, dass sie von den Berührungen überrascht sei, gleichzeitig aber eine gewisse Erleichterung spüre, da die Spannung in ihrer Hand langsam nachlasse.

Neben der Rückmeldung von Frau Musterfrau achtet die Therapeutin auch auf ihre eigene Einschätzung der Intensität. Sie prüft intuitiv, ob die angewendete Technik angenehm wäre, würde sie selbst behandelt werden. Diese Herangehensweise hilft, das Vertrauen von Frau Musterfrau zu stärken. Mit einem unerwarteten Lächeln beschreibt diese ihr Empfinden: *„Es ist, als würde mein Handgelenk aus einem Dornröschenschlaf erwachen."*

Die Therapeutin variiert nun die Grifftechniken, um unterschiedliche Gewebereaktionen zu erzielen. Langsame Bewegungen wirken entspannend, schnellere haben eine tonisierende Wirkung. Da die manuellen Techniken an der Haut keine negativen Emotionen oder Schmerzen auslösen und von Frau Musterfrau positiv wahrgenommen werden, intensiviert sie die Behandlung.

Nun beginnt sie, größere Muskelpakete am Unterarm zu behandeln – zunächst die Streckmuskulatur, dann die Beugemuskeln. Mit stabiler Fingerspitze sinkt sie gezielt in verspannte Muskelbereiche ein, bis ein „Wohlfühlschmerz" entsteht, der unter gleichbleibendem Druck nachlässt. Sie wartet diesen Moment bewusst ab, bevor sie die Druckkraft langsam steigert.

Währenddessen erklärt sie: *„Ich verschiebe die Streckmuskulatur, um die Muskelfasern zu lockern und die Durchblutung anzuregen."* Durch dieses positive Wording verstärkt sie die Wirkung der Berührung und fördert das Vertrauen in die Behandlung.

Frau Musterfrau entspannt sich zunehmend, löst unbewusst die Spannung in ihrer Hand und äußert spontan in ihrer Mundart: *„Mmaaaaa, wie fein."* Für die Therapeutin ist das Bestätigung genug – ein Zeichen, dass die Behandlung auf dem richtigen Weg ist. ◄

## 10.4 Manuelle Therapie – die Gelenkmobilisation

In diesem Abschnitt werden spezifische Gelenkmanipulationen in Anlehnung an etablierte manualtherapeutische Konzepte dargestellt, jedoch in einer strukturiert vereinfachten Form. Die Griffe und Manipulationen sind weniger komplex in der Anwendung, zeigen jedoch einen hohen Behandlungserfolg. Diese angepassten Techniken basieren auf strukturierten, aber vereinfachten manualtherapeutischen Abläufen und beinhalten sowohl passive als auch aktive Methoden, bei denen Patientinnen aktiv mitbewegen.

Die manuelle Behandlung beginnt mit einer strukturierten Analyse der anatomischen Gegebenheiten, um sich als Behandlerin Klarheit über die folgende Manipulationstechnik zu verschaffen – also wohin genau am Gelenk die Hände anzulegen sind und wie genau zu manipulieren ist.

Dabei wird überlegt, wer die beteiligten Gelenkpartner sind und wie sie interagieren. Die Lage des Gelenkspalts wird ertastet, und die möglichen Bewegungsrichtungen werden systematisch erfasst.

Im nächsten Schritt legt die Therapeutin ihre die Hände, oder bei kleinen Gelenken ihre Finger, so nah wie möglich am definierten Gelenkspalt des zu behandelnden Gelenks an, genau gesagt an den beiden Gelenkpartnern – dem proximalen und distalen.

Lass uns das Handgelenk als Beispiel nehmen: Zuerst werden seine Bewegungsrichtungen – beugen, strecken sowie radiale und ulnare Bewegungen – gedanklich abgerufen und das Gelenk parallel dazu anatomisch analysiert. Auf dieser Grundlage legt die Therapeutin ihre Hände gezielt gelenkspaltnah an, also an Radius und Ulna als proximale Gelenkpartner sowie an den Karpus als distalen Partner, um die Gelenkmanipulation durchzuführen. Zwischen den Händen der Therapeutin liegt zentriert der Gelenkspalt.

**Durchführungsprinzipien**
Bei der manuellen Gelenkmobilisation sind folgende Aspekte zu beachten:

- **Grifftechnik:** Wählen Sie eine geeignete Grifftechnik und -stärke. Positionieren Sie die Hände möglichst nah am Gelenkspalt. Je nach Ziel der Behandlung kann ein fester Griff für eine intensivere Mobilisation oder ein sanfter Griff für eine schonendere Technik gewählt werden.
- **Bewegungsausmaß:** Mobilisieren Sie das Gelenk entweder über das volle Bewegungsausmaß oder mit kleinen Teilbewegungen. Das Gelenk kann in eine einzelne Bewegungsrichtung oder multidirektional mobilisiert werden. Die Endstellung sollte bewusst gehalten und das Endgefühl (federnd, locker oder fest) wahrgenommen werden.
- **Bewegungsrhythmus:** Der Rhythmus kann variiert werden, um das Gelenk entweder zu stimulieren oder zu entspannen.
- **Passiv und aktiv-assistiv:** Die Bewegung beginnt passiv und geht allmählich in eine aktiv-assistive Mobilisation über. Die Patientin übernimmt zunehmend die Kontrolle, bis die Therapeutin ihre Hände entfernen kann.

**Schritt-für-Schritt-Techniken der passiven manuellen Gelenkmobilisation**
- **Passive Bewegungsmobilisation:** Die Therapeutin legt ihre Hände gelenkspaltnah an die beiden Gelenkpartner. Sie greift so flächig wie möglich, jedoch mit angenehm festem Druck, und bewegt das Gelenk passiv in alle Bewegungsrichtungen. Dabei wird das schmerzfreie Bewegungsende aufgesucht und für einige Sekunden gehalten. Dies dient der Anpassung des Gewebes und der Förderung des Bewegungsradius. Die Patientin soll die jeweilige Endposition des Gelenks als sicher wahrnehmen.
- **Sanfte Erweiterung des Bewegungsradius:** Nach dem ersten Halten wird der Bewegungsradius vorsichtig erweitert, indem sich das Gelenk allmählich an das *lockere, federnde oder feste* Endgefühl herantastet. Die entstehende Spannung am festen Endgefühl wird kurz gehalten, bevor die Spannung wieder gelöst wird.

- **Rhythmische Mobilisation der Gelenkkapsel:** Durch kontrollierte Wechsel zwischen sehr festem, festem und lockerem Endgefühl innerhalb einer Bewegungsrichtung werden alle Schichten der Gelenkkapsel mobilisiert.
- **Kombination mit Bindegewebetechniken:** Als Pause zwischen den Mobilisationsschritten kann eine Bindegewebetechnik integriert werden, bevor das Gelenk in die Gegenrichtung mobilisiert wird – nach dem gleichen Prinzip.
- **Mobilisation in die Gegenrichtung:** Anschließend wird das Gelenk in die entgegengesetzte Endposition geführt. Durch schrittweises sanftes Nachwippen wird erneut das lockere, federnde und feste Endgefühl herbeigeführt, bevor es sanft gehalten und schließlich gelockert wird.
- **Ziehharmonikatechnik:** Es handelt sich um eine dynamisch durchgeführte passive Mobilisation, die fließend zwischen zwei entgegengesetzten Bewegungsrichtungen wechselt. Das Gelenk wird harmonisch im Wechsel in beide Richtungen innerhalb eines angenehmen Bewegungsrhythmus geführt. Die Schwierigkeit für das Gewebe besteht im fließenden Übergang – vergleichbar mit dem Spiel einer Ziehharmonika. Dabei muss sich das Gewebe flexibel anpassen, was anfangs oft herausfordernd ist. Durch den rhythmischen Wechsel werden die Gewebeschichten sanft auseinandergezogen und wieder zusammengeschoben. Dies regt den Stoffwechsel an und erhält die strukturelle Geschmeidigkeit des Gewebes.
- **Traktionstechnik:** Während der passiven Bewegungsmobilisation werden die beiden Gelenkpartner auseinandergezogen, um den Gelenkspalt zu erweitern. Dabei kann die Traktion objektiv minimal sein, jedoch subjektiv als deutlicher Zug an Haut, Kapsel und Bandapparat wahrgenommen werden.
- **Variierende Griffstärke und Griffweisen:** Die Griffstärke wird je nach Bedarf angepasst – von locker bis fest. Die Griffweise kann variieren, indem großflächig oder gelenknäher gegriffen wird. Dadurch kann das Bewegungsende effizienter eingenommen werden.
- **Multidirektionale Bewegungsführung:** Zunächst erfolgen Bewegungen in eine einzelne Gelenkrichtung. Später können sie multidirektional erweitert werden, sodass das Gelenk um verschiedene Achsen bewegt wird, sofern vorhanden. Der Bewegungsrhythmus wird angepasst – von schnellen bis langsamen, sanften Bewegungen – um das Gelenk flexibel und in unterschiedlichen Tempi zu mobilisieren.
- **Aktiv-assistive Mobilisation:** Nach der passiven Mobilisation wird die Patientin eingeladen, die Bewegung aktiv durch Muskelkontraktion zu unterstützen. Die aktiv-assistive Technik verstärkt die passive Bewegung – vergleichbar mit dem Fahren auf einem E-Bike, wobei die Therapeutin die unterstützende Rolle eines Motors übernimmt.
- **Feedback und individuelle Anpassung:** Während der Behandlung wird regelmäßig nachgefragt, ob die Berührung angenehm ist und ob sich die Patientin sicher fühlt. Dies stellt sicher, dass die Behandlung im angenehmen Spektrum bleibt und das behandelte Gelenk positiv „verschaltet" wird.
- **Beispiel – Mobilisation des Handgelenks:** Zuerst werden die beiden Handgelenkpartner definiert, das Handgelenk besteht aus 2 funktionellen Bereichen:

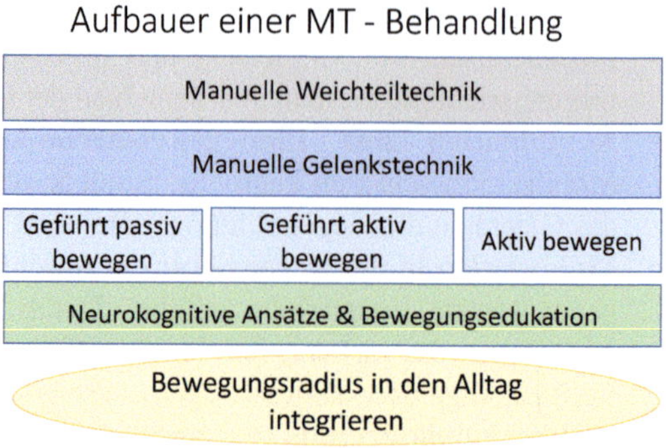

**Abb. 10.4** Aufbau einer MT-Behandlung

**Aufbauer einer MT - Behandlung**

- Manuelle Weichteiltechnik
- Manuelle Gelenkstechnik
- Geführt passiv bewegen | Geführt aktiv bewegen | Aktiv bewegen
- Neurokognitive Ansätze & Bewegungsedukation
- Bewegungsradius in den Alltag integrieren

dem Radio-Ulno-Karpalgelenk, das sich zwischen Radius, Ulna und der proximalen Karpusreihe befindet, sowie den interkarpalen Gelenken, in denen Bewegung zwischen der 1. und 2. Karpusreihe stattfindet. In der vereinfachten Technik werden diese Gelenke nicht getrennt betrachtet. Der proximale Partner ist der Unterarm, während der distale Gelenkpartner einheitlich als Karpus bezeichnet wird. Die Therapeutin umfasst die beiden Gelenkpartner des Handgelenks so nah wie möglich am Gelenkspalt mit beiden Händen flächig, um den Griffdruck gleichmäßig zu verteilen und unangenehme Druckspitzen zu vermeiden. Anschließend wird das Handgelenk gezielt in die jeweilige Bewegungsrichtung geführt, dabei muss mehrmals umgegriffen werden (Abb. 10.4).

**Beispiel**

Die Therapeutin umfasst den Unterarm von Frau Musterfrau knapp vor dem Handgelenk – vor einem imaginären Uhrarmband – und legt die zweite Hand exakt gegenüber auf den Karpus. Ihre Hände liegen nun großflächig über den beiden Gelenkspartnern des zu behandelnden Gelenks, während sich der von ihr gedachte Gelenkspalt genau dazwischen befindet. Sie bewegt das Handgelenk von Frau Musterfrau behutsam passiv in Beugung und Streckung, sucht das schmerzfreie Bewegungsende und hält diese Position für einige Sekunden, um dem Gewebe die Möglichkeit zur Adaptation zu geben.

Diese endlagig unterstützte Gelenkposition soll Frau Musterfrau helfen, das Bewegungsende als sicher wahrzunehmen und schrittweise in ihren Alltag zu integrieren. Die Therapeutin fragt gezielt nach: *„Wie fühlt sich das an, Frau Musterfrau? Spüren Sie, wie weit sich Ihr Gelenk bereits strecken lässt?"* Frau Musterfrau denkt kurz nach und findet die passenden Worte: *„Ja, es fühlt sich gut an, nicht zu fest. Aber ein bisschen mehr Dehnung wäre okay, denke ich."*

Anschließend sucht die Therapeutin das Bewegungsende in der entgegengesetzten Richtung und hält auch diese Position. Dabei überlegt sie, welche Griffstärke am besten geeignet ist – ein festerer oder ein sanfterer Griff –, und passt ihre Technik entsprechend an. Die Therapeutin variiert in ihren Grifftechniken und achtet darauf, dass sie sowohl großflächig als auch gelenknah ihre Hände positioniert. Dabei kontrolliert sie kontinuierlich, den stabilen Gelenk-

## 10.4 Manuelle Therapie – die Gelenkmobilisation

partner sicher zu fixieren und den beweglichen gezielt zu mobilisieren. Der Gelenkspalt bleibt dabei zentriert zwischen ihren Händen.

Durch diese präzise geführten Bewegungen wird der schmerzfreie Bewegungsradius schrittweise erweitert. Anfangs bewegt die Therapeutin das Gelenk nur in eine Richtung, später multidirektional. In jeder Endstellung hält sie die Position für einige Sekunden, bevor sie den Bewegungsrhythmus variiert – mal schneller, mal langsamer und sanfter. Dabei achtet sie bewusst auf das Endgefühl im Gelenk: Ist es locker, federnd oder fest?

*„Spüren Sie den Unterschied, wenn ich die Bewegung schneller oder langsamer durchführe? Gibt es eine Variante, die sich angenehmer anfühlt?"*, fragt sie vorsichtig.

Frau Musterfrau hat bereits für sich reflektiert und antwortet rasch: *„Langsame Bewegungen sind angenehmer, weniger anstrengend für mein Handgelenk."*

Die Therapeutin weiß, wie wichtig es ist, die Erwartungen von Frau Musterfrau zu berücksichtigen – denn nur, wenn das behandelte Gelenk als angenehm und sicher wahrgenommen wird, kann es im Gehirn positiv „verschaltet" werden. Dieser Prozess unterstützt die Heilung und stärkt das Vertrauen in die Behandlung.

Oft genügt ein Blick auf die Mimik der Patientin, doch die Therapeutin fragt auch regelmäßig nach, um sicherzustellen, dass sie im angenehmen Behandlungsspektrum bleibt. Inzwischen sind Frau Musterfrau und sie ein eingespieltes Team: Das Gelenk wird regelmäßig bewegt, und Frau Musterfrau beginnt spontan, aktiv mitzuhelfen.

Das Handgelenk schwingt sanft wie ein Uhrpendel – und beide denken zufällig gleichzeitig: *Ticktack, ticktack – läuft ja schon wie geschmiert.* ◄

**Übersicht**
Manuelle Therapie ist weit mehr als das gezielte Anwenden spezifischer Grifftechniken. Ihre Bedeutung liegt in der Kombination aus Berührung, Bewegung und Wahrnehmung – verstärkt durch neurobiologische, psychologische und kontextuelle Wirkmechanismen. Sie öffnet ein *schmerzfreies Fenster*, in dem Patientinnen Bewegung neu entdecken, Vertrauen in ihre Hand zurückgewinnen und gezielte Funktionsübungen effektiver nutzen können.

Die Wissenschaft mag die biomechanischen Erklärungsmodelle hinterfragen – doch eines bleibt unbestritten: Therapeutische Berührung heilt, sie stärkt das Vertrauen, öffnet Bewegungsräume und begleitet Patientinnen zurück in die Funktion. Die Therapeutin ist die Dirigentin dieses komplexen Zusammenspiels – mit ihren Händen als fein abgestimmtem Instrument.

## 10.5 Quiz über die Bindegewebetechnik und Gelenkmobilisation

1. *Was ist das Hauptziel der manuellen Therapie?*
   a) Verbesserung der kardiovaskulären Gesundheit
   b) Wiederherstellung der Beweglichkeit und Schmerzlinderung
   c) Steigerung der Muskelmasse
2. *Welche Technik wird bei der manuellen Therapie häufig angewendet, um Gelenkbewegungen zu verbessern?*
   a) Passive Mobilisation
   b) Intensive Dehnung
   c) Krafttraining
3. *Was wird bei der passiven Mobilisation durchgeführt?*
   a) Die Patientin führt die Bewegung aktiv aus
   b) Die Therapeutin bewegt das Gelenk der Patientin ohne deren aktive Beteiligung
   c) Es wird ein externer Widerstand hinzugefügt
4. *Was beschreibt der Begriff „aktiv-assistive Mobilisation" in der manuellen Therapie?*
   a) Die Therapeutin bewegt das Gelenk der Patientin aktiv
   b) Die Patientin unterstützt die Bewegung durch ihre eigene Muskelkraft, während die Therapeutin assistiert
   c) Die Therapeutin gibt keine Hilfe und die Patientin bewegt das Gelenk alleine
5. *Welche Technik wird verwendet, um die Gelenkmechanik zu vermitteln und Bewegungen zu erlernen?*
   a) Bewegungsanalyse
   b) Bewegungsedukation
   c) Sportliche Ausbildung
6. *Was versteht man unter dem Begriff „Zentrieren" in der manuellen Therapie?*
   a) Das Gelenk in eine Position bringen, in der es maximal bewegt werden kann
   b) Die korrekte Ausrichtung der Gelenkflächen für optimale Beweglichkeit
   c) Eine schnelle, ruckartige Bewegung zur Dehnung
7. *Warum ist es wichtig, die eigene Körperhaltung und Handtechnik während der manuellen Therapie zu kontrollieren?*
   a) Um die Gelenke der Therapeutin zu schonen und Überlastungen zu vermeiden
   b) Um die Beweglichkeit der Gelenke der Patientin zu erhöhen
   c) Um den Muskelaufbau der Patientin zu fördern
8. *Welche Rolle spielt das Gehirn in neurokognitiven Ansätzen der manuellen Therapie?*
   a) Es verarbeitet nur Schmerzsignale
   b) Es hilft dabei, Bewegungsmuster neu zu erlernen und kognitiv zu verankern
   c) Es ist nicht relevant für die Therapie

9. *Was beschreibt der Satz „Motion is lotion" im Kontext der manuellen Therapie?*
   a) Bewegung fördert den Stoffwechsel und unterstützt die Gelenkheilung
   b) Bewegung kann keine Auswirkungen auf die Gelenke haben
   c) Bewegung ist nur wichtig für die Muskelentwicklung
10. *Welche Maßnahme ist nicht Bestandteil der manuellen Therapie?*
    a) Passive Mobilisation
    b) Medikamentöse Behandlung
    c) Aktive Techniken zum Bewegungstraining

**Antworten:** 1 b, 2 a, 3 b, 4 b, 5 b, 6 b, 7 a, 8 b, 9 a, 10 b

## Literatur

Alvarez, G., Núñez-Cortés, R., Solà, I., Sitjà-Rabert, M., Fort-Vanmeerhaeghe, A., Fernández, C., Bonfill, X., & Urrútia, G. (2021). Sample size, study length, and inadequate controls were the most common self-acknowledged limitations in manual therapy trials: A methodological review. *Journal of Clinical Epidemiology, 130*, 96–106. https://doi.org/10.1016/j.jclinepi.2020.10.018

Bishop, M. D., Torres-Cueco, R., Gay, C. W., Lluch-Girbés, E., Beneciuk, J. M., & Bialosky, J. E. (2015). What effect can manual therapy have on a patient's pain experience? *Pain Management, 5*(6), 455–464. https://doi.org/10.2217/pmt.15.39

Clar, C., Tsertsvadze, A., Court, R., Hundt, G. L., Clarke, A., & Sutcliffe, P. (2014). Clinical effectiveness of manual therapy for the management of musculoskeletal and non-musculoskeletal conditions: Systematic review and update of UK evidence report. *Chiropractic & Manual Therapies, 22*(1), 12. https://doi.org/10.1186/2045-709X-22-12

Engel, G. L. (1977). The need for a new medical model: A challenge for biomedicine. *Science, 196*(4286), 129–136. https://doi.org/10.1126/science.847460

Grenier, J.-P., & Rothmund, M. (2024). A critical review of the role of manual therapy in the treatment of individuals with low back pain. *Journal of Manual & Manipulative Therapy, 32*(5), 464–477.

Lavazza, C., Galli, M., Abenavoli, A., & Maggiani, A. (2021). Sham treatment effects in manual therapy trials on back pain patients: A systematic review and pairwise meta-analysis. *BMJ Open, 11*(5), e045106. https://doi.org/10.1136/bmjopen-2020-045106

Löber, M., & van den Berg, F. (2007). *Untersuchen und Behandeln nach Cyriax*. Springer. https://doi.org/10.1007/978-3-540-68101-4

Roura, S., Álvarez, G., Solà, I., & Cerritelli, F. (2021). Do manual therapies have a specific autonomic effect? An overview of systematic reviews. *PLOS One, 16*(12), e0260642. https://doi.org/10.1371/journal.pone.0260642

Schomacher, J. (2017). *Manuelle Therapie: Bewegen und Spüren lernen* (6., akt. Aufl.). Thieme.

# Von der Wunde zur geschmeidigen Narbe

# 11

▶ Jede Wunde ist der Beginn eines hochkomplexen Heilungsprozesses. Doch was genau passiert dabei? Welche Faktoren bestimmen, wie gut eine Wunde heilt? Und woran erkennt man, ob der Heilungsverlauf auf dem richtigen Weg ist? Daraus entstehende Narben werden unterschätzt oder gefürchtet, sind aber unverzichtbar. Sie sind mehr als nur Spuren vergangener Verletzungen – sie sind das sichtbare Zeichen der körpereigenen Reparaturmechanismen. Doch warum lösen sie so oft Unbehagen aus? Warum fürchten sich Patientinnen davor, ihre eigene Narbe zu berühren? Alte Ansätze werden abgestaubt: Was wissen wir heute über Narbenheilung? Welche Mythen dürfen hinterfragt werden und wie können Narben gezielt mobilisiert werden, um Bewegungseinschränkungen zu verhindern?

Ohne Wunde keine Narbe, ohne Narbe keine Heilung – und doch wird die Narbe in unserer Gesellschaft oft negativ wahrgenommen: Sie gilt als entstellend, störend und wird in alternativmedizinischen Ansätzen manchmal als Blockade für den körpereigenen Energiefluss gesehen.

Personen mit frischen Verletzungen sorgen sich häufig, ihre Narbe könnte aufplatzen oder sei möglicherweise nicht ausreichend gut chirurgisch versorgt worden. Mit der Zeit können Menschen vielleicht lernen, Narben zu akzeptieren – und sogar stolz auf jene zu sein, die im Laufe des Lebens gesammelt wurden. Denn Narben sind ein sichtbares Zeichen der erstaunlichen Regenerationsfähigkeit unseres Körpers. Sie gewährleisten Heilung und fungieren als unverzichtbare Reparatur- und Schutzmechanismen.

---

**Ergänzende Information** Die elektronische Version dieses Kapitels enthält Zusatzmaterial, auf das über folgenden Link zugegriffen werden kann [https://doi.org/10.1007/978-3-662-71175-0_11].

Die Narbenbildung ist ein mehrstufiger Prozess: In der 1. Phase der Wundheilung erfolgt prompt der Wundverschluss, um eine Barriere gegen Keime zu errichten. Im 2. Schritt wird eine stabile Narbe aufgebaut, die mit der Zeit immer fester wird, um bald wieder im Alltag belastet werden zu können. Der Begleitschmerz einer Verletzung sorgt dafür, dass das betroffene Körperteil geschont wird, damit die Stelle ungehindert heilen und sich eine Narbe ungestört ausbilden kann. Zusammenfassend kann man die Wundheilung und die darauf folgende Narbenbildung als einen ausgeklügelten und komplexen Heilungsprozess beschreiben, ohne den Menschen nicht überleben könnten.

Warum haftet der Narbe ein so negatives Image an? Hierbei geht es nicht um hypertrophe oder auffällig ausgeprägte Narben, die die Funktion beeinträchtigen können, sondern um unauffällige Narben, die dennoch negativ bewertet werden. Sie werden oft als Makel angesehen, der die Ästhetik stört oder sogar den Energiefluss beeinflussen soll, und in der Gesellschaft teilweise als störend oder entstellend wahrgenommen.

Um dieses Vorurteil gegenüber Narben kritisch zu hinterfragen, wird in diesem Kapitel die Haut als zentraler Akteur der Wundheilung und Narbenbildung genauer beleuchtet. Ohne die Fähigkeit der Haut zur Narbenbildung wäre ein normaler Heilungsprozess nicht möglich. Daher ist es essenziell, die Struktur und Funktionen der Haut zu verstehen, um die Mechanismen der Narbenbildung umfassend nachvollziehen zu können.

## 11.1 Die Haut – mehr als nur ein Schutzmantel

Ein tieferes Verständnis für die beeindruckenden Eigenschaften der Haut eröffnet eine neue Perspektive auf dieses vielseitige Organ. Die Haut übernimmt zahlreiche essenzielle Funktionen.

Was ist also unsere Haut? Sie ist ein Sonnenschutz, ein Sinnes-, Atmungs- und Entgiftungsorgan, ein Hormon- und Stoffwechselorgan und obendrein thermoregulativ. Sie ist die flexibelste, elastischste und dehnbarste Abdeckungsschicht unseres Körpers, die er sich nur wünschen könnte, und passt sich an dessen Form und Gebrauch optimal und fortwährend an. Sie umhüllt ihn großflächig wie ein Taucheranzug, ohne jemals zu eng zu werden oder an einer Stelle unangenehm zu drücken, wie es ein zu enger Gürtel tun könnte. Die Haut hat einen hohen ästhetischen Stellenwert, und viele Schönheitsmythen ranken sich um die optische Beurteilung ihrer Farbe, Konsistenz und Beschaffenheit. Und ähnlich verhält es sich auch mit Narben ….

Unsere Haut hat darüber hinaus viele überlebensnotwendige Talente, die sie täglich unter Beweis stellen muss. Sie kann gefaltet und gedehnt werden, ebenso passt sie sich nicht nur an unsere Bewegungen im Alltag an, sondern wie ein Chamäleon auch an die Sonnenstrahlung. Sie darf schmutzig werden, denn sie ist abwaschbar, und sie kann höchst effizient alle möglichen Krankheitserreger abwehren. Die Haut hält vieles aus. An stark beanspruchten Stellen wird sie dicker und fester, während sie an den Gelenken Flexibilität bewahrt und elastisch bleibt. Um diese Fähigkeiten beizubehalten, benötigt sie nicht viel, denn sie ist bioplastisch. Alltägliche Belastungen formen ihre Widerstandskraft und Beschaffenheit. Unsere Haut braucht endlagige Bewegung, vielseitige Berührung und stetige Belastung – und manchmal auch eine Haut- oder Sonnencreme. Und ähnlich verhält es sich auch mit Narben.

Die Haut umhüllt unseren Körper. Ihre oberste und für uns sichtbare Schicht ist die Epidermis, Oberhaut oder auch Hornschicht genannt (Schwegler & Lucius, 2022). Sie erneuert sich ständig durch ein kontinuierliches Abschuppen, wobei sie von den tieferliegenden Regenerationsschichten unterstützt wird. Diese Schichten sorgen dafür, dass kleine Kratzer verschwinden und an stark belasteten Stellen eine dickere Hautschicht entsteht, indem sie stetig Ersatz für abgeschliffene Hautpartikel bilden. Sie sind ein echter Workaholic, sie passen unsere Haut ständig an und bauen sie kontinuierlich um. Hornhaut wird benötigt, damit die Hand den Belastungen des Alltages gewachsen ist. So entstehen durch Gartenarbeit, wie das Zusammenrechen des Laubes im Herbst, Schwielen an den Handballen. Diese Tätigkeiten prägen das Aussehen jeder Epidermis und damit unserer Hände. Danke dafür, liebe Epidermis, dass du die Haut für ihre Herausforderungen im Alltag belastbar hältst!

Die darunter liegende Schicht ist das Korium oder die Lederhaut (Schwegler & Lucius, 2022), diese bildet die charakteristischen Hautlinien aus und enthält tausende Nervenzellen. Wird sie verletzt, führt das auch zur Schädigung dieser kleinen Nervenfasern. Daher sind frische Narben besonders berührungsempfindlich. Diese Empfindlichkeit äußert sich in einem brennenden Gefühl, das eine typische Schmerzqualität für eine Verletzung dieser kleinen Nerven ist. Jetzt werden Berührungen als äußerst unangenehm und schmerzhaft wahrgenommen. Jeder, der sich schon einmal die Finger verbrannt oder einen Sonnenbrand zugezogen hat, kann sich an diesen besonderen Schmerz erinnern. Er bleibt im Gedächtnis – kein Wunder, denn dieser Schmerz soll uns vorab warnen, wenn unserer Haut wieder einmal ein Schaden droht.

Die nächste Schicht ist die Subkutis oder die Unterhaut (Schwegler & Lucius, 2022), sie bildet die Verschiebeschicht der Haut. Auch sie enthält unzählige Nervenzellen, die auf die Wahrnehmung von Druck und Vibration spezifiziert sind. Diese Signale werden über Nervenbahnen an das Gehirn weitergeleitet und melden wiederum andere Gefahren für unsere Haut: „Achtung, der Schuh drückt!" oder „Die Bandage ist zu eng gewickelt!".

Das subkutane Fettgewebe dieser Hautschicht dient als Stoßpuffer, Kälteschutz und Energiespeicher. Gleichzeitig fungiert sie als Verschiebeschicht, auf der die oberen Hautschichten flexibel gleitet, um sich bei dehnenden Bewegungen, beispielsweise über Gelenken, anpassen zu können. Wenn all diese Hautschichten verletzt werden, werden sie sofort repariert und die Wundheilung setzt ein.

## 11.2 Die Phasen der Wundheilung

Jede Wundheilung beginnt mit der 1. Phase, der Entzündungsphase, die etwa bis zum 7. Tag nach einer Verletzung andauert. Diese Phase ist die physiologische Reaktion des Körpers auf jede Verletzung, um einen "Reparaturtrupp" aus Zellen, die kleinen Bauarbeiter für die Heilung, zum Verletzungsort zu transportieren. Dazu gehören die weißen Blutkörperchen, die eine Schlüsselrolle bei der Bekämpfung von Infektionen und bei der Entfernung von abgestorbenem Gewebe spielen, und die Fibroblasten, die für die Bildung von Kollagen und anderen Bestandteilen des Bindegewebes verantwortlich sind (Hesse, 2024).

Im Wundgebiet selbst ziehen sich die Blutgefäße zusammen, da die Blutung vorerst gestoppt werden muss – das hat oberste Priorität. Im Gegensatz dazu erweitern sich die Gefäße rund um die Wunde, was zu einer Schwellung führt, einem sogenannten physiologischen Ödem. In dieser vermehrten Flüssigkeit, die durch das Ödem entsteht, finden die vielen Stoffwechselprozesse statt, die für die Gewebereparatur notwendig sind. Um diese zusätzlich zu beschleunigen, wird die umliegende Hautstelle rot, also besser durchblutet, um den Stoffwechsel für die Heilung weiter anzukurbeln. Auch die Erwärmung des Gewebes ist auf die gesteigerte Durchblutung zurückzuführen. Gleichzeitig wird die betroffene Stelle schmerzhaft, was die verletzte Person ermahnt, die verletzte Stelle zu schonen. Allgemein gilt: Je größer die Wunde und je mehr Weichteilgewebe und andere Strukturen betroffen sind, desto höher sind diese Entzündungsreaktionen und desto verhärteter, unflexibler und auch schmerzhafter kann eine Narbe werden.

Alle Reparaturvorgänge werden als Entzündungsreaktionen bezeichnet, und die dabei auftretenden Veränderungen sind als Kardinalsymptome der Entzündung bekannt: Rubor/Rötung, Dolor/Schmerz, Calor/Wärme, Tumor/Schwellung und Functio laesa/eingeschränkte Funktion. Gemeinsam wirken sie wie ein eingespieltes Team, das alles daransetzt, das durch eine Verletzung entstandene Chaos im Gewebe schnellstmöglich zu beheben, die Heilung voranzutreiben und die verletzte Stelle zu schützen. Dieser komplexe physiologische Prozess, die Entzündungsreaktion, ist die Grundlage jeder Heilung – eine lebensnotwendige und bemerkenswerte Reaktion des Körpers und die Initialzündung für den Gewebeverschluss.

Nur in seltenen Fällen, insbesondere bei schweren Verletzungen, kann es zu einer übermäßigen Entzündungsreaktion kommen. Dabei können starke Schwellungen und Überwärmung auftreten. Eine solche überschießende Reaktion kann die Wundheilung behindern, da der durch die Flüssigkeitsansammlung entstehende Druck zusätzliche Gewebeschädigungen verursachen kann. Dies kann eine Negativspirale in Gang setzen, die möglicherweise zum schlechten Ruf der Entzündung beiträgt.

Glücklicherweise lässt sich dem effektiv entgegenwirken: durch das Hochlagern der Hand, frühe aktive Mobilisation, gezielte Aktivierung umliegender Gelenke und Muskeln – und natürlich durch eine professionelle Handtherapie.

Die 2. Phase der Wundheilung wird als Proliferationsphase bezeichnet (Hesse, 2024). In dieser Phase kommt es zur verstärkten Einsprossung von Blutgefäßen, der sogenannten Vaskularisation, um den erhöhten Stoffwechselbedarf zu decken. Gleichzeitig wird die Kollagensynthese angestoßen, wodurch sich straffes Bindegewebe bildet, um die Narbe fest und belastbar zu machen (Schwegler & Lucius, 2011). Zum Abschluss wird die Hautschicht so weit wie möglich der ursprünglichen, gesunden Haut nachgebildet. Der endgültige Wundverschluss erfolgt schließlich durch die Reepithelisierung (Bode et al., 2022).

Der finale Kollagenumbau, der das Gewebe so ähnlich wie möglich an den Zustand vor der Verletzung anpasst, erfolgt in der Remodellierungsphase, die mehrere Monate bis Jahre dauern kann. Dabei wird Typ-3-Kollagen durch Typ-1-Kollagen ersetzt, die Festigkeit des Gewebes steigt, Cross-Links und Vernetzungen zwischen den Bindegeweben entstehen, und Nervenfasern sprießen ein (Hesse, 2024). Mit der Zeit reift die Narbe aus. Die Haut strebt danach, sich so ähnlich wie möglich an ihre gesunde, unverletzte Umgebung anzupassen. Doch trotz dieses Bestrebens bleibt Narbengewebe immer Narbengewebe. Es ist jedoch oft erstaunlich, wie sich Narben im Laufe der Zeit verändern können. Wenn ich nach längerer Zeit eine Person wiedersehe, die ich handtherapeutisch behandelt habe, kann ich die positiven Entwicklungen der Narbe oft mit Freude beobachten.

## 11.3 Wunden beurteilen – Gefahr erkennen

Ein Verbandswechsel dient nicht nur dazu, eine Wunde fachgerecht zu versorgen und den Heilungsverlauf zu kontrollieren, sondern auch dazu, den betroffenen Personen ein Gefühl von Sicherheit zu geben. Häufig verwenden Fachpersonen die Worte, dass die Wunde „schon sehr schön" aussehe. Diese Aussage basiert auf einer fachlichen Expertise und kann von den Patientinnen oft anders wahrgenommen werden. Frische Wunden mit Nähten, leichter Dehiszenz oder Blutspuren wirken auf Betroffene in der Regel nicht „schön" – insbesondere, wenn es sich um den eigenen Körper handelt. Dies wirft die Frage auf, welche Denkprozesse hinter einer solchen Beurteilung stehen, und welche Kriterien medizinische Fachpersonen heranziehen, um eine Wunde als „schön" einzustufen.

Der wichtigste Aspekt bei der Beurteilung ist die Sicherheit, eine potenzielle Infektion rechtzeitig zu erkennen. Wenn keine Anzeichen für eine solche Gefahr vorliegen, kann davon ausgegangen werden, dass die Wundheilung, ob individuell schneller oder langsamer, voranschreitet. Dabei orientiert sich die Beurteilung der Wunde an den zuvor beschriebenen klassischen Kardinalsymptomen einer Entzündung, die unbewusst im Hintergrund abgerufen und mit dem Zustand der Wunde abgeglichen werden:

- Schwellung: Ist die Schwellung im Verhältnis zum Heilungsverlauf angemessen, oder überschreitet sie das normale Maß?
- Rötung: Eine gewisse Rötung ist normal, da eine gute Durchblutung für die Heilung notwendig ist. Überschreitet sie jedoch die Norm, kann dies ein Hinweis auf eine Infektion sein.
- Wundsekret: Ein heller, seröser Wundbelag gilt in der Regel als unproblematisch. Gelbliche Verfärbungen, ein unangenehmer Geruch oder übermäßige Feuchtigkeit können dagegen Warnsignale sein.
- Schmerz: Der Schmerz sollte im Verhältnis zur Gewebeschädigung stehen. Unerwartet starke oder zunehmende Schmerzen könnten ebenfalls auf eine Infektion hindeuten oder darauf, dass etwa eine zusätzlich vorliegende Verletzung

übersehen wurde. Auch eine neu aufgetretene Schmerzqualität, eine, die noch nie so da war, noch dazu pochend und übermäßig stark, kann als Warnsignal eingestuft werden.

Die Beurteilung, dass eine Wunde "schön" ist, basiert auf diesen Überlegungen. Werden die Kriterien und Denkprozesse den Patientinnen transparent erklärt, verändert sich häufig deren Wahrnehmung. Durch eine fachlich fundierte Erklärung lernen Betroffene, die Wunde mit einem sachlichen Blick zu betrachten und den Heilungsverlauf bewusst mitzuverfolgen. Dies erleichtert es ihnen nicht nur, hinzusehen, sondern fördert auch eine Gelassenheit im Umgang mit der Verletzung.

Gemeinsam mit der Patientin kann der Verlauf beobachtet werden: Solange die Wunde "schön" bleibt, besteht kein Grund zur Sorge. Sollten jedoch Auffälligkeiten auftreten, können notwendige Maßnahmen ergriffen und eine ärztliche Kontrolle veranlasst werden. Diese Vorgehensweise stärkt die Selbstwirksamkeit und reduziert gleichzeitig unnötige Ängste.

## 11.4 Wundheilung und Handtherapie – Von der Ruhe zur Rehabilitation

Eine frische Wunde benötigt vorerst einmal Ruhe, die betroffene Person ist rekonvaleszent, wie nach einer Grippe, da der Körper auf Hochtouren arbeitet, um die Wunde zu reparieren. In den ersten 3 Tagen gilt die oberste Priorität, das Verletzungsgebiet als erste Maßnahme hochzulagern.

Die physiologische Schwellung, das Ödem, darf auf keinen Fall zu stark werden, da sonst die Flüssigkeit in der verletzten Hand zu einem erhöhten Druck auf das heilende Gewebe führt, was wiederum die Heilung beeinträchtigen kann. Eine forciert-mobilisierende Übungstherapie wird erst sinnvoll, wenn die ersten 3–5 Tage der primären Wundheilung erfolgreich verlaufen sind, in denen der Fokus eben auf dem Abtransport schadhafter Zellen, überschüssiger Flüssigkeit und des Ödems liegt. Dieser Prozess lässt sich mit einem Vergleich veranschaulichen: Es ist, als wäre zunächst ein Bautrupp im Einsatz, der die abgebrochenen Mauerreste wegräumt – eine Phase, in der Ruhe erforderlich ist, ähnlich wie bei der Rekonvaleszenz nach einem grippalen Infekt.

Zur Ödemprophylaxe muss eine verletzte Hand über das Herzniveau positioniert werden, da die Flüssigkeit, die das Ödem verursacht, aufgrund der Schwerkraft sonst nicht effizient abfließen kann. Es ist wichtig, das richtige Hochlagern anzuleiten: Viele Personen mit einer Verletzung halten die Hand zwar hoch, aber der Ellenbogen bleibt abgeknickt und liegt dadurch weit unter dem Herzniveau. Zudem ist die hochgelagerte Handstellung im Liegen und Sitzen unterschiedlich, da im Sitzen das Herz höher liegt. Im Liegen reicht es aus, ein Polster unter den Ellenbogen zu legen. Im Sitzen an einem Tisch bietet es sich an, einen Eimer auf den Tisch zu stellen, einen Polster darauf zu legen und auf diese Erhöhung den Arm zu lagern. So kann die Hand bequem und über längere Zeit über Herzniveau hochgelagert werden. Zusätzlich kann das aktive Bewegen der Mm. interossei, die sich in der Mittelhand befinden und die Finger spreizen und schließen, die Schwellung verringern.

Diese Muskeln übernehmen eine wichtige Pumpfunktion vor Ort, um den Abfluss von Flüssigkeit zu fördern und so die Schwellung zu reduzieren. Sie tragen zur Ödemreduktion wesentlich mehr bei als die Muskeln im Unterarm, die für das Beugen und Strecken der Finger zuständig sind. Die klassische Aufforderung „Pumpen Sie mit den Fingern" sollte daher um die Anleitung zum Spreizen und Schließen der Finger ergänzt werden und kann so lauten: „Bewegen Sie die Finger wie einen Fächer, indem Sie sie zusammenführen und wieder auseinanderspreizen".

Wenn die 1. Phase der Wundheilung erfolgreich verläuft und die Wunde mit einer Kruste verschlossen ist, ist bereits viel erreicht. Diesererste Prozess darf nicht durch zu viel Bewegung im Wundgebiet oder des ganzen verletzten Körpers, durch zu intensive therapeutische Mobilisation oder durch aggressive Verbandwechsel gestört werden, da dies die Narbenbildung begünstigen kann.

In dieser Phase geht es darum, den Heilungsprozess nicht durch zu frühe körperliche Aktivitäten oder Mobilisation zu stören. Erst nach diesen ersten Tagen und wenn der primäre aggressive Wundschmerz nachlässt, kann mit schmerzorientierten Bewegungsübungen begonnen werden, welche nun wiederum die Flexibilität der entstehenden Narbe fördern und einer festen Narbenbildung vorbeugen. Natürlich muss berücksichtigt werden, dass, wenn Sehnen oder Knochen an der Hand mitverletzt sind, auf die Heilung dieser Strukturen weiterhin Rücksicht genommen werden muss. Die Festigkeit des neu gebildeten Gewebes einer heilenden Wunde steigt weiter und weiter, und nach etwa 10–14 Tagen ist der primäre Wundverschluss vollends erfolgt. Jetzt können chirurgische Nähte entfernt werden.

Krusten sind das natürliche Hautpflaster und werden zum Schutz belassen, bis sie sich von selbst lösen.

Bei großflächigen oder tiefen Wunden, wenn ein Wundverschluss durch eine Naht nicht möglich ist, kann eine feuchte Wundheilung hilfreich sein. Feuchte Wundauflagen beschleunigen und verbessern den Heilungsprozess und reduzieren die Schorfbildung. Dadurch bleibt die Wunde weich und geschmeidig (Bode et al., 2022). Für diesen Zweck werden verschiedene Wundauflagen aus Silikon oder Fettgaze verwendet. Sobald keine Flüssigkeiten wie Blut oder Wundsekret mehr austreten, ist das ein Zeichen dafür, den Verband weiter abzuspecken, mehr Bewegung zu erlauben und schließlich die Wunde nicht mehr zu bedecken. In der Handtherapie ist es essenziell, darauf zu achten, stätig die Dicke des Verbandes an den Status der Wundheilung anzupassen. Ein dicker Verband schützt die Wunde, verhindert den Eintritt von Schmutz und Keimen, kann aber gleichzeitig die Benutzung der Hand vermindern und Bewegungen einschränken, was dem notwendigen frühfunktionellen Ansatz in der Handtherapie entgegensteht.

Es stellt sich die berechtigte Frage, ob jede Narbe einer besonderen Behandlung bedarf. Ist der erste Wundverschluss erfolgt, muss eine Hand mit einer Narbe bewegt werden, um die Narbenreifung in Richtung Flexibilität zu fördern.

Wenn eine Person Angst davor hat, kann das der Narbe schaden. Der Gebrauch der Hand und die dabei durchgeführten Bewegungen bestimmt die heilende Struktur, und sie formen und modellieren somit wiederum die Narbe. Die selbstverständliche Benutzung und Berührung des verletzten Körperteils und der eigenen Narbe ohne Scheu unterstützen die Narbe fortwährend in ihrem natürlichen Umbauprozess. Die Narbe wird durch den Einsatz der betroffenen Körperstelle im Alltag automatisch behandelt – sie wird gefaltet und gedehnt – und dadurch elastisch. Sie wird gedrückt und belastet – und dadurch belastbar. Sie wird massiert und eingecremt – und dadurch unempfindlicher. Der Ärmel des Pullovers stimuliert sie, das Armband härtet sie ab, Bewegungen kneten sie durch, und die Zeit – sowie die damit verbundenen Umbauprozesse – lassen sie reifen, wie bei einem Apfel im Herbst, das Aroma wird auch automatisch intensiver.

Ob eine Narbe wirklich eine spezielle Narbenbehandlung benötigt, kann kritisch hinterfragt und diskutiert werden. Vielmehr ist es wichtig, der betroffenen Person die nötige Expertise zu vermitteln, wie mit einer Narbe umgegangen werden soll und wie sie diese selbst behandeln kann – durch Mobilisation mittels angepasster Bewegung, Desensibilisierung durch sanfte Berührung sowie durch die Anwendung von Massagetechniken, durch die Pflege mittels Eincremens und ähnliche Maßnahmen. Eine positive Herangehensweise an die Narbe, die Vertrauen und Akzeptanz fördert, kann dabei helfen, die Scheu vor der Berührung der Narbe zu überwinden, das verletzte Körperteil zu bewegen und somit den Heilungsprozess zu unterstützen. Und nicht zuletzt kann es helfen, stolz auf die Narbe zu werden, denn sie ist ein Zeichen dafür, dass man eine Lebenskrise überwunden hat.

## 11.5 Die therapeutische Narbenmobilisation

Sollte eine Narbe trotz adäquater Bewegung und Belastung sehr fest, unverschieblich und schmerzempfindlich und dadurch Gelenkbewegungen oder das Gleiten einer darunter liegenden Sehne maßgeblich beeinträchtigt sein, kann eine therapeutische Narbenmobilisation hilfreich sein. Therapeutinnen können durch eine Narbenbehandlung die Narbenumwandlung positiv beeinflussen, Verklebungen mit dem Untergewebe verhindern und weiche, leicht verschiebliche unempfindliche Narben fördern (Schröder, 2008).

Die therapeutische Narbenmobilisation ist eine spezifische Hands-on-Technik zur positiven Modulation des Bindegewebes einer Narbe. Die einzelnen Techniken können eingeteilt werden in Griffe, die die Narbe verschieben, seitlich verziehen oder die Narbe abheben (Reiß, 2007). Das Ziel besteht darin, die Haut gegenüber den tieferliegenden Gewebeschichten, insbesondere der darunterliegenden Fettschicht, zu mobilisieren. Wenn diese Fettschicht durch tiefe Wunden verletzt und vernarbt ist, verliert die darüber liegende Haut ihre Fähigkeit, reibungslos zu gleiten, was zu Einschränkungen und Spannungsgefühlen führen kann.

Ein anschauliches Beispiel hierfür ist das Spiel „Brennnessel reiben" am Unterarm, das Kinder zu meiner Kindheit als Mutprobe spielten. Dabei wurde die Haut am Unterarm gedreht und verdreht, bis ihre Elastizität erschöpft war und Schmerzen auftraten. Auch wenn dieses Spiel absurd war, verdeutlicht es im Kontext der Narbe, wie die Haut auf der darunter liegenden Fettschicht physiologisch hin und her gleiten kann und wie weit sie verschoben werden kann, bevor es schmerzhaft wird. Es zeigt, dass die Haut in der Lage ist, sich beträchtlich zu bewegen. Ist diese Verschieblichkeit jedoch beeinträchtigt, kann das die Beweglichkeit eines benach-

## 11.5 Die therapeutische Narbenmobilisation

barten Gelenks einschränken, da die Haut der Dehnung oder Faltung, die für die Bewegung erforderlich ist, nicht nachgeben kann. Diese Einschränkung kann schmerzhaft sein und eine Vermeidungsspirale auslösen, die den Heilungsprozess weiter erschwert.

Es gibt viele therapeutische Zugänge, eine Narbe zu mobilisieren. Im Folgenden werden die 3 bekanntesten Methoden beschrieben: die manuelle Narbenmobilisation, die Narbenmobilisation mit einem Narbenholz und die Narbenmobilisation durch Bewegung.

**Manuelle Narbenmobilisation**

Im Folgenden wird eine unspezifische Technik zur Narbenbehandlung beschrieben, die darauf abzielt, die Elastizität, Schmerzfreiheit und Geschmeidigkeit einer empfindlichen Narbe zu fördern (Koller et al., 2020). Die manuelle Narbentherapie beginnt frühestens 3 bis 4 Wochen nach der Verletzung oder sobald die Narbe ausreichend verheilt ist und wenn kein Wundsekret mehr austritt, damit Berührungen toleriert werden können. Dabei können die folgenden Behandlungsschritte als Orientierung dienen:

**Schritt 1 – Vorbereitung: Der haptische Widerstandstest der Narbe**

Zu Beginn wird der Widerstand des narbigen Bindegewebes mit den Fingern beurteilt, um die Elastizität der Narbe einzuschätzen und mögliche Adhärenzen zu erkennen. Der Fokus liegt darauf, ihre haptische Beschaffenheit handtherapeutisch zu analysieren: Wie fühlt sich die Narbe an? Wie weit und in welche Richtungen lässt sie sich verschieben? Wie reagiert sie auf den Druck der Finger? Ist die Haut mit der Narbe abhebbar oder abrollbar? Wie tief kann der Finger in das Gewebe einsinken, ohne Schmerzen zu verursachen, und wie empfindlich reagiert sie auf Berührungen?

**Schritt 2: Behandlungstechniken neben der Narbe**

Diese Beobachtungen bilden die Grundlage für die weitere Narbenbehandlung, die stets mit dem umliegenden Gewebe und nicht direkt auf der Narbe beginnt. Am umliegenden Gewebe werden massierende kreisende Bewegungen durchgeführt, wobei darauf geachtet wird, immer in Richtung der Narbenmitte zu arbeiten, ohne die Narbe jemals auseinanderzuziehen. Der Fingerdruck und der Durchmesser der Kreisbewegungen werden variiert, während die Reaktionen der Narbe und des umliegenden Gewebes aufmerksam beobachtet werden (Abb. 11.1 und 11.2).

**Schritt 3: Behandlungstechniken auf der Narbe**

Sobald die Narbe stabil reagiert, wird die Narbenmobilisation intensiviert und auch direkt auf der Narbe mit sanften, kreisenden Fingerbewegungen massiert. Mit fortschreitender Wundheilung kann immer mehr Druck ausgeübt und das Narbengewebe gezielt und multidirektional oder sternförmig verschoben werden. Es bleibt jedoch Vorsicht geboten, da eine Überdosierung des mechanischen Reizes in der Proliferationsphase eine erneute Entzündungsreaktion oder sogar neue Verletzungen auslösen und dadurch die Bildung einer hypertrophen, festen Narbe verstärken kann. Daher ist es ratsam, unter dieser Grenze zu bleiben, um den Proliferationsprozess und die Kollageneinlagerung nicht zu überfordern (Hesse, 2024).

**Abb. 11.1** Narbenmobilisation mit geringer Intensität – Hautverschiebung zur Narbenmitte

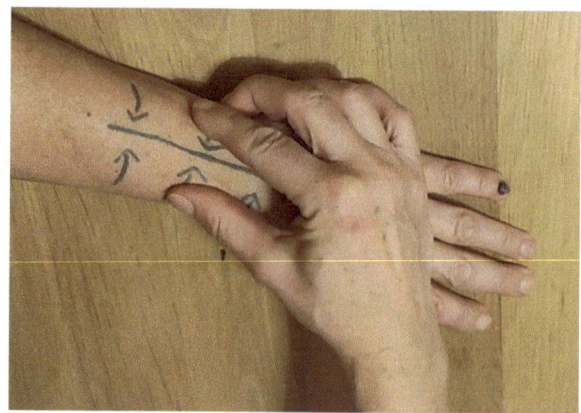

**Abb. 11.2** Narbenmobilisation mit höherer Intensität – Gegengleiche Verschiebung der Narbe

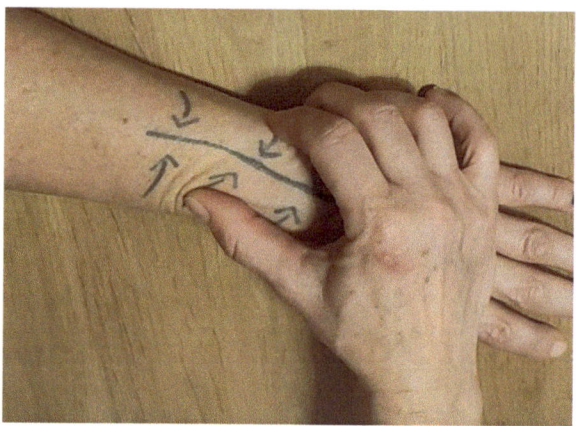

**Schritt 4: Intensive Behandlungstechniken auf der Narbe**
Nach etwa 4-6 Wochen, wenn die Narbenverhältnisse stabil sind, kann das Gewebe entlang der Narbe gefaltet, hochgezogen und abgerollt werden. Dabei wird in verschiedenen Richtungen gearbeitet: von oben nach unten, seitlich, kreisförmig und sternförmig. Die Intensität der Grifftechniken wird in Abhängigkeit von der Schmerzempfindung angepasst, um die Verschieblichkeit und Elastizität der Narbe weiter zu fördern. Zum Abschluss wird die Narbe sanft beklopft, und es werden vibrierende Griffe angewendet, um die Geschmeidigkeit zu unterstützen und die Berührungsempfindlichkeit zu reduzieren. Wie bei jeder therapeutischen Behandlung sollte auch die Narbenbehandlung mit einer Intensität von 3–4 auf einer 10-teiligen NRS (Numerische Rating-Skala) durchgeführt werden und niemals zu sichtbaren neuen Verletzungen zu führen. Zu fest durchgeführte Narbentechniken können Blasen und Blutergüsse verursachen, die Anzeichen einer Gewebeverletzung sind.

Manchmal entstehen spontan bewegungsbedingte Spannungsblasen, wenn kollagenisierte, straffe Narbenschichten unter der mechanischen Belastung natürlicher Gelenkbewegungen reißen. Solche Spannungsblasen ähneln denen nach einer Ver-

## 11.5 Die therapeutische Narbenmobilisation

brennung und können die betroffene Person erschrecken. In diesem Fall ist es wichtig, 1–2 Tage vorsichtiger vorzugehen, die Heilung abzuwarten und dann mit der Narbenbehandlung wieder zu beginnen. Bewegungsbedingte Spannungsblasen lassen sich nicht immer vermeiden, heilen jedoch im Verlauf des Umbauprozesses aus, sodass die Beweglichkeit des betroffenen Gewebes anschließend in der Regel verbessert ist. Spannungsblasen, die hingegen durch eine forcierte Narbentechnik verursacht werden, sind – wie bereits betont – unbedingt zu vermeiden.

**Narbenmobilisation mit einem Narbenholz**
Die Narbenmobilisation mit einem Narbenholz ist eine weitere Methode zur Verbesserung der Flexibilität und Geschmeidigkeit des Narbengewebes. Es gibt zahlreiche verschiedene Narbenhölzer, von denen ich die Version von Jens Hentschel vorstelle, da seine Mobilisationstechniken mit den von ihm entwickelten Narbenhölzern meine persönliche Technik der Narbenbehandlung maßgeblich beeinflusst hat. Die Narbenhölzer von Jens Hentschel haben eine ergonomische Form, die gut in der Hand liegt. Sie sind aus Holz oder Kunststoff gefertigt und verfügen über abgerundete, glatte, breite, schmale, spitze, flache oder kugelige Enden, die es ermöglichen, sowohl flächige und große als auch feinere Narbenbereiche gezielt zu behandeln. Es können aber auch verschiedene andere Werkzeuge ähnlich eingesetzt werden, zum Beispiel ein Korken, Honiglöffel oder auch das Falzmesser aus dem ergotherapeutischen Buchbindeunterricht. Ein praktisches und immer verfügbares Hilfsmittel ist zudem ein ungebrauchter Radiergummi, der durch seine gute Haftung auf der Haut eine effiziente Mobilisation des Narbengewebes ermöglicht, ohne zu verrutschen. Ein Vorteil der Narbenmobilisation mithilfe eines Werkzeugs ist, dass Therapeutinnen die Wunde nicht direkt mit ihren eigenen Fingern berühren. Dies schont ihre eigenen Gelenke, insbesondere wenn sie selbst zu überstreckbaren Fingergelenken neigen. Man sollte als behandelnde Person immer bedenken, wie wichtig der Schutz der eigenen Gelenke ist, wenn man als Handtherapeutin im Laufe der Arbeitsjahre Tausende von Narben behandeln muss. Ein möglicher Nachteil der Narbenmobilisation mit Narbenhölzern besteht darin, dass der Therapeutin durch das Hilfsmittel das direkte haptische Feedback ihrer Finger fehlt, wodurch sie ungewollt intensiver in das Narbengewebe einarbeiten könnte, als es für die Narbe verträglich wäre.

Auch bei der Narbenmobilisation mit Narbenhölzern kommen verschiedene Techniken zum Einsatz:
*Technik 1 – Verschiebetechnik:* Setze das Narbenholz vorsichtig auf die Narbe auf und sinke damit etwas tiefer in die Narbe ein, sodass die Narbe damit verschoben werden kann. Danach bewege das Narbenholz langsam und mit einer kontrollierten Bewegung in unterschiedliche Richtungen, sodass das Holz die Narbe mitnimmt. Diese Technik fördert die Mobilität der Narbe und macht das Gewebe geschmeidiger.
*Technik 2 – Kreuztechnik:* Platziere das Narbenholz auf der Narbe und führe eine kreuzförmige Verschiebung durch. Diese Methode wirkt auf verschiedene Ebenen des Narbengewebes ein und verbessert ebenso die Elastizität und Flexibilität der Narbe.

**Abb. 11.3** Narbenmobilisation mit einem Korken

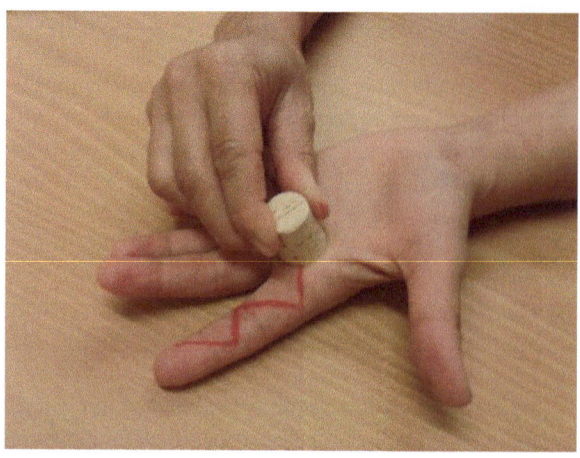

*Technik 3 – Drehtechnik:* Nachdem das Narbenholz auf die Narbe aufgesetzt wurde, drehe und verschiebe die damit aufgenommene Hautschicht sanft in einer kreisförmigen Bewegung, sodass die Haut tatsächlich eingedreht wird. Diese Technik unterstützt die Verschieblichkeit des Narbengewebes und sorgt für eine gleichmäßige Dehnung.

All diese Techniken sollen ebenso wie die Hands-on-Techniken immer mit Bedacht und Anpassung an den individuellen Heilungsprozess angewendet werden, um die besten Ergebnisse zu erzielen und das Narbengewebe optimal zu unterstützen; dabei ist viel Fingerspitzengefühl gefragt (Abb. 11.3). Beachte daher folgenden Merksatz: ‚Take care of the scar' – nicht jede propagierte oder im Internet dargestellte Behandlungstechnik ist förderlich. Narben wollen achtsam behandelt werden: effektiv aber gleichzeitig einfühlsam und stets mit dem nötigen Respekt vor der Sensibilität des Gewebes – denn eine zu aggressive Technik kann mehr Schaden als Nutzen verursachen.

## Narbenmobilisation durch Bewegung

Bei Narben, die direkt über einer Sehne oder einer Gelenkkapsel liegen, kann das Kollagen der Narbe diese beweglichen Strukturen mitverweben. Dies führt, häufig zu beobachten nach Sehnenverletzungen oder gelenknahen Fingerfrakturen, zu einer eingeschränkten Beweglichkeit und kann die Funktion des betroffenen Körperteils wesentlich beeinträchtigen. In solchen Fällen ist es hilfreich, Narbenmobilisation mit Bewegung zu kombinieren, um die Beweglichkeit und Gleitfähigkeit der Strukturen zu fördern. Da der Heilungsprozess einer Narbe Zeit benötigt, ist es entscheidend, all diese Techniken regelmäßig über einen wochenlangen Zeitraum mehrmals täglichanzuwenden.

## Schritt 1: Fixierung der Narbe bei gleichzeitigen Gelenkbewegungen

Zu Beginn wird die Haut an der verletzten Hand zusammen mit der Narbe manuell fixiert und als Falte abgehoben – entweder durch die Therapeutin oder durch die Patientin selbst. Während Haut und Narbe abgehoben bleiben, wird das angrenzende Gelenk langsam aktiv in alle möglichen Bewegungsrichtungen bewegt. Durch diese Bewegung entstehen Zug- und Schubkräfte auf die Narbe, wobei betreffende

Strukturen gegeneinander verschoben werden und die Narbe auf diese Weise mobilisiert wird. Dadurch können adhärente Strukturen gelöst werden.

Als Beispiel kann hier eine Narbe am Handrücken dienen. Während die behandelnde Person das Hautareal um die Narbe gemeinsam mit der Narbe manuell erfasst und abhebt, werden sanfte Finger- und/oder Handgelenkbewegungen durchgeführt.

**Schritt 2: Endlagige statische Gelenkposition und manuelle Narbenmobilisation**
Die Positionierung des Gelenks in einer Endlage in Kombination mit manuellen Narbenmobilisationstechniken verstärkt deren Behandlungseffekt. Sobald das Gewebe durch die endlagige Gelenkbewegung entweder maximal gedehnt oder vollständig zusammengefaltet ist, wird das Narbengewebe gezielt mobilisiert, um Adhärenzen zu lösen und die Elastizität zu fördern. Dazu können verschiedene, bereits beschriebene Techniken eingesetzt werden, wie Verschiebe- und Kreuztechnik, Falten abrollen, vibrierende Mobilisation oder auch der Einsatz von Narbenhölzern. Das gelingt in maximaler Gewebefaltung natürlich besser als in aufgespannter Gewebeposition. Das Ziel ist stets, die Elastizität des Gewebes rund um die Narbe zu verbessern.

**Schritt 3: Repetitive Gelenkbewegung und gegengerichtete Narbenmobilisation**
In diesem Schritt wird das Gelenk in Narbennähe repetitiv bis zur Endlage einer Bewegungsrichtung bewegt, während die behandelnde Person oder die Therapeutin die Haut mit der Narbe entgegen dieser Bewegungsrichtung sanft mobilisiert. Die Narbe wird punktuell, aber sanft mit der in das Gewebe einsinkenden Fingerkuppe fixiert und in die entgegengesetzte Richtung der Gelenkbewegung verschoben. Dabei können sicht- und spürbare Hautauffaltungen vor der Narbe entstehen. Die Narbe verhält sich wie eine Barriere für die darunter gleitende Sehne. Diese Faltungen deuten darauf hin, dass die Verschiebeschicht der Haut massiv beeinträchtigt ist und die Sehne nicht frei unter der fixierten Narbe hindurchgleiten kann. Sie weisen auf eine Sehnenadhärenz oder Sehnenverklebung hin, bei der die Sehne mit umliegenden Strukturen verbacken ist und die Beweglichkeit der Hand und Finger einschränkt.

Ein häufiges Beispiel hierfür ist eine Strecksehnennaht über dem MCP-Gelenk. Wird eine Narbe am Handrücken über dem Grundgelenk nach dieser Technik mobilisiert, erfolgt deren Ausstreichung nach proximal (körpernah), während die Grundgelenke gebeugt werden – und umgekehrt. Diese Technik bewirkt eine Sehnengleitbewegung der Strecksehne unter der Haut und Narbe, wodurch Verklebungen zwischen Sehne und Haut gelöst werden können. Das Gewebe um die Sehne wird geschmeidiger, was die Beweglichkeit der Sehne verbessert.

**Schritt 4: Repetitive Bewegung mit unspezifischer massierender Gewebeaktivierung**
Man kann sich diese Narbenmobilisationstechnik wie die Bewegung einer Ziehharmonika vorstellen: Die Falten werden maximal aufgespannt und dann wieder

vollständig zusammengeschoben, immer wieder im stetigen und ausdauernden Wechsel. Das narbennahe Gelenk wird sanft und regelmäßig in alle Bewegungsrichtungen bewegt, wodurch die Haut darüber gefaltet und gedehnt wird, während die Haut sanft und kontinuierlich sanft und unspezifisch massiert wird – mit oder ohne Creme, ohne besondere Technik – einfach massiert.

Diese wiederholte Bewegung des Gelenks zieht durch das Aufspannen und Ineinanderschieben der Hautschichten immer wieder am Bindegewebe der Narbe und an den umliegenden Strukturen, während die sanfte Massagetechnik für einen angenehmen Reiz sorgt. Ähnlich wie beim Auswringen eines Tuchs kommen Flüssigkeiten in Bewegung. Dies sorgt dafür, dass das Gewebe geschmeidiger wird und Verklebungen sowie quervernetzte Strukturen elastischer werden.

**Narbenmobilisation mit weiteren Hilfsmitteln**
Die therapeutische Narbenmobilisation kann auch mit weiteren Hilfsmitteln unterstützt werden. Zur Narbenausreifung und Verfeinerung der Narbenstruktur können verschiedene Hilfsmittel wie Cremes, Massageroller oder Tape-Anlagen eingesetzt werden. Diese fördern nicht nur die Elastizität des Gewebes, sondern lindern auch Schmerzen und erleichtern die regelmäßige Pflege. Das bewusste Hinschauen und Berühren der Narbe wird durch diese Hilfsmittel gefördert und erleichtert, was die Selbstwirksamkeit der Patientinnen in der Narbenpflege stärkt. Besonders bei überempfindlichen Narben leisten sie einen wichtigen Beitrag zur Desensibilisierung, indem sie die Wahrnehmung und das Gefühl im Narbenbereich schrittweise normalisieren.

- *Eincremen:* Regelmäßig aufgetragene feuchtigkeitsspendende und heilungsfördernde Cremes unterstützen die Narbenpflege und fördern den Heilungsprozess. Cremes mit Inhaltsstoffen wie Vitamin E oder Silikon helfen, die Haut geschmeidig zu halten und die Ausreifung der Narbe zu optimieren. Auch altbewährte Hausmittel aus der traditionellen Heilkunde können dabei hilfreich sein, da sie häufig eine hohe persönliche Wertschätzung genießen und dadurch motivierend wirken.
- Narben-Tape-Anlagen (Zumhasch, 2020): Ein spezielles Narben-Tape, das in schmale Streifen geschnitten und fischgrätartig auf die Narbe unter leichtem Zug aufgeklebt wird, kann die Narbenpflege effektiv unterstützen. Laut Hersteller übt das Tape einen sanften Druck auf das Narbengewebe aus, wodurch die Entstehung hypertropher Narben oder Keloide verhindert werden kann. Gleichzeitig fördert es die Elastizität des Gewebes und sorgt für eine gleichmäßige Spannung, was den Heilungsprozess begünstigt (Koller et al., 2020).
- *Narbengitter-Tape:* Diese Tapes zeichnen sich durch ihr charakteristisches Gittermuster aus und sind vielseitig einsetzbar. Sie fördern die Durchblutung und verbessern die Verschieblichkeit des Narbengewebes. Durch die gleichmäßige Druckverteilung tragen Narbengitter-Tapes dazu bei, die normale Hautstruktur zu unterstützen und das Gewebe geschmeidiger zu machen.

## 11.5 Die therapeutische Narbenmobilisation

- Kompressionstherapie (Zumhasch, 2020): Kompressionsverbände reduzieren die Blutzufuhr und den Sauerstoffgehalt unter der Kompression, was die Kollagensynthese hemmt und die Lyse des Narbengewebes fördert. Neben der Prävention hypertropher Narben hilft die Kompression auch bei der Reduktion von Ödemen. Für die Hand bieten sich Digi-Sleeves oder elastische Orthesen-Inlays an, Konfektionsdruckhandschuhe oder maßgefertigte Handschuhe sorgen für eine gleichmäßige Kompression.
- Silikonauflagen (Zumhasch, 2020): Silikonauflagen sind äußerst effektiv bei der Narbenbehandlung. Sie bewirken durch sanften Druck auf die darunter liegende Narbe, dass diese geschmeidig wird, und verringern das Risiko der Bildung hypertropher Narben deutlich.
- *Minimassager:* Kleine, handliche Massagegeräte sind ideal, um Narben sanft zu massieren und die Durchblutung anzuregen. Sie fördern die Selbstwirksamkeit, indem sie das regelmäßige Hinsehen und Berühren der Narbe unterstützen. Gleichzeitig tragen sie dazu bei, das Gewebe weicher und elastischer zu machen, während die Massage eine wohltuende Entspannung bietet.
- *Pinsel und Bürsten:* Weiche Borsten ermöglichen eine sanfte Stimulation und Desensibilisierung der Haut, ohne Berührungsängste zu provozieren. Durch vorsichtige, kreisende oder streichende Bewegungen wird die Narbe sanft massiert, was zur Verbesserung der sensorischen Wahrnehmung beitragen kann.
- *Noppenrollen:* Diese Rollen mit kleinen Noppen sind speziell dafür konzipiert, die Narbe gezielt zu massieren. Sie unterstützen die Mobilität und Elastizität des Narbengewebes, helfen, die Narbe gleichmäßig zu dehnen, und verbessern die Hauttextur auf spielerische Weise (Abb. 11.4 und 11.5).

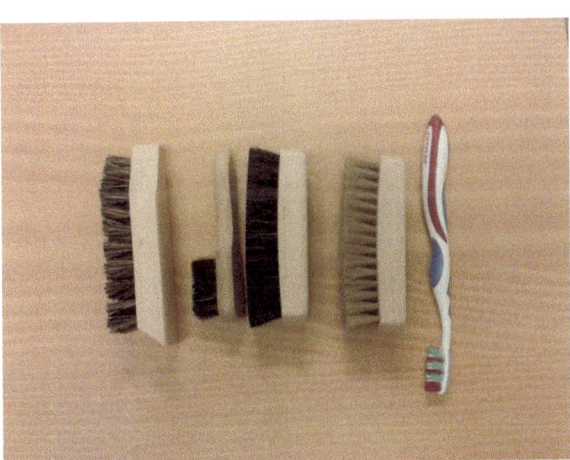

**Abb. 11.4** Narbendesensibilisierung mit unterschiedlichen Bürsten

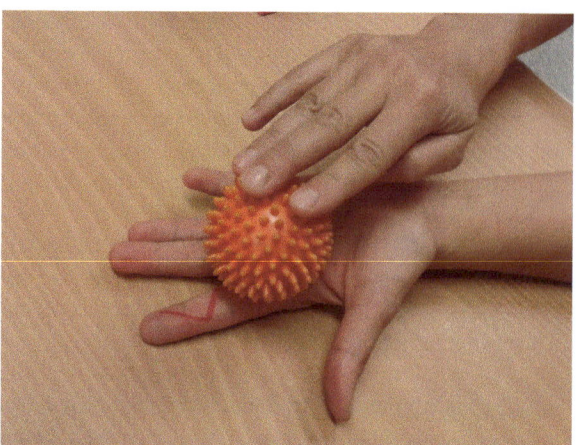

**Abb. 11.5** Narbendesensibilisierung mit einem Igelball

> **Beispiel**
>
> Die Therapeutin entfernt die Mittelhandmanschette vorsichtig. Dabei fällt ihr auf, dass Frau Musterfrau plötzlich blass wird. Die Therapeutin reagiert nicht mit Worten, sondern bleibt aufmerksam und beobachtet sie genau. Die Narbe, die sich über dem 5. Mittelhandknochen erstreckt, ist noch gerötet und empfindlich, jedoch gut verheilt. Eine dünne Kruste bedeckt die Stelle, an manchen Bereichen beginnt sie sich bereits zu lösen.
>
> Frau Musterfrau äußert ihre Besorgnis. Sie hat die Narbe bisher nur angesehen, sie jedoch aus Angst vor Schmerzen oder weiteren Verletzungen nicht berührt. Der Klein- und der Ringfinger ihrer rechten Hand befinden sich in einer Schonhaltung, die Fingerbeweglichkeit ist eingeschränkt. Die Therapeutin nimmt wahr, dass die Angst vor der Narbe und der Bewegung potenziell nachteilige Auswirkungen haben könnte, insbesondere da die Strecksehne der Finger direkt unter der Narbe verläuft. Eine Verklebung zwischen Sehne und Narbe könnte langfristig die Funktion der Hand beeinträchtigen.
>
> Mit ruhiger Stimme erklärt die Therapeutin den nächsten Schritt: eine gezielte Mobilisation des Narbengewebes, um die Elastizität zu fördern und das Sehnengleiten zu unterstützen. Sie positioniert ihre Zeige- und Mittelfinger sanft neben der Narbe, etwa 1–2 Zentimeter entfernt. Mit vorsichtigem Druck lässt sie die Finger in das Gewebe einsinken und beginnt, die Haut behutsam zu verschieben. Frau Musterfrau hält für einen Moment die Luft an, ihre Hand wird steif, und ihre Augen weiten sich. Doch der einfühlsame und kontrollierte Griff der Therapeutin nimmt die Spannung aus der Situation. Allmählich entspannt sich die Hand von Frau Musterfrau, und sie legt sie wieder locker auf die Unterlage.

## 11.5 Die therapeutische Narbenmobilisation

Die Therapeutin fährt fort, indem sie das Gewebe gezielt mobilisiert. Anders als beim einfachen Eincremen wird die Hautschicht aktiv mitbewegt. Während die gesunde Haut an den Rändern leicht gleitet, bleibt die Narbe unter den Fingern der Therapeutin zunächst widerstandsfähig und unbeweglich. Mit jedem sanften Zug und jeder Dehnung erklärt sie die Schritte und beantwortet die Fragen von Frau Musterfrau, die aufmerksam zuhört und dabei ihre Unsicherheit allmählich verliert.

Als sich die ersten kleinen Krusten von allein lösen, huscht ein Lächeln über das Gesicht von Frau Musterfrau. Dies ist ein sichtbares Zeichen des Fortschritts und stärkt ihr Vertrauen in den Heilungsprozess. Ermutigt greift sie selbst zur Narbe, berührt sie vorsichtig und beginnt, die Techniken der Therapeutin nachzuahmen. Die Therapeutin leitet sie dabei an und fordert sie auf, auch die Finger zu beugen und zu strecken. Mit jedem Versuch spürt Frau Musterfrau das Gleiten der Sehne unter der Narbe, anfangs noch zögerlich und stockend.

Die Therapeutin demonstriert, wie die Narbe während der Bewegung in die entgegengesetzte Richtung verschoben werden kann, um die Sehne zu entlasten. Frau Musterfrau wiederholt diese Bewegung, und obwohl es sich zunächst ungewohnt anfühlt, bemerkt sie, wie die Sehne zunehmend geschmeidiger gleitet. Schließlich trägt sie selbstständig eine Ringelblumencreme auf die Narbe auf, was sie beruhigt und an die heilenden Rituale ihrer Großmutter erinnert. Mit einem Gefühl der Zuversicht beendet sie die Sitzung – bereit, die Narbe zu Hause genauso anzugehen. ◄

**Übersicht**
Narben sind keine Störfaktoren, die „entstört" werden müssen – sie sind Meisterwerke der körpereigenen Reparatur. Doch damit sie geschmeidig bleiben, brauchen sie mehr als nur Zeit: Sie brauchen Bewegung, gezielte Berührung und therapeutische Impulse. Statt sie zu meiden oder gar als Blockade zu sehen, gilt es, sie aktiv zu formen: Manuelle Mobilisationstechniken, Narbenhölzer, gezielte Bewegungstherapie und sensorische Desensibilisierung helfen, die Haut- und Narbenverschieblichkeit zu verbessern. Tapes, Silikonauflagen und Kompression unterstützen den Heilungsprozess zusätzlich.

Alte Denkweisen gehören abgestaubt: Narben sind nicht das Problem – fehlende Mobilisation ist es! Wer sie bewegt, massiert und integriert, macht aus einer starren Narbe ein elastisches, funktionelles Gewebe. Denn Narben erzählen nicht nur Geschichten – mit der richtigen Therapie werden sie zum Beweis für die unglaubliche Anpassungsfähigkeit unseres Körpers.

## 11.6 Quiz über die therapeutische Narbenmobilisation

1. *Welche Funktionen erfüllt die Haut?*
   a) Nur Schutz und Regulation der Körpertemperatur
   b) Sonnenschutz, Sinnesorgan, Entgiftung und Stoffwechsel
   c) Nur Wahrnehmung und Flexibilität
   d) Schutz vor Infektionen, aber keine anderen Funktionen
2. *Wie heißt die oberste Schicht der Haut, die für uns sichtbar ist?*
   a) Lederhaut/Korium
   b) Unterhaut/Subkutis
   c) Oberhaut/Epidermis
   d) Hornhaut
3. *Was sind die Kardinalsymptome einer Entzündungsreaktion?*
   a) Rötung, Schwellung, Wärme, Schmerz, eingeschränkte Funktion
   b) Juckreiz, Blässe, Schmerz, Verfärbung
   c) Wärme, Kälte, Taubheit, Blutung
   d) Schmerz, Trockenheit, Bewegungseinschränkung, Farbveränderung
4. *Welche Phase der Wundheilung ist durch eine erhöhte Kollagensynthese und Vaskularisation gekennzeichnet?*
   a) Entzündungsphase
   b) Proliferationsphase
   c) Remodellierungsphase
   d) Abschlussphase
5. *Wie können Fachpersonen Patientinnen helfen, den Heilungsverlauf einer Wunde besser zu verstehen?*
   a) Durch die Verwendung von Fachausdrücken ohne Erklärung
   b) Indem sie keine Informationen über den Heilungsverlauf geben
   c) Durch transparente Erklärungen und sachliche Kriterien für die Wundbeurteilung
   d) Indem sie nur den Zustand der Wunde beurteilen, ohne Rückmeldung zu geben
6. *Was ist das Hauptziel der therapeutischen Narbenmobilisation?*
   a) Schmerzreduktion
   b) Förderung der Narbenumwandlung und Verbesserung der Hautverschieblichkeit
   c) Verbesserung der Blutversorgung der Narbe
   d) Verhinderung der Narbenbildung
7. *Welche Technik wird zur Narbenmobilisation mit einem Narbenholz beschrieben?*
   a) Vibrationsbehandlung
   b) Kreuztechnik
   c) Elektrotherapie
   d) Kältetherapie

8. *Wann sollte mit der manuellen Narbenmobilisation begonnen werden?*
   a) Sofort nach der Verletzung
   b) 3-4 Wochen nach der Verletzung, wenn keine Wundsekretion mehr vorhanden ist
   c) Nach 6 Monaten
   d) Nur nach einer Operation
9. *Welches der folgenden Symptome ist ein Hinweis auf eine mögliche Sehnenadhärenz unter einer Narbe?*
   a) Schmerzfreiheit
   b) Maximale Gelenkbeweglichkeit
   c) Sichtbare Hautfalten vor der Narbe während der Bewegung
   d) Verbesserung der Hautelastizität
10. *Was passiert, wenn Narbentechniken zu fest angewendet werden?*
    a) Die Haut wird weicher und geschmeidiger
    b) Es können Blasen oder Blutergüsse entstehen
    c) Die Narbe wird schneller heilen
    d) Es tritt keine Veränderung auf

Lösungen: 1 b, 2 c, 3 a, 4 b, 5 c, 6 b, 7 b, 8 b, 9 c, 10 b

## Literatur

Bode, T., Horn, T., & Schüning, A. (2022). *Wundmanagement – Wundversorgung in der täglichen Praxis*. Thieme.

Deutsche Heilpraktiker-Zeitschrift. (2009). *4*(3), 24. https://doi.org/10.1055/s-0029-1231088

Hentschel, J., & Grond, A. (2016). Kursskriptum: Die Hentschel Methode. *Therapiehölzer zur Narbenbehandlung; Seite 7.*

Hesse, O. (2024). *Narbenbehandlung, Funktion und Erscheinungsbild verbessern. ergopraxis 2/2024.* Thieme. http://www.thieme-connect.de/products/ergopraxis. Zugegriffen am 01.01.2025.

Instagrampost Account Science Martin. Moder, M., über Akkupunktur und TCM, abgerufen Feber 2024-02-14.

Knaus, W. (2012). Narbenbehandlung in der Ergotherapie. *Praxis Ergotherapie*, *25*(02), 64–69.

Koller, T., Gut, V., Rüegg, C., & Meier, P. (2020). *Manuelle Narbentherapie Bei Tiefdermalen Defekten Nach Verbrennungen: Leitfaden für Physiotherapeuten und Ergotherapeuten.* Springer Fachmedien GmbH.

Reiß, I. (2007). Methoden und funktionelle Behandlungsverfahren. In C. Scheepers, U. Steding-Albrecht, P. Jehn, & C. Berting-Hüneke (Hrsg.), *Ergotherapie: Vom Behandeln zum Handeln; Lehrbuch für die theoretische und praktische Ausbildung* (3., überarb. u. erw. Aufl., S. 284). Thieme.

Schröder, B. (2008). *Handtherapie* (Erw. u. überarb. Aufl.). Thieme.

Schwegler, J. S., & Lucius, R. (2011). *Der Mensch: Anatomie und Physiologie* (5., überarb. Aufl.). Thieme.

Schwegler, J. S., & Lucius, R. (2022). *Der Mensch – Anatomie und Physiologie* (7. Aufl.). Thieme. ISBN 9783132437562.

Zumhasch, R. (2020). Therapie und Prävention von Problemnarben. *Praxis Handreha*, *1*(03), 140–144. https://doi.org/10.1055/a-1155-5949

# Neurokognitive Therapieansätze – "the brain is the gain"

12

▶ **Trailer** Parma, Sommer 1992. Bei einem Experiment mit einem Affen wird zufällig ein Phänomen entdeckt: Spiegelneurone. Relevant? Ja – denn ihr Einfluss auf Bewegung und Heilung ist enorm. Heute wissen wir, dass Beobachtung und Vorstellung dieselben Hirnareale aktivieren wie tatsächliche Bewegung – und verlorene Funktionen erhalten oder wiederherstellen können. Dieses Kapitel beleuchtet 3 wirkungsvolle Therapieansätze, die Action Observation Therapy, das Graded Motor Imagery und die Spiegeltherapie.

Methoden, die gezielt Motorik verbessern und Schmerzen lindern – effektiv und wissenschaftlich fundiert.

Lust, die Kraft des Gehirns und der Vorstellung neu zu entdecken? Dann unbedingt weiterlesen!

Parma, Sommer 1992, ein italienisches Forscherteam in Udine betritt nach der Mittagspause das Labor. Eine Äffin ist mit Elektroden am Gehirn bestückt, welche die Aktivität der Neuronen im motorischen Kortex aufzeichnet, jedes Mal, wenn sie zur Nahrung greift. Nach der Mittagspause schlägt das Gerät, das die Hirnströme aufzeichnet, plötzlich aus, als ein Mitarbeiter das Labor betrat und dieser noch den letzten Rest von seinem Eis schleckte. Die Elektroden meldeten prompt eine Hirnaktivität im motorischen Kortex, obwohl die Äffin sich nicht selbst bewegte, sondern lediglich die essende Hand des Labormitarbeiters beobachtete. Die Anekdote mit dem Affen und dem Eis ist zwar nett, aber unwahr. Viel mehr wahr ist, dass die Forschergruppe am Instituto di Fisiologia Umana von Giacomo Rizzolatti erkannte, dass sich die Hirnströme im somatosensorischen Kortex veränderten, wenn die Äffin auch nur eine motorische Aktion beobachtete. Trommelwirbel, denn die

---

**Ergänzende Information** Die elektronische Version dieses Kapitels enthält Zusatzmaterial, auf das über folgenden Link zugegriffen werden kann [https://doi.org/10.1007/978-3-662-71175-0_12].

© Der/die Autor(en), exklusiv lizenziert an Springer-Verlag GmbH, DE, ein Teil von Springer Nature 2025
A. Moser, *Die Handtherapie*, https://doi.org/10.1007/978-3-662-71175-0_12

Spiegelneurone waren entdeckt, sie entwickelten sich zum Shootingstar der Hirnforschung und erregten mit der kuriosen Affengeschichte mediale Aufmerksamkeit (Spektrum.de, 2025).

Ob die Geschichte nun Wahrheit oder Mythos ist, ist in diesem Fall unwichtig. Fakt ist, dass damit der Grundbaustein für mentale Therapieansätze in der Handtherapie gelegt wurde.

Unter mentalem Training in der Handtherapie versteht man Bewegungsbeobachtung, Verbalisierung von Bewegung und das Üben mittels Bewegungsvorstellung. Auch Spiegeltraining und das Videotraining können dazugerechnet werden. Dadurch können mentale Repräsentationen der Bewegung im Cortex aktiviert werden, ohne die Bewegung tatsächlich durchzuführen, da sich zentrale Kontrollen für die Bewegungsvorstellung und die Bewegungsausführung zu einem großen Teil überlappen.

## 12.1 Aktion Observation Therapy

Die Rehabilitation von Personen mit traumatischen oder orthopädischen Erkrankungen basiert traditionell auf manueller Therapie, aktiven Bewegungen und funktionellen Aufgaben. Dieser Ansatz geht davon aus, dass anatomische Strukturen dadurch wiederhergestellt und die Effizienz der Muskel-Skelett-Funktionen gesteigert werden können (Rizzolatti et al., 2021).

Lange Zeit wurde der Einfluss des motorischen Lernens durch Beobachtung unterschätzt, doch zahlreiche Untersuchungen belegen mittlerweile dessen Bedeutung (Rizzolatti et al., 2021). So untersuchte Doriana De Marco mit ihrem Team im Jahr 2021, ob sich der Abbau motorischer Fähigkeiten nach einer Immobilisierung der oberen Gliedmaßen durch die reine Beobachtung gesunder Bewegungen verhindern lässt.

Zu diesem Zweck wurden zunächst die Greifbewegungen der teilnehmenden Personen kinematisch erfasst, während sie spezifische Bewegungen beobachteten. Anschließend erhielten alle eine Ruhigstellung der Hand und wurden in 2 Gruppen eingeteilt: Die Versuchsgruppe beobachtete weiterhin gezielt die definierten Greifbewegungen, während die Kontrollgruppe alltägliche Szenen betrachtete. Nach der Ruhigstellungsphase zeigte sich, dass die motorische Beeinträchtigung in der Versuchsgruppe geringer ausfiel. Dies unterstreicht, dass gezielte Bewegungsbeobachtung über den Mechanismus der Spiegelneurone einen schützenden Effekt gegen den Verlust motorischer Leistungen hat, wie er nach einer verletzungsbedingten Ruhigstellung typischerweise zu erwarten wäre (De Marco et al., 2021).

Für uns Handtherapeutinnen bedeutet das: Jede funktionelle oder alltagsnahe Übung sollte nicht nur aktiv ausgeführt, sondern auch gezielt beobachtet werden, um den maximalen Nutzen zu erzielen. Die Beobachtung gesunder Handbewegungen wirkt dabei wie ein motorisches Funktionstraining und fördert die Wiedererlangung von Bewegungsabläufen – unabhängig von der zugrunde liegenden Erkrankung oder Verletzung (Sarasso et al., 2015).

Beeindruckend ist, dass bereits die Beobachtung einer bestimmten Alltagstätigkeit oder Handfunktion dieselben kortikalen Gehirnbereiche aktiviert, die für die tatsächliche Bewegungsausführung zuständig sind. Genau dieses Prinzip wird in der Action Observation Therapy (AOT) genutzt. Viele Handverletzungen erfordern eine wochenlange Ruhigstellung – das Gehirn wird in dieser Zeit regelrecht auf den Nichtgebrauch der betroffenen Hand konditioniert.

Daraus entwickelte sich der in der handtherapeutischen Fachwelt etablierte Begriff des erlernten Nichtgebrauchs (Learned Nonuse), der als unvermeidlich erscheint. Doch es gibt eine effektive Gegenmaßnahme: Beobachtung. Denn sowohl Vorstellungskraft als auch gezieltes Beobachten sind wirksame Wege, um neuronale Netzwerke für motorische Leistungen zu aktivieren und zu stärken (Holmes & Calmels, 2008).

## 12.2 Graded Motor Imagination

Haben Sie schon einmal eine Skirennläuferin am Starthügel vor der Abfahrt beobachtet?

Ihre Augen sind geschlossen, der Kopf wackelt hin und her, abhängig von der Kurve, die sie gerade auf der imaginären Rennstrecke fährt. Im Kopf wird die Rennstrecke abgespult: wo antauchen, wo in die Kurve hineinlehnen, wo springen, wo aufpassen …. Dadurch werden spezifische motorische Bahnen im Gehirn aktiviert.

Bewegungsvorstellung hat nicht nur positive Auswirkungen auf die motorische Leistungsfähigkeit, sondern verbessert auch Geschwindigkeit und Präzision von Bewegungen (Moseley, 2004). Zwar führt physisches Üben zu größeren funktionellen Verbesserungen als rein mentales Training, doch Bewegungsvorstellung hat eine generalisierende Wirkung – sogar Kraftzuwachs kann damit erzielt werden. Der größte therapeutische und trainingstechnische Effekt wird durch die Kombination von physischem und mentalem Training erreicht (Dettmers & Nedelko, 2012). Besonders im zentralen Nervensystem sind die Veränderungen nachweisbar: Bewegungsvorstellung beeinflusst jene Gehirnregionen positiv, die für die Verarbeitung von Sinneseindrücken zuständig sind (Harvey et al., 2018).

Dieser Effekt wird gezielt in der Graded Motor Imagery (GMI) genutzt, einer Methode, die in der Handtherapie zur Förderung von Bewegungswahrnehmung und -steuerung eingesetzt wird (Bowering et al., 2013). Dabei unternehmen Patientinnen eine mentale Reise in die Welt der vorgestellten Bewegungen. Um diesen Prozess zu optimieren, empfiehlt es sich, eine alltägliche Handlung auszuwählen, die vor der Verletzung häufig ausgeführt wurde – idealerweise eine Bewegung, die automatisiert ablief und mit positiven Emotionen verknüpft ist.

Ein anschauliches Beispiel stammt von meiner geschätzten Kollegin und Freundin Bettina, die ihre Patientinnen mental auf ein gemeinsames kühles Bier einlädt: Die Hand berührt das Glas – es ist feucht und kühl. Beim Anheben spürt man sein Gewicht, leicht rutschig in der Hand. Die Bewegung setzt sich fort, das Glas nähert sich dem Mund. Dann der erste Schluck – eine erfrischende, kühle Flüssigkeit löscht den Durst … Prost!

Mit dieser Technik wird Vorstellungskraft zur Therapie: Ab jetzt wird beobachtet und vorgestellt, was das Zeug hält!

> **Beispiel**
>
> Frau Musterfrau betritt den Therapieraum und wird von ihrer Therapeutin herzlich begrüßt. Gemeinsam setzen sie sich und beginnen die heutige Einheit, in der eine Alltagssequenz geübt wird: das Schreiben. Die Therapeutin hat diese Übung bewusst gewählt, da das gemeinsame Arbeiten an einer kniffligen Aufgabe nicht nur motivierender ist, sondern auch die gezielte Beobachtung gesunder Bewegungsmuster ermöglicht.
>
> So lassen sich zwei Fliegen mit einer Klappe schlagen: Einerseits kann die Therapeutin Frau Musterfraus Bewegungsablauf analysieren und bei Bedarf anpassen, andererseits profitiert Frau Musterfrau davon, die Bewegung der gesunden Hand ihrer Therapeutin direkt zu beobachten – Spicken erlaubt! „Anders als in der Schule ist das hier ausdrücklich erwünscht", sagt die Therapeutin mit einem Lächeln.
>
> Nach wie vor ist die Beweglichkeit im Handgelenk eingeschränkt. Jedes Mal, wenn Frau Musterfrau ihr Handgelenk strecken möchte, kompensiert sie unbewusst mit einer Schulterbewegung – ihr Arm bewegt sich dabei fast wie ein Kran. Die Therapeutin beobachtet dies aufmerksam, verzichtet jedoch darauf, sofort zu korrigieren. „Ständiges Hinweisen auf Probleme kann mit der Zeit entmutigen", weiß sie aus Erfahrung. Stattdessen erzählt sie eine Geschichte – von dem berühmten Affen aus Parma und der Entdeckung der Spiegelneurone. „Genau diesen Mechanismus nutzen wir jetzt für Ihre Hand!", erklärt sie überzeugt.
>
> Zunächst wird die Schreibbewegung in 3 Akte zerlegt:
>
> 1. Das Hingreifen zum Stift
> 2. Das Aufnehmen und Drehen des Stiftes ohne Hilfe der gesunden Hand
> 3. Die Schreibbewegung selbst – Ziehen und Stoßen mit den Fingern
>
> Die Therapeutin setzt sich neben Frau Musterfrau und führt die Bewegungen synchron mit ihr aus. Immer wieder kann Frau Musterfrau die Bewegung bei ihrer Therapeutin abschauen, während diese die einzelnen Schritte verbal beschreibt. Die Positionen werden variiert: Sie üben im Sitzen, im Stehen und aus verschiedenen Blickwinkeln, um die Bewegungsfähigkeit in unterschiedlichen Kontexten zu erfassen. „Immer wieder hinschauen, aber gleichzeitig auch selbst ausprobieren", ermuntert die Therapeutin. Zwischendurch gibt sie positives Feedback, um Motivation und Selbstvertrauen zu stärken.
>
> Nach und nach werden die einzelnen Bewegungen kombiniert, das Tempo variiert und verschiedene Schreibwerkzeuge getestet: dicke und dünne Stifte, Kugelschreiber, Textmarker. Währenddessen begleitet die Therapeutin jede Phase verbal: „Das Handgelenk beginnt mit einer Beugung, die ersten drei Finger greifen den Stift und drehen ihn allein in die Schreibposition."

Nachdem die Übung mehrfach wiederholt wurde, schließen beide ihre Augen und stellen sich die Schreibbewegung noch einmal vor – wie in einem lebendigen Traum. Die Therapeutin führt Frau Musterfrau durch eine Fantasiereise: Gemeinsam schreiben sie eine imaginäre Postkarte. Diese mentale Vorstellung unterstützt das motorische Lernen und wird als Heimübung integriert. „Diese Übung können Sie jederzeit machen – beim Warten an der Kasse oder abends vor dem Einschlafen", erklärt die Therapeutin. „Ihr Gehirn bekommt so immer wieder kleine Übungsportionen – ganz unbemerkt."

Zum Abschluss nimmt die Therapeutin ein Video auf, in dem die Schreibbewegung mit der gesunden Hand aus verschiedenen Perspektiven gezeigt wird. Dieses Video dient als visuelle Unterstützung für das Heimtraining. Durch wiederholtes Ansehen kann Frau Musterfrau die Bewegungen weiter festigen und bewusst nachahmen. Auf diese Weise werden die Spiegelneurone stimuliert und die motorischen Bahnen im Gehirn immer wieder aktiviert. ◄

## 12.3 Spiegeltherapie

Die Spiegeltherapie wurde Anfang der 1990er-Jahre von dem Neurologen Vilayanur Ramachandran in San Diego entwickelt. Er arbeitete mit Personen, die nach einer Amputation unter schmerzhaften Phantomempfindungen litten. Um diesen Betroffenen zu helfen, konstruierte er eine Box mit einem integrierten Spiegel. Durch den Blick in den Spiegel wurde dem Gehirn die gespiegelte gesunde Hand als Illusion einer realen gesunden Hand präsentiert. Ramachandran beobachtete, dass sich durch diese visuelle Täuschung die Phantomschmerzen der Versuchsperson reduzierten.

Dieses Prinzip macht sich die Neuroplastizität zunutze: Durch die Betrachtung der gesunden Hand im Spiegel wird im Gehirn ein neuer motorischer Pfad aktiviert – einer, der die Bewegung als gesund, schmerzfrei und funktionell interpretiert. Mit der Zeit kann dieser neue Pfad den bisherigen überschreiben, in dem Schmerz und Dysfunktion verankert sind. Dies erfordert allerdings Wiederholung und Zeit, da die alte, schmerzhafte Wahrnehmung bereits tief im Gehirn verankert ist – vergleichbar mit einer ausgebauten Autobahn. Regelmäßige Spiegeltherapie schafft eine alternative Route, die zunächst als schmaler Pfad beginnt, sich mit zunehmender Übung jedoch zu einer neuen, stabilen Bahn entwickeln kann.

### Die 3 Phasen der Spiegeltherapie

Um eine gezielte Aktivierung der motorischen Netzwerke im Gehirn zu erreichen, wird die Spiegeltherapie in 3 aufeinander aufbauende Behandlungsphasen unterteilt (Kraft, 2015; Nakaten et al., 2009):

1. **Implizite Bewegungsvorstellung (Lateralisierungstraining):** In dieser ersten Phase betrachten die Patientinnen Bilder von gesunden Händen in unterschiedlichen Positionen und ordnen sie der rechten oder linken Hand zu. Dies geschieht unbewusst durch eine mentale Drehung der eigenen Hand, bis sie zur dargestellten Position passt – ein Vorgang, der als mentale Rotation bezeichnet

wird. Durch diese Aufgabe werden gezielt motorische Steuerungsfelder im Gehirn aktiviert, wodurch die Vorbereitung auf die Spiegeltherapie beginnt.
2. **Explizite Bewegungsvorstellung:** Im 2. Schritt wird die dargestellte Handposition nicht nur erkannt, sondern auch bewusst imaginär eingenommen. Diese Bewegungsvorstellung stärkt motorische Bahnen, die für die Planung und Ausführung gesunder Handbewegungen zuständig sind (Hamzei, 2021).
3. **Spiegeltherapie:** Erst in der dritten Phase kommt der eigentliche Spiegel zum Einsatz: Die Patientinnen beobachten die Bewegungen ihrer gesunden Hand im Spiegel, wodurch das Gehirn die Illusion einer physiologischen Bewegung der beeinträchtigten Hand erhält. Dadurch werden motorische Netzwerke aktiviert, die für eine schmerzfreie Bewegung verantwortlich sind (Lotze & Moseley, 2020).

In der Handtherapie wird die Spiegeltherapie vor allem bei starken, chronischen Schmerzen eingesetzt – insbesondere, wenn Betroffene ihre Hand nie mehr als angenehm und schmerzfrei erleben. Durch wiederkehrende negative Erfahrungen entsteht ein Teufelskreis der Schmerzverarbeitung: Jede Bewegung wird automatisch mit Schmerz assoziiert, was zur weiteren Verstärkung schmerzhafter Bewegungsbahnen im Kortex führt.

Diese negativen Verschaltungen sind vergleichbar mit einer tief eingefahrenen Spur: Der Schmerz „fährt immer mit", wie eine Furche, die sich mit jeder Wiederholung weiter in das Gehirn gräbt. Die Spiegeltherapie kann hier als Gegenspur dienen – zunächst nur als feine Linie, die sich jedoch mit fortschreitendem Training zu einer stabilen neuen Bahn entwickeln kann.

**Folgende Aspekte müssen bei der Spiegeltherapie integriert werden**
- **Die hohe Übungsdosis einhalten**

Die Spiegeltherapie fordert eine hohe Übungsintensität: Studien zeigen, dass mindestens 5–10 min pro wacher Stunde Spiegeltherapie durchgeführt werden müssen, um nachhaltige Effekte zu erzielen (Kraft, 2015). Auch bei Phantomschmerzen ist eine regelmäßige Anwendung essenziell, um die bestehenden Schmerzbahnen im Gehirn langfristig zu überschreiben.

- **Die Herausforderung: Die „Ich mache es für mich"-Motivation fördern**

Ein zentraler Faktor für den Therapieerfolg ist die intrinsische Motivation. Wer hält es durch, eine Übung so konsequent, oft und lange durchzuführen? Diese Frage stellt sich in der Praxis immer wieder.

Ein Vergleich mit persönlicher Erfahrung kann helfen: Wer jemals nach einer Knieverletzung monoton Beinachsentraining durchführen musste, kennt die Herausforderung, bei wiederholten, scheinbar eintönigen Übungen am Ball zu bleiben. Der entscheidende Unterschied entsteht oft durch das Umfeld – eine unterstützende Gruppe, eine strukturierte Anleitung oder eine neue Bewegungsform wie Yoga können die Motivation steigern.

## 12.3 Spiegeltherapie

In der Spiegeltherapie ist es daher entscheidend, die Patientinnen dort abzuholen, wo sie stehen, und ihre „Ich mache es für mich"-Motivation zu stärken.

- **Die Patientinnenedukation** gelingt, indem fundiertes Wissen über Neuroplastizität und motorische Bahnen vermittelt wird. Eine anschauliche und leicht verständliche Edukation, wie die Entdeckung der Spiegelneurone anhand der Experimente mit Affen, hilft dabei, die Mechanismen hinter der Therapie greifbar zu machen. Ergänzend können Vergleiche aus dem Hochleistungssport, beispielsweise die mentale Wettkampfvorbereitung von Skirennläuferinnen, genutzt werden, um die Wirksamkeit der Bewegungsvorstellung zu veranschaulichen. Edukation muss informativ und motivierend sein, ohne zu überladen. Nur wenn Patientinnen die Therapie nachvollziehen und verstehen, sind sie bereit, konsequent zu üben.
- **Wann ist Spiegeltherapie nötig?** Ob die Spiegeltherapie in jedem Fall sinnvoll ist, hängt von der individuellen Schmerzerfahrung ab. Nach einer Radiusfraktur treten in den ersten Tagen, in denen die Verletzung noch als akut einzustufen ist, häufig Schmerzen auf. Nach der Gipsabnahme sind jedoch meist keine starken oder langanhaltenden Schmerzen mehr vorhanden. Gelegentlich kann es beim Schreiben oder Heben zu einem leichten Ziehen oder Drücken im Handgelenk kommen, doch diese Beschwerden klingen in der Regel rasch ab. Da die Phasen ohne Schmerzen überwiegen, ist es wahrscheinlich, dass sich im Laufe der Zeit eine schmerzfreie motorische Bahn von selbst entwickelt.

In diesem Kontext erscheint das Spiegeln weniger wichtig als andere therapeutische Ansätze wie das Beobachten und Vorstellen gesunder Bewegungen. Besonders sinnvoll wären bei diesem Beispiel die Action Observation Therapy und die Graded Motor Imagery.

Diese Ansätze fördern die Wiederherstellung motorischer Funktionen durch Beobachtung und mentale Nachahmung gesunder Bewegungsmuster. Sie sind besonders geeignet, um nach Verletzungen wieder eine natürliche Bewegungskontrolle zu erlangen, ohne dass ein Teufelskreis der Schmerzvermeidung entsteht (Abb. 12.1).

> **Spiegel, Trick und neue Wege**
>
> Frau Musterfrau betritt den Therapieraum und wirft einen skeptischen Blick auf den Spiegel. „Schon wieder dieses Ding … mein Kopf weiß doch, dass meine Hand nicht so funktioniert, wie sie sollte." Die Therapeutin lächelt trotz der Kritik und bleibt beim Spiegel. Ruhig deutet sie auf den Stuhl vor ihr.
>
> Frau Musterfrau seufzt und setzt sich widerwillig. „Es fühlt sich komisch an. Ich sehe meine Hand, aber es ist ja gar nicht meine verletzte Hand." Die Therapeutin nickt verständnisvoll. „Genau darum geht es. Wir bieten Ihrem Gehirn eine neue, schmerzfreie Wahrnehmung an. Probieren wir es aus."
>
> Zögernd legt Frau Musterfrau die gesunde Hand vor den Spiegel, die verletzte dahinter. Sie öffnet und schließt die Finger, beobachtet ihr Spiegelbild und runzelt die Stirn. „Mein Kopf weiß, dass das eine Täuschung ist. Aber … es sieht so echt aus."

"Heben Sie die Hand an, drehen Sie sie leicht nach außen." Frau Musterfrau folgt der Anweisung. Für einen kurzen Moment spürt sie eine Bewegung – oder bildet sie es sich nur ein? Ihre Unsicherheit mischt sich mit einer leichten Irritation. Die Therapeutin spricht weiter mit ruhiger Stimme. "Stellen Sie sich vor, Ihre verletzte Hand bewegt sich genauso flüssig, geschmeidig und leicht."

Sie schließt kurz die Augen und konzentriert sich. "Okay ... warm, geschmeidig, keine Blockade", sagt sie sich in einem mentalen Dialog vor – und siehe da: Als sie die Bewegung wiederholt, fühlt sich ihre Hand plötzlich weniger steif an. Die Therapeutin beobachtet sie genau und lächelt. "Ihr Gehirn beginnt, das neue Muster abzuspeichern. Mit der Zeit wird es zur Gewohnheit." Frau Musterfrau richtet sich auf und atmet tief durch. "Vielleicht kann ich mein Gehirn wirklich austricksen." Sie legt die Hand wieder auf den Tisch, blickt zur Therapeutin. "Wie übe ich das zu Hause?"

Die Therapeutin greift nach einem Übungsblatt. "Ich zeige es Ihnen." Während sie weiter übt, spürt Frau Musterfrau zum ersten Mal seit Langem einen Funken Hoffnung. ◀

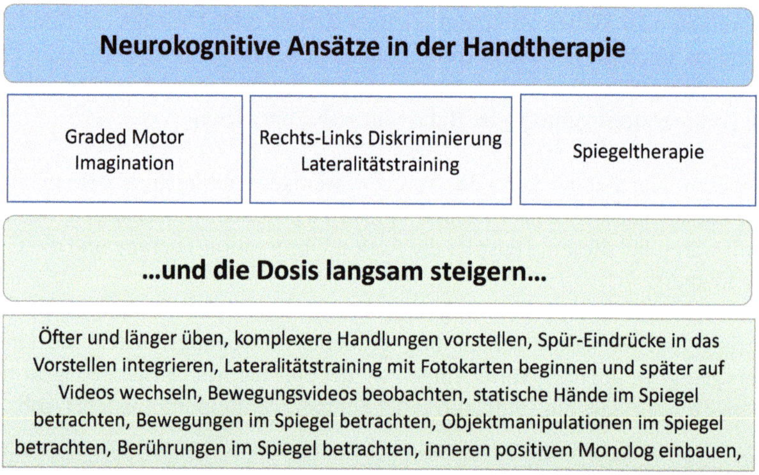

**Neurokognitive Ansätze in der Handtherapie**

| Graded Motor Imagination | Rechts-Links Diskriminierung Lateralitätstraining | Spiegeltherapie |

**…und die Dosis langsam steigern…**

Öfter und länger üben, komplexere Handlungen vorstellen, Spür-Eindrücke in das Vorstellen integrieren, Lateralitätstraining mit Fotokarten beginnen und später auf Videos wechseln, Bewegungsvideos beobachten, statische Hände im Spiegel betrachten, Bewegungen im Spiegel betrachten, Objektmanipulationen im Spiegel betrachten, Berührungen im Spiegel betrachten, inneren positiven Monolog einbauen,

**Abb. 12.1** Neurokognitive Therapieansätze in der Handtherapie

> **Übersicht**
> Die Entdeckung der Spiegelneurone mag zufällig gewesen sein, doch ihr Einfluss auf die moderne Therapie ist enorm. Sie zeigen, dass Bewegung nicht nur durch physisches Üben verbessert werden kann, sondern auch durch Beobachtung und Vorstellung – genau dann, wenn nichts mehr geht:
> Zu schmerzhaft? Gelähmt? Zu stark verletzt? Lange Ruhigstellung nötig?
> Mentale Trainingsmethoden wie Action Observation Therapy, Graded Motor Imagery und Spiegeltherapie greifen genau hier an. Sie können und müssen kombiniert werden – nicht nur wegen ihrer hohen wissenschaftlichen Evidenz, sondern auch, weil sie keine großen Ressourcen erfordern: kein Übungsgerät, kein hoher Aufwand – nur das Gehirn in Aktion. Denn es trainiert auch ohne Bewegung.

## 12.4 Quiz über neurokognitive Therapiemaßnahmen

1. *Welche Rolle spielt das Beobachten von Handbewegungen bei der Rehabilitation?*
   a) Es hat keinen Einfluss auf die motorische Funktion.
   b) Es kann helfen, motorische Beeinträchtigungen zu verringern.
   c) Es führt zu einer Verschlechterung der motorischen Leistung.
   d) Es ersetzt die Notwendigkeit von physischem Training.
2. *Was wird unter „Graded Motor Imagination" verstanden?*
   a) Die Durchführung von physischen Übungen mit unterschiedlichen Schwierigkeitsgraden.
   b) Die Vorstellung von Bewegungen im Kopf, um die motorischen Bahnen zu aktivieren.
   c) Die Verwendung von Spiegeltherapie zur Wiederherstellung von Bewegungen.
   d) Die bloße Beobachtung von Bewegungen ohne aktive Teilnahme.
3. *Was musst du bei der Spiegeltherapie beachten?*
   a) Den Einsatz von einem Spiegel, der Spiegel steht vor der Patientin.
   b) Die direkte physische Manipulation der betroffenen Gliedmaßen.
   c) Das Betrachten von Bewegungen einer gesunden Hand im Spiegel.
   d) Die Durchführung von mentalen Übungen ohne physische Bewegung.
4. *Was ist der Hauptvorteil der impliziten Bewegungsvorstellung?*
   a) Verbesserung der Gelenkbeweglichkeit durch physische Manipulation.
   b) Vorbereitung auf die explizite Bewegungsdurchführung
   c) Erhöhung der physischen Kraft durch gezielte Übungen.
   d) Direkte Schmerzlinderung durch mentale Vorstellung.

5. *Wie kann die „Graded Motor Imagination" in der Therapie eingesetzt werden?*
   a) Durch die physische Durchführung von Übungen mit unterschiedlichen Schwierigkeitsgraden
   b) Durch das mentale Durchgehen und Vorstellen von Bewegungen, um die motorische Leistung zu verbessern
   c) Durch die Anwendung von Spiegeltherapie zur Wiederherstellung der Beweglichkeit
   d) Durch das einfache Beobachten von Bewegungen ohne mentale Vorstellung

Antworten: 1 b, 2 b, 3 c, 4 b, 5 b

## Literatur

Bowering, K. J., O'Connell, N. E., Tabor, A., Moseley, G. L., & Tovell, A. (2013). The effects of graded motor imagery and its components on chronic pain: A systematic review and meta-analysis. *The Journal of Pain: Official Journal of the American Pain Society, 14*(1), 3–13. https://doi.org/10.1016/j.jpain.2012.09.010

De Marco, D., Scalona, E., Bazzini, M. C., Nuara, A., Taglione, E., Lopomo, N. F., Rizzolatti, G., Fabbri-Destro, M., & Avanzini, P. (2021). Observation of others' actions during limb immobilization prevents the subsequent decay of motor performance. *Proceedings of the National Academy of Sciences, 118*(47), e2025979118. https://doi.org/10.1073/pnas.2025979118

Dettmers, C., & Nedelko, V. (2012). Einsatz von mentalem Training in der Neurorehabilitation. *physioscience, 8*(03), 96–103. https://doi.org/10.1055/s-0031-1299542

Hamzei, F. (2021). *Spiegeltherapie in Physiotherapie und Ergotherapie*. Springer.

Harvey, M.-P., Maher-Bussières, S., Emery, E., Martel, M., Houde, F., Tousignant-Laflamme, Y., & Léonard, G. (2018). Evidence of motor system reorganization in complex regional pain syndrome type 1: A case report. *Canadian Journal of Pain, 2*(1), 21–26. https://doi.org/10.1080/24740527.2017.1422116

Holm, J. (2023). Update Spiegeltherapie. *Physiopraxis, 21*(07/08), 42–50. https://doi.org/10.1055/a-2079-5057

Holmes, P., & Calmels, C. (2008). Eine neurowissenschaftliche Untersuchung zum Einsatz von Bildsprache und Beobachtung im Sport. *Journal of Motor Behavior, 40**(5), 433–445. https://doi.org/10.3200/JMBR.40.5.433-445

Kraft, E. (2015). Spiegeltherapie zur Behandlung chronischer Schmerzen. *neuroreha, 07*(01), 37–39. https://doi.org/10.1055/s-0035-1548528

Lotze, M., & Moseley, G. L. (2020). Schmerzpatienten in Bewegung bringen. *neuroreha, 12*(02), 82–85. https://doi.org/10.1055/a-1156-3958

Moseley, G. L. (2004). Graded motor imagery is effective for longstanding complex regional pain syndrome: A randomised controlled trial. *Pain, 108*(1–2), 192–198. https://doi.org/10.1016/j.pain.2004.01.006

Nakaten, A., Govers, J., & Dohle, C. (2009). *Spiegeltherapie in der Neurorehabilitation*. Schulz-Kirchner.

Rizzolatti, G., Fabbri-Destro, M., Nuara, A., Gatti, R., & Avanzini, P. (2021). The role of mirror mechanism in the recovery, maintenance, and acquisition of motor abilities. *Neuroscience & Biobehavioral Reviews, 127*, 404–423. https://doi.org/10.1016/j.neubiorev.2021.04.024

Sarasso, E., Gemma, M., Agosta, F., Filippi, M., & Gatti, R. (2015). Action observation training to improve motor function recovery: A systematic review. *Archives of Physiotherapy, 5*(1), 14. https://doi.org/10.1186/s40945-015-0013-x

Spektrum.de. (2025). *Was steckt wirklich hinter den Spiegelneuronen?* https://www.spektrum.de/news/was-steckt-wirklich-hinter-den-spiegelneuronen/1991029. Zugegriffen am 16.02.2025.

# Schmerz – ein mieser Begleiter

**13**

▶ Schmerz verstehen – Schmerz verändern! Schmerz ist mehr als ein Warnsignal – er ist eine Erfahrung, geformt durch Emotionen, Erlebnisse und Gewohnheiten. Warum empfinden wir ihn so unterschiedlich? Warum bleibt er manchmal bestehen, obwohl die Verletzung längst verheilt ist?

Dieses Kapitel zeigt, wie Schmerz entsteht, warum er sich verfestigt – und wie Sie ihn beeinflussen können. Von Pawlow und seinem Hund über Vermeidungs- und Durchhaltemuster bis zur optimalen Schmerzdosierung: Hier geht es um praxisnahe Ansätze und frische Perspektiven auf die Handtherapie. Denn: Wer Schmerz versteht, kann ihn verändern!

Schmerz ist ein zentrales Symptom jeder Entzündung und tritt bei Verletzungen oder Erkrankungen der Hände unvermeidlich auf. Seine Intensität variiert individuell und begleitet Patientinnen in unterschiedlicher Ausprägung durch den gesamten Heilungsprozess.

Die Wahrscheinlichkeit, im Leben Schmerzen zu erfahren, liegt bei 100 % – Schmerz ist ein unvermeidlicher Bestandteil des Lebens. Der Umgang mit Schmerzen wird jedoch stark durch soziokulturelle Einflüsse geprägt. Im folgenden Beispiel möchte ich anhand meiner eigenen Lebenserfahrung aufzeigen, wie sich der Umgang mit Schmerz in verschiedenen Jahrzehnten verändert hat. Dies verdeutlicht den Wandel in der Wahrnehmung und Beurteilung von Schmerz im Laufe der Zeit.

Ein Blick auf das Jahr 1976: Eine Gruppe von Kindern spielt unbeaufsichtigt im Wald. Eines von ihnen stürzt von einem Baum bleibt kurz liegen. Dann steht es auf, es hinkt, es reibt sich das Knie und zieht die Hose hoch, um die schmerzende Stelle mit seinen kleinen Händen zu betasten. Vorsichtig macht es ein paar Schritte, es

---

**Ergänzende Information** Die elektronische Version dieses Kapitels enthält Zusatzmaterial, auf das über folgenden Link zugegriffen werden kann [https://doi.org/10.1007/978-3-662-71175-0_13].

hinkt immer noch, doch nach kurzer Zeit versucht es trotzdem weiterzuspielen, denn der Spaß am Spiel überwiegt. Auch am Abend tut das Knie noch weh, aber schon weniger, morgen gibt das sicher einen anständigen blauen Fleck, denkt es. In diesem Prozess lernt das Kind, Schmerz wahrzunehmen, zu interpretieren und zu erleben, wie dieser allmählich abklingt. So entwickelt es ein natürliches Vertrauen in seinen Körper und die Fähigkeit, Schmerzen einzuschätzen – ganz ohne das Eingreifen Erwachsener.

Szenenwechsel ins Jahr 2025: Eine Gruppe gleichaltriger Kinder spielt auf einem Spielplatz. Eines von ihnen stürzt von der Schaukel und hinkt. Die begleitende Bezugsperson reagiert sichtlich besorgt, eilt herbei und hilft dem Kind aufzustehen. Sie schiebt das Hosenbein hoch, streicht über das Knie und sucht nach Anzeichen einer ernsthaften Verletzung.

Während sie das Kind beruhigt, erinnert sie sich an ihre eigene Kindheit in den 1990er-Jahren – damals wurde sie nach einem ähnlichen Sturz sicherheitshalber ärztlich untersucht. Also entscheidet sie, mit dem Kind ins Krankenhaus zu fahren, um eine mögliche ernste Verletzung auszuschließen. Dort läuft alles nach Plan: Anmeldung am Schalter, Angabe des Sturzes, Warten mit dem Kind auf dem Schoß. Der Arzt tastet das Knie ab, drückt fest – Schmerz, natürlich. Zur Sicherheit wird geröntgt. Kein Bruch sichtbar. Eine Bandage kann nicht schaden. Schonung empfohlen. „Danke, auf Wiedersehen." Die Entwarnung durch die freundliche Ärztin – keine ernsthafte Verletzung liegt vor – bringt der Bezugsperson und auch dem Kind Erleichterung, und der Schmerz verliert durch diese Bestätigung, dass „nichts Schlimmes passiert ist", seinen bedrohlichen Charakter. Das Kind soll sich nur etwas schonen, bis es nicht mehr weh tut, und das wird natürlich befolgt.

Das Beispiel zeigt, wie sich der Umgang mit Schmerz und Verletzungen durch gesellschaftliche Entwicklungen verändert hat. In der Vergangenheit waren bildgebende Verfahren noch nicht sehr etabliert. Das Kind hatte damals dadurch die Möglichkeit, seinen Schmerz selbst abzuwägen, und hat erfahren, dass ein Schmerz von allein vergehen kann. Es erwartet nichts Schlimmes.

Heute, im Jahr 2025, scheint das Vertrauen in den eigenen Körper teilweise durch den Rückgriff auf medizinische Expertise ersetzt worden zu sein. Schmerz wird weniger durch das unmittelbare Erleben und Bewältigen der Verletzung verarbeitet, sondern zunehmend durch die externe Bestätigung, dass keine ernsthafte Schädigung vorliegt.

Diese soziokulturellen Unterschiede beeinflussen nicht nur die individuelle Schmerzwahrnehmung, sondern auch den Umgang mit Schmerz im Allgemeinen, und sind damit ein wichtiges Thema in der Schmerztherapie.

Das menschliche Gehirn, mit seiner Fähigkeit, Schmerz zu speichern und zu bewerten, zeigt in der Schmerzverarbeitung eine gewisse Anfälligkeit im Vergleich zu einem einfacheren Reptiliengehirn. Ein Teil dieser Anfälligkeit ist das Schmerzgedächtnis, das frühere Schmerzereignisse speichert und unsere Wahrnehmung und Reaktion auf zukünftige Schmerzen beeinflusst. Schmerzempfinden hängt stark von der subjektiven Bewertung ab: So kann dieselbe Person, die bei einer Impfung kollabiert, die Schmerzen einer Tätowierung mühelos ertragen. Diese individuelle Einschätzung wird maßgeblich von der Umwelt und den eigenen Erfahrungen beeinflusst. Ein persönliches Beispiel verdeutlicht dies: Als Kind der 1970-er Jahre wurden meine Zähne ohne Betäubung behandelt – etwas, das ich heute nicht mehr ertragen könnte. Damals jedoch galt es in der Umgebung als zumutbar und wurde dadurch auch als akzeptabel wahrgenommen, also auch von mir.

Das Schmerzgedächtnis, das aus unseren Schmerzerfahrungen entsteht und zukünftige Entscheidungen sowie den Umgang mit Verletzungen prägt, wird oft als bedrohlich und unveränderlich angesehen.

Diese Annahme ist jedoch falsch: Das Schmerzgedächtnis ist bioplastisch, also formbar, und kann sowohl positiv als auch negativ beeinflusst werden. Therapeutische Ansätze wie Bewegungsedukation, Achtsamkeitstraining oder gezielte Übungen fördern positive Anpassungen, während Schonhaltungen oder angstbasiertes Vermeidungsverhalten den Schmerz verstärken können. Dieses Verständnis der beidseitigen Plastizität eröffnet wertvolle Perspektiven für die Handtherapie.

## 13.1 Schmerz – Umgang während der Handtherapie

In der Handtherapie ist es wichtig, dass Betroffene ihre verletzungsbedingten Schmerzen richtig einordnen. Patientinnen können Schmerzen besser ertragen, wenn sie verstehen, dass der Schmerz zur Verletzung gehört und keine ernsthafte Gefahr darstellt (Lotze & Moseley, 2020). Dieses Verständnis hilft, Ängste abzubauen und die Schmerzbewältigung zu erleichtern. Schmerz ist eine Alarmreaktion des Körpers, und wie dieser Alarm wahrgenommen und bewertet wird, hängt von vielen Faktoren ab. Es spielen emotionale Zustände, Angst, Aufmerksamkeit und Ablenkung, Erinnerungen, Stress, Müdigkeit und viele andere Faktoren eine Rolle und können das Schmerzerlebnis entweder verstärken oder lindern (Staud, 2013).

Wenn wir Menschen von Schmerz betroffen sind, haben wir Denkprozesse internalisiert, die immer bewusst oder unbewusst im Hintergrund mitschwingen. Diese Denkprozesse können folgende Fragen umfassen: Besteht eine Gefahr für meine Gesundheit, kann die Fraktur wieder brechen? Wurde die Verletzung korrekt behandelt? Was passiert, wenn der Zustand so bleibt? Ist der Schmerz ein Anzeichen für eine ernsthafte Erkrankung? Wurde im Operationsgebiet etwas vergessen oder übersehen, könnte die Naht platzen oder die Wunde sich verschlimmern? Wie lange werde ich ausfallen? Habe ich diesen Schmerz schon einmal erlebt und erfahren, dass er wieder verschwindet? Wie reagiert das Umfeld – ist ein nebenstehender Angehöriger ob des Aussehens der Wunde entsetzt? Realisieren die Betroffenen, dass die Verletzung ernst ist, und macht mir das Angst? War der Verletzungshergang besonders belastend oder traumatisierend? All diese Fragen beeinflussen die Schmerzempfindung und deren Intensität. Wenn solche Ängste zu Bewegungsvermeiden führen wird eine negative Spirale in Gang gesetzt, da das Vermeideverhalten zu Schlnoung der Hand und sozialen Rückzug führen kann (Vlaeyen & Linton, 2000).

Wie wird nun in der Handtherapie mit maladaptiven Schmerzverhalten umgegangen? Denn Handtherapeutinnen sind sich all dieser Gedanken, die eine Schmerzspirale befeuern, meistens bewusst. Doch Widerspruch allein ist nicht der beste Weg – er kann Widerstand auslösen oder das Gefühl vermitteln, nicht ernst genommen zu werden.

Daher empfiehlt es sich, zunächst sachlich abzuklären, ob tatsächlich eine ernsthafte, möglicherweise lebensbedrohliche Verletzung vorliegen kann. Entscheidend dafür sind eine präzise Kommunikation und ein fundiertes therapeutisches Clinical Reasoning und das realistische Beurteilen des Unfallhergangs. Nach dieser Prüfung und bei anhaltender Unsicherheit wird ärztliche Expertise eingeholt.

Wenn es sich hingegen um einen verletzungsadäquaten Schmerz handelt, der punktgenau direkt am Ort der Verletzung spürbar ist und bei dem die Schmerzintensität dem Ausmaß der Verletzung entspricht, kann dem mit Edukation begegnet werden.

David Butler (2009), die Ikone im Gebiet der Schmerzedukation, prägte den Begriff der katastrophisierenden Gedanken und zeigte auf, dass eben solche negativen Gedanken das Schmerzerleben erheblich verstärken können. Wenn verletzte Personen übermäßige Sorgen entwickeln und katastrophale Szenarien befürchten, kann dies zu Vermeidungsverhalten führen. Die betroffene Hand wird dann übermäßig geschont oder sogar überhaupt nicht mehr bewegt und genutzt, was wiederum zu verstärktem Schmerz führt. Katastrophisierende Gedanken beschleunigen somit die Schmerzspirale und intensivieren das Schmerzerleben.

Daher ist es in der Handtherapie besonders wichtig, den Glauben der Patientinnen an den Schmerz zu hinterfragen, um diese Gedanken gezielt abzubauen und die Schmerzbewältigung zu fördern (Butler et al., 2009).

### 13.1.1 Schmerz und das Verhalten

Jede Person geht unterschiedlich mit Schmerz um, abhängig davon, wie sie geprägt ist – also davon, was sie von nahestehenden Personen oder durch ihr soziokulturelles Umfeld gesehen und gelernt hat. Oft wird angenommen, dass Schmerzverhalten vor allem durch Vermeidung und Angst bestimmt ist. Doch es gibt auch gegenteilige Reaktionsmuster, wie die „Jetzt erst recht"-Mentalität, das traditionelle „Indianer kennen keinen Schmerz"-Denken und das „Trotzdem"-Verhalten, bei dem Betroffene ihre Schmerzen bewusst ignorieren und versuchen, ihre Tätigkeiten unverändert fortzuführen. Dabei wird der Schmerz ausgeblendet und die Aktivität ohne Pausen weitergeführt, was langfristig eine zusätzliche Belastung zur Folge haben kann.

Das persönliche Verhalten spielt also eine große Rolle (Leeuw et al., 2007). Die sogenannten *Avoider* meiden jegliche Bewegung aus Angst davor, den Schmerz zu verstärken und möglicherweise Schaden zu verursachen. Ein Beispiel hierfür wäre eine Person mit einem verstauchten Handgelenk, die die Hand vollständig ruhig hält, weil sie befürchtet, dass selbst minimale Bewegungen die Verletzung verschlimmern könnten – obwohl gezielte, leichte Bewegungen den Heilungsprozess unterstützen würden.

Auf der anderen Seite stehen die *Endurencer*, die den Schmerz ignorieren und ihre Aktivität trotz deutlicher Warnsignale des Körpers bis zur Erschöpfung fortsetzen. Ein typischer Fall wäre ein Musiker mit einer Sehnenscheidenentzündung, der trotz anhaltender und zunehmender Schmerzen weiterarbeitet und damit riskiert, den Heilungsprozess nicht nur zu verzögern, sondern sogar eine Chronifizierung der Beschwerden zu begünstigen.

## 13.1 Schmerz – Umgang während der Handtherapie

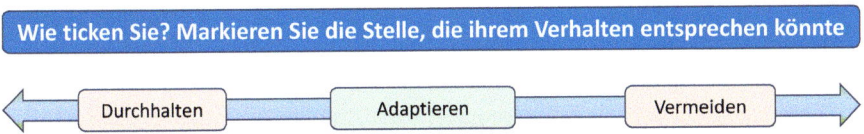

**Abb. 13.1** Selbsteinschätzung über das persönliche Schmerzverhalten

Beide Reaktionsmuster – das rigide Vermeiden jeglicher Bewegung (Avoider) und das konsequente Ignorieren des Schmerzes (Endurencer) – sind daher nicht zielführend und können den Heilungsverlauf negativ beeinflussen. Ein ausgewogener Umgang mit Schmerz, der Bewegung im therapeutisch sinnvollen Rahmen zulässt, ist für die Genesung entscheidend.

An dieser Stelle können Sie selbst überprüfen, wie Sie reagieren. Nehmen Sie sich Zeit für einen kleinen Selbsttest: Stellen Sie sich vor, Sie haben sich vor Kurzem die Hand gebrochen und müssen Ihre Fenster putzen. Schon nach einer Stunde beginnt Ihr Handgelenk zu schmerzen. Sie würden gern eine Pause machen – aber Sie putzen weiter, es fehlt ja nur noch ein Fenster.

Oder legen Sie eine Pause ein, schütteln die Hand aus und putzen erst nach einer halben Stunde weiter, damit sich die Hand erholen kann? Oder vielleicht sind Sie genervt und räumen das Putzzeug weg? Wo finden Sie sich wieder? Sind Sie eine Durchhalterin, eine Vermeiderin, oder passen Sie Ihre Tätigkeitsdosis an den Schmerz an (Abb. 13.1)?

Verhaltenstherapeutische Ansätze finden auch in der Handtherapie Anwendung. Mit dem Wissen um das Modell des Vermeidungs- und Durchhalteverhaltens (Avoidance- und Endurance-Modell) können Handtherapeutinnen den individuellen Umgang von Patientinnen mit Schmerz gezielt analysieren und therapeutisch ansprechen. Wird ein potenziell schädliches Verhalten erkannt, kann durch eine einfühlsame und gezielte Kommunikation eine Verhaltensänderung angestoßen werden.

Auf diese Weise kann das Schmerzgeschehen beeinflusst werden – nicht allein durch Medikation oder manuelle Techniken, sondern durch eine gezielte, verhaltensorientierte Handtherapie. Ein wesentliches Ziel der Therapie ist es daher, Patientinnen dabei zu unterstützen, ein gesundes Gleichgewicht zu finden: Sie sollen lernen, einerseits achtsam zu bewegen, und andererseits ihre Hand im Alltag angemessen zu schonen – in einem individuell angepassten Maß. Denn wie in vielen therapeutischen Bereichen ist auch hier die richtige Dosis entscheidend.

### 13.1.2 Schmerz und klassische Konditionierung:

Das respektvolle Einhalten der individuellen Schmerzgrenze ist in der Handtherapie von wesentlicher Bedeutung, da Schmerzen ansonsten erlernt werden können, vergleichbar mit den Mechanismen der klassischen Konditionierung (Butler et al., 2009). Dieser Lernprozess beschreibt die Verknüpfung eines ursprünglich neutralen Reizes mit einer unwillkürlichen, reflexhaften Reaktion. Ein bekanntes Beispiel ist das berühmte Experiment von Pawlow, bei dem ein Hund immer zeitgleich zu einem Glockenschlag gefüttert wurde und dieser daraufhin immer zu speicheln begann, sobald er das Geräusch einer Glocke hörte – selbst dann, wenn kein Futter mehr präsentiert wurde. Der Hund wurde klassisch konditioniert, Glocke bedeutet Futter und zack, der Speichel rinnt.

Übertragen auf den Schmerz bedeutet dies, dass wiederholte schmerzhafte Erfahrungen in Verbindung mit einer bestimmten Bewegung im Gehirn eine anhaltende Kopplung erzeugen können. In der Folge kann Schmerz auch dann empfunden werden, wenn der ursprüngliche schmerzauslösende Reiz nicht mehr besteht.

Ein Beispiel aus der Handtherapie könnte folgendermaßen aussehen: Eine Patientin mit einer Ellenbogenverletzung bewegt den Arm, es tritt dabei ein starker Schmerz auf. Diese Erfahrung wiederholt sich über mehrere Tage hinweg – jedes Mal, wenn sie übt und den Ellenbogen bewegt, empfindet sie starke Schmerzen. Sie übt trotzdem weiter, wie in der Therapie empfohlen, auch noch mit einer schweren Hantel, es soll ja schließlich etwas voran gehen mit der Beweglichkeit. Mit der Zeit lernt das Gehirn, die Bewegung mit Schmerz zu verknüpfen. Schließlich reicht es bereits, nur an die Hantelübung zu denken oder die Hantel anzusehen, um den Ellenbogenschmerz auszulösen.

Diese assoziative Verbindung zwischen Bewegung und Schmerz ist ein klassisches Beispiel für konditioniertes Schmerzverhalten. Der Körper erlernt dabei, eine bestimmte Handlung automatisch mit Schmerz zu assoziieren, auch wenn der ursprüngliche schmerzauslösende Reiz nicht mehr vorhanden ist.

Daher ist es in der Handtherapie von entscheidender Bedeutung, so schmerzarm wie möglich zu arbeiten – oder nur so schmerzhaft wie unbedingt erforderlich. Denn es lässt sich nicht immer vermeiden, dass Schmerzen auftreten. Jedoch sollte der Schmerz stets erklärt und in den therapeutischen Prozess eingeordnet werden. Das Vorgehen muss stets in Absprache mit der behandelten Person erfolgen.

Eine schrittweise Steigerung der Behandlung ist notwendig, um den Schmerz gezielt zu kontrollieren und die Therapie fortzusetzen, ohne dass sich schädliche Assoziationen entwickeln. Sollten die Schmerzen dennoch zunehmen, muss die Therapie behutsam und progressiv aufgebaut werden, um den Heilungsprozess zu unterstützen – ohne Angstreaktionen oder Vermeidungsverhalten zu verstärken.

Zusammenfassend erfordert eine effektive Handtherapie eine schmerzadaptive und individuell angepasste Vorgehensweise, bei der das Wissen um klassische Konditionierung eine wesentliche Rolle spielt. Dank der Erkenntnisse von Pawlow und David Butler wissen wir, dass Schmerz nicht nur durch „Behandeln", sondern vor allem durch „Verstehen" verändert werden kann – ein entscheidender Schritt in der modernen Schmerztherapie.

### 13.1.3 Schmerz – der optimale Trainingsbereich

Wie also mit Schmerz in der Handtherapie umgehen?

Schmerz zu vermeiden, ist nicht sinnvoll, ihn übermäßig auszuhalten ebenso wenig. Auch das Durchhalten in dem Glauben, dass Schmerz „dazugehört", und eine Übung stur fortzusetzten, kann problematisch sein, da dies eine klassische Konditionierung begünstigt. Edukation über Schmerz hilft – danke, David Butler! –

## 13.1 Schmerz – Umgang während der Handtherapie

aber was, wenn der Schmerz trotzdem bleibt? Wie kann in diesen Fällen während der Therapie angemessen reagiert werden? Welche Strategien unterstützen Patientinnen dabei, ihren Schmerz zu regulieren, ohne in schädliche Verhaltensmuster zu verfallen? Diese Fragen stehen im Mittelpunkt der weiteren Handtherapie vor allem in Bezug auf die optimale Übungsdosis.

Um den optimalen therapeutischen Trainingsbereich in Bezug auf den Schmerz zu bestimmen, können die Grafiken in Abb. 13.2 und 13.3 als Orientierung dienen.

Zwischen Bewegungsreizen und Schmerz besteht also eine Wechselwirkung (Laube et al., 2020). Wird ein Gelenk, beispielsweise der Ellenbogen von vorhin, kontinuierlich im „grünen" Bewegungsbereich trainiert, verbessern sich die motorische Kontrolle sowie die flüssige und rasche Abrufbarkeit der Bewegung in genau diesem Bewegungsradius. Das Bewegungsausmaß selbst verändert sich jedoch nicht signifikant – der Ellenbogen wird dadurch nicht beweglicher. Daher muss eine effektive Übungstherapie auch den „gelben" Schmerzbereich einbeziehen, um ein größeres Bewegungsausmaß zu ermöglichen und die Beweglichkeit des Ellenbogens schrittweise zu erweitern.

Wird jedoch über einen längeren Zeitraum hinweg im „roten" Schmerzbereich trainiert, kann sich der Schmerzbereich ausweiten. Unser Gehirn besitzt eine hohe neuroplastische Anpassungsfähigkeit: Es lernt, Bewegungen effizienter und schnel-

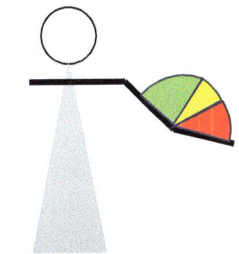

**Abb. 13.2** Auswirkungen einer Übungsdosis im gelb-roten Bereich

Üben im Gelb - Rot Bereich

Der Bewegungsradius ist kleiner, mehr Schmerz, der auch früher in der Bewegung einsetzt.

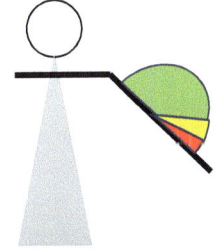

**Abb. 13.3** Auswirkungen Übungsdosis im grün-gelben Bereich

Üben im Grün-Gelb Bereich

Der Bewegungsradius ist größer, weniger Schmerz, der auch erst später in der Bewegung einsetzt.

ler auszuführen, kann jedoch leider auch Schmerz erlernen. Je häufiger eine Ellenbogenbewegung unter starkem Schmerzreiz durchgeführt wird, desto eher verknüpft das Gehirn diese Bewegung mit Schmerz – ein Phänomen, das der klassischen Konditionierung ähnelt.

Das bedeutet, dass während einer Übung ein gewisses Maß an Schmerz toleriert werden kann – nämlich im „gelben" Bereich. Entscheidend ist jedoch, dass das Schmerzniveau nach der Therapieeinheit wieder auf das Ausgangsniveau zurückkehrt. Dies dient als wesentlicher Hinweis auf die angemessene Dosierung der Übungstherapie. Der Schmerz sollte sich nicht dauerhaft verstärken oder über das ursprüngliche Niveau hinaus ansteigen.

So kann sichergestellt werden, dass die Therapie zwar fordernd, aber nicht überfordernd ist. Eine bewährte Faustregel besagt: 70 % der Übungen sollten im „grünen" Bereich stattfinden, 20 % im „gelben" Bereich, und der „rote" Bereich darf nur kurz und gezielt genutzt werden, um das schmerzhafte Bewegungsspektrum kennenzulernen. Dadurch wird erlebt, dass nicht unmittelbar durch eine schmerzhafte Übung eine Gewebeschädigung erfolgt. So kann die Angst vor dem Schmerz in einer sogenannten Pain-Exposure-Situation, bei der der Schmerz unter kontrollierten Bedingungen erfahren und neu interpretiert wird, abgebaut werden um neue Bewegungsgrenzen zu explorieren. Ein gewisses Maß an „Rot" ist daher während einer Übung unproblematisch, solange die Schmerzexposition bewusst, kontrolliert und dosiert eingesetzt wird.

Übermäßig schmerzhafte und gleichzeitig repitierende Behandlungen sind in der Handtherapie nicht zielführend – insbesondere bei Techniken, die auf eine direkte Beeinflussung des Gewebes abzielen. Entscheidend ist eine ausgewogene Balance zwischen effektiver Stimulation und dem Schutz vor Überlastung.

Dabei sollte die individuelle Schmerzgrenze konsequent respektiert werden, unabhängig von den in Kursen oder therapeutischen Konzepten vermittelten Ansätzen und faszial basierenden Denkmodellen. Insbesondere schmerzhafte Techniken, die unter dem Deckmantel der „notwendigen Faszienlösung" angewendet werden, können das Nervensystem unnötig sensibilisieren und dadurch den Heilungsprozess eher behindern als fördern. Blaue Flecken, rote Striemen und starke Hautirritationen sind auf alle Fälle Zeichen einer frischen Verletzung, behandeln auch keine verletzten oder erkrankten Hände und haben keine heilende Wirkung auf irgendeine bestehende Diagnose (Abb. 13.4).

**Abb. 13.4** Die Schmerzampel zur Definition der optimalen Übungsdosis in Bezug auf den Schmerz

- **Grüner Bereich (80 %):** "Wohlfühlschmerz" oder schmerzfreies Training, fördert Beweglichkeit und Regeneration ohne Überlastungsrisiko.
- **Gelber Bereich (20 %):** Leicht tolerierbare Schmerzen, die Fortschritte ermöglichen, erfordern jedoch achtsames Üben.
- **Roter Bereich (niemals trainieren):** Starke Schmerzen als Warnsignal des Körpers, hier besteht Überlastungsgefahr. Eine kurze Exposition im roten Bereich ist gezielt möglich um den Schmerzstatus zu explorieren. Ansonsten sollte er nur sehr sparsam genutzt werden, um negative Konditionierungen zu vermeiden.

Trainieren Sie mehrmals täglich, wobei 80 % der Übungen im grünen, 20 % im gelben und keine im roten Bereich liegen. Passen Sie die Intensität Ihrem Schmerzempfinden an.

> **Gefangen im Schmerz – Wie Frau Musterfrau ihren Finger zurückeroberte**
>
> „Weg mit ihm, dem Finger!" Frau Musterfrau streckt den Finger reflexartig ab, wenn sie etwas ergreifen will. Er gehört nicht mehr zu ihr, fühlt sich fremd an, falsch. Seit dem Unfall kann sie ihn kaum ertragen. Ein einziger Schnitt – ein Moment der Unachtsamkeit –, und der Nerv war durchtrennt. Die Ärzte haben den Nerv zwar wieder genäht, aber das Gefühl ist nicht mehr dasselbe. Taub und doch schmerzhaft, kribbelnd, stechend, wie unter Strom.
>
> „Warum hört das nicht auf?" Die kleinste Berührung jagt ihr Blitze durch die Hand. Sie hält den Finger ausgestreckt und vermeidet, um ihn zu schonen, jeden Kontakt. Doch das Gegenteil passiert: Es wird immer schlimmer.
>
> In der Handtherapie hört sie zum ersten Mal von der Schmerzspirale. „Ihr Gehirn hat gelernt, dass dieser Finger Schmerz bedeutet", erklärt die Therapeutin. „Je mehr Sie ihn meiden, desto stärker verbindet Ihr Nervensystem Bewegung mit Gefahr. Ihr Körper schützt Sie – aber manchmal zu viel."
>
> „Also mache ich es noch schlimmer?" Die Erkenntnis trifft sie wie ein Schlag. Ihre Angst, sich zu verletzen, ihre Katastrophengedanken – sie haben ihren Finger zum Feind gemacht.
>
> Die ersten Übungen fallen ihr schwer. Sie soll ihren Finger berühren, bewegen, spüren – genau das, was sie wochenlang vermieden hat. Der Schmerz flammt auf, aber die Therapeutin bleibt cool: „Achten Sie darauf, ob es schlimmer wird – oder ob es einfach nur da ist."
>
> Und dann passiert etwas Unerwartetes: Als sie durch ein plauderndes Gespräch abgelenkt wurde, hat der Schmerz sich positiv verändert. Nicht sofort, nicht auf magische Weise. Aber nach und nach. Frau Musterfrau hat sich das gemerkt, und sie beginnt, den Finger wieder als Teil ihrer Hand wahrzunehmen. Die Berührungen werden vertrauter, die Bewegungen weniger bedrohlich.
>
> Eines Tages hält sie eine Tasse – mit beiden Händen, den verletzten Finger automatisch mit dabei. Zum ersten Mal seit dem Unfall. Sie lacht leise. „Der Schmerz ist zwar immer noch da", sagt sie und blickt auf ihren Finger. „Aber jetzt gehört der Finger wieder zu mir." ◄

> Schmerz ist formbar – er kann verstärkt, aber auch positiv beeinflusst werden. Gezielte Schmerzdosierung, Bewegungsedukation und der bewusste Umgang mit Vermeidung oder Überlastung helfen, das Schmerzgedächtnis neu zu programmieren. Die richtige Übungsdosis ist dabei entscheidend: 80 % im grünen, 20 % im gelben Bereich – und Rot nur dosiert zur Angstbewältigung. Wer Schmerz versteht, bewusst bewegt und gezielt steuert, fördert Heilung und verhindert Chronifizierung.

### 13.1.4 Quiz über den Schmerz in der Handtherapie

1. *Welche Rolle spielt das Schmerzgedächtnis in der Handtherapie?*
   a) Es speichert Schmerzreize dauerhaft und kann nicht verändert werden.
   b) Es kann durch gezielte therapeutische Maßnahmen positiv beeinflusst werden.
   c) Es entsteht nur bei chronischen Schmerzen.
2. *Wie sollte die optimale Übungsdosis in der Handtherapie verteilt sein?*
   a) 50 % im grünen, 30 % im gelben, 20 % im roten Bereich
   b) 80 % im grünen, 20 % im gelben, Rot nur zur Angstbewältigung
   c) 60 % im grünen, 30 % im gelben, 10 % im roten Bereich
3. *Warum ist es problematisch, dauerhaft im „roten" Schmerzbereich zu trainieren?*
   a) Das Gehirn kann Schmerz mit der Bewegung verknüpfen und die Schmerzempfindung verstärken.
   b) Der Schmerz wird automatisch geringer, da sich der Körper daran gewöhnt.
   c) Es spielt keine Rolle, da der Schmerz nach dem Training verschwindet.
4. *Welche Strategie hilft, Vermeidungsverhalten in der Handtherapie zu reduzieren?*
   a) Absolute Schonung, um Schmerz zu vermeiden
   b) Bewegung ausschließlich im roten Bereich zur Desensibilisierung
   c) Langsame Steigerung der Belastung mit dosierter Schmerztoleranz
5. *Was ist das Ziel einer schmerzadaptiven Handtherapie?*
   a) Schmerz vollständig zu vermeiden
   b) Einen bewussten Umgang mit Schmerz zu entwickeln und Heilung zu fördern
   c) Schmerzen so stark wie möglich auszuhalten, um Widerstandskraft zu trainieren

Antworten: 1b, 2b, 3a, 4c, 5b

### Literatur

Butler, D. S., Moseley, G. L., Moog, M. E., & Butler, D. S. (2009). *Schmerzen verstehen* (2., erw. Aufl.). Springer Medizin.

Harvey, M.-P., Maher-Bussières, S., Emery, E., Martel, M., Houde, F., Tousignant-Laflamme, Y., & Léonard, G. (2018). Evidence of motor system reorganization in complex regional pain syndrome type 1: A case report. *Canadian Journal of Pain, 2*(1), 21–26. https://doi.org/10.1080/24740527.2017.1422116

## Literatur

Kügelgen, B., & Kügelgen, C. (2023). Diagnostik und nicht medikamentöse Behandlung des CRPS: Vom Entzug bis zur Begutachtung – Empfehlungen aus der Praxis. *Schmerzmedizin, 39*(5), 42–51. https://doi.org/10.1007/s00940-023-4265-3

Laube, W., Beyer, L., & Pfaff, G. (2020). *Sensomotorik und Schmerz: Wechselwirkungen Von Bewegungsreizen und Schmerzempfinden*. Springer.

Leeuw, M., Goossens, M. E., Linton, S. J., et al. (2007). The fear-avoidance model of musculoskeletal pain: Current state of scientific evidence. *Journal of Behavioral Medicine, 30*(1), 77–94. https://doi.org/10.1007/s10865-006-9085-0

Lotze, M., & Moseley, G. L. (2020). Schmerzpatienten in Bewegung bringen. *Neurorehabilitation, 12*, 82–85. https://doi.org/10.1055/a-1156-3958

Quintal, I., Poiré-Hamel, L., Bourbonnais, D., & Dyer, J.-O. (2018). Management of long-term complex regional pain syndrome with allodynia: A case report. *Journal of Hand Therapy, 31*(2), 255–264. https://doi.org/10.1016/j.jht.2018.01.012

Staud, R. (2013). The important role of CNS facilitation and inhibition for chronic pain. *International Journal of Clinical Rheumatology, 8*(6), 639–646. https://doi.org/10.2217/ijr.13.57

Strauss, S., Barby, S., Härtner, J., Neumann, N., Moseley, G. L., & Lotze, M. (2021). Modifications in fMRI representation of mental rotation following a 6 week graded motor imagery training in chronic CRPS patients. *The Journal of Pain, 22*(6), 680–691. https://doi.org/10.1016/j.jpain.2020.12.003

Vlaeyen JWS, Linton SJ. Fear-avoidance and its consequences in chronic musculoskeletal pain: a state of the art. Pain. 2000 Apr;85(3):317-332. doi: 10.1016/S0304-3959(99)00242-0. PMID: 10781906.

# 14

# Das CRPS-Syndrom – Schreckgespenst der Handtherapie

▶ **Trailer** CRPS – das Schreckgespenst der Handtherapie. Ein Schmerz, der brennt wie Feuer, eine Hand, die sich nicht mehr bewegen lässt, eine Diagnose, die gefürchtet ist. Schon kleinste Verletzungen können überschießende Reaktionen auslösen, die zu lang anhaltenden Schmerzen und massiven Funktionseinschränkungen führen. Doch was tun, wenn nichts mehr geht? Wenn jede Berührung unerträglich ist und Bewegung unmöglich scheint?

Ruhe bewahren, Orientierung finden, den Weg weisen. CRPS verlangt ein konsequentes, strukturiertes handtherapeutisches Vorgehen, um aus der Schmerzspirale auszubrechen: gezielte Bewegungsstrategien, neurokognitive Ansätze und biopsychosoziale Interventionen zur Schmerzbewältigung. CRPS mag ein Schreckgespenst sein, aber mit Geduld, Expertise und konsequenten Maßnahmen lässt es sich vertreiben.

Das komplexe regionale Schmerzsyndrom (CRPS-Syndrom) zählt in der Handtherapie zu den gefürchtetsten Diagnosen, da es schwerwiegende und oft lang anhaltende Folgen haben kann. Die genaue Ursache ist unbekannt. Man geht jedoch von einer Fehlregulation des Nervensystems aus, bei der Schmerzreize übermäßig verstärkt und Entzündungsreaktionen unangemessen gesteuert werden. Selbst geringfügige Auslöser wie eine Prellung oder eine andere Bagatellverletzung können anhaltende, überschießende Schmerzen verursachen. Interessanterweise sind mehr Frauen als Männer betroffen, insbesondere ab einem Alter von 50 Jahren, und sehr oft nach einer Radiusfraktur.

---

**Ergänzende Information** Die elektronische Version dieses Kapitels enthält Zusatzmaterial, auf das über folgenden Link zugegriffen werden kann [https://doi.org/10.1007/978-3-662-71175-0_14].

Die Behandlung eines CRPS erfordert ein interdisziplinäres Vorgehen, das primär forcierte Handtherapie, aber auch medikamentöse Schmerztherapie und psychologische Unterstützung umfasst. Eine frühzeitige Diagnose ist entscheidend, um den Verlauf günstig zu beeinflussen. Hierbei spielen die Budapester Kriterien eine wichtige Rolle, da sie helfen, das CRPS-Syndrom bereits in einem frühen Stadium zu erkennen (Harden et al., 2010).

Die Budapester Kriterien werden für die Diagnose eines CRPS-Syndroms herangezogen, sie unterteilen die Symptome in 4 Kategorien: Sensorik, Vegetativum, Tophik und Vasomotorik (Abb. 14.1).

Tritt mindestens ein Symptom in 3 der 4 Bereiche auf, gilt die Diagnose CRPS als gesichert. Besteht jedoch ein Symptom in 2 der 4 Bereiche, liegt ein Verdacht auf CRPS vor. In diesem Fall ist eine engmaschige Beobachtung notwendig, da eine frühe Behandlung den Krankheitsverlauf erheblich beeinflussen kann.

Werden Symptome aus jeder der 4 Kategorien festgestellt, sollte umgehend eine handtherapeutische und medizinische Behandlung eingeleitet werden. Eine frühzeitige Therapie verbessert die Prognose erheblich. Falls sich jedoch innerhalb der ersten Woche keine deutliche Besserung einstellt, ist eine spezialisierte Schmerzambulanz aufzusuchen.

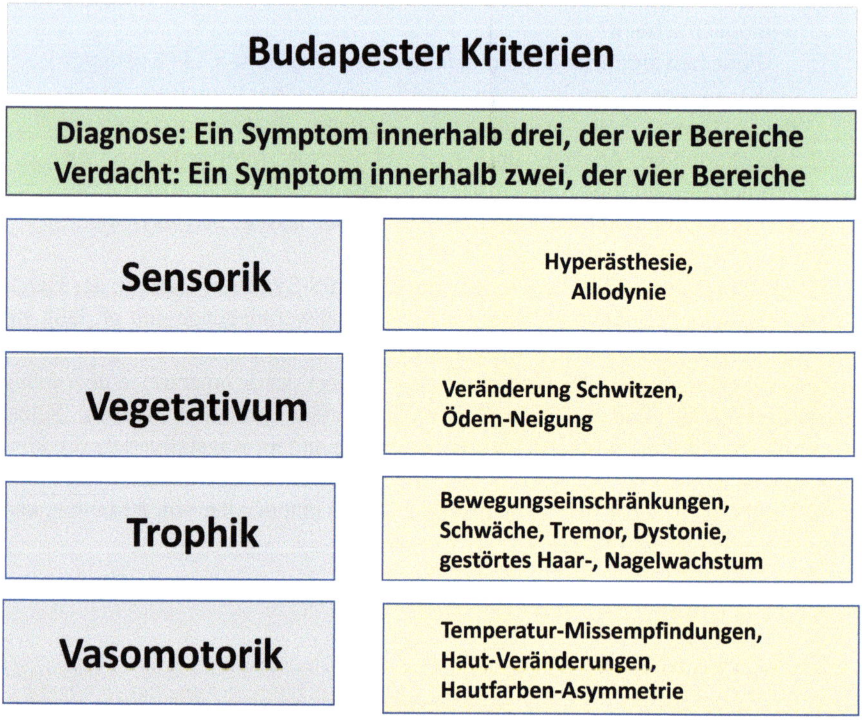

## Budapester Kriterien

**Diagnose:** Ein Symptom innerhalb drei, der vier Bereiche
**Verdacht:** Ein Symptom innerhalb zwei, der vier Bereiche

| Bereich | Symptome |
|---|---|
| **Sensorik** | Hyperästhesie, Allodynie |
| **Vegetativum** | Veränderung Schwitzen, Ödem-Neigung |
| **Trophik** | Bewegungseinschränkungen, Schwäche, Tremor, Dystonie, gestörtes Haar-, Nagelwachstum |
| **Vasomotorik** | Temperatur-Missempfindungen, Haut-Veränderungen, Hautfarben-Asymmetrie |

**Abb. 14.1** Die Budapester Kriterien

## Budapester Kriterien in einfacher Sprache

**Bitte kreuzen Sie an:**

**Je mehr dieser Symptome auf Sie zutreffen, umso eher ist es ein CRPS-Syndrom:**

- Die anhaltenden Schmerzen lassen sich nicht durch die ursprüngliche Verletzung erklären
- Überempfindlichkeit auf Berührungen (Hyperästhesie)
- Unterschiede in Temperatur und Farbe der Haut
- Erhöhte Schweißproduktion
- Die Gliedmaße ist geschwollen
- Die Beweglichkeit ist eingeschränkt
- Muskelschwäche ist feststellbar: Zittern, Krämpfe
- Veränderungen von Haar oder Nagelwachstum
- Die Symptome sind durch keine andere Erkrankung erklärbar

**Abb. 14.2** Die Budapester Kriterien in einfacher Sprache

Da in den Budapester Kriterien zahlreiche medizinische Fachbegriffe verwendet werden, ist es für Patientinnen oft schwierig, diese vollständig zu verstehen und ihre eigenen Symptome entsprechend einzuordnen. Eine klare und verständliche Erläuterung der Kriterien kann dazu beitragen, Unsicherheiten zu reduzieren und eine frühzeitige Diagnosestellung zu unterstützen (Abb. 14.2).

Eine rasche Diagnose und frühzeitige Therapie sind von großer Bedeutung, da die Schmerzen bei CRPS nicht nur extrem stark, sondern auch quälend und schwer zu ertragen sind. Die Wärmebilddiagnostik kann eine wertvolle Ergänzung zu den Budapester Kriterien darstellen. Sie ermöglicht eine präzise Visualisierung von Temperaturunterschieden und Durchblutungsstörungen, was Hinweise auf einen entzündlichen Prozess oder Durchblutungsstörungen liefern kann. In Kombination mit den Budapester Kriterien kann sie dazu beitragen, die Diagnosestellung zu verfeinern und den Verlauf von Erkrankungen besser zu überwachen.

Ein unerkanntes CRPS kann zu dauerhaften Funktionseinschränkungen führen, deshalb gilt: Je später die Diagnose gestellt wird, desto höher ist die Wahrscheinlichkeit eines chronischen Verlaufs. Gerade deshalb ist bei dieser Erkrankung eine frühzeitige handtherapeutische Behandlung entscheidend.

Die medikamentöse Behandlung spielt eine zentrale Rolle, insbesondere in der frühen Phase, um die Schmerzen zu lindern und eine aktive Bewegungstherapie überhaupt erst möglich zu machen. Die Therapie umfasst sowohl Analgetika als auch Kortison, das die Entzündung hemmen und die Schwellungen sowie die überschießende Immunreaktion reduzieren soll. Auch wenn viele Betroffene dem Kortison skeptisch gegenüberstehen, überwiegt hier ganz klar der Nutzen. Denn das Risiko einer Chronifizierung ist deutlich schwerwiegender als die potenziellen Nebenwirkungen einer Kortisontherapie. Liegt jedoch der Fokus der Behandlung ausschließlich auf Medikation, kann dies den Beginn wichtiger psychologischer und handtherapeutischer Maßnahmen verzögern, die jedoch entscheidend für die Förderung von Bewegung und Funktion sind (Kügelgen & Kügelgen, 2023).

Eine reine Medikamenteneinnahme reicht keinesfalls aus, denn eines ist klar: Eine schnelle Lösung gibt es bei CRPS nicht. Es handelt sich um eine ernsthafte und langwierige Erkrankung, die im Durchschnitt über ein Jahr anhält, wobei eine Chronifizierung unbedingt zu vermeiden gilt. CRPS erfordert immer eine konsequente und idealerweise tägliche Handtherapie, um die bestmöglichen Heilungsergebnisse zu erzielen.

Ein wesentlicher Bestandteil der Handtherapie bei CRPS ist die gezielte Förderung der Handfunktionen durch eine individuell angepasste Behandlung. Sanfte aktive Bewegungsübungen stehen dabei im Vordergrund, insbesondere wenn passive Hands-on-Techniken aufgrund einer ausgeprägten Berührungsempfindlichkeit nicht toleriert werden. Ergänzend können manuelle Mobilisationstechniken schrittweise integriert werden, sobald sie für die Patientin erträglich sind.

Ein zentrales Behandlungsziel ist die Reduktion der Schwellung, die als vegetatives Leitsymptom eine wesentliche Rolle spielt. Eine ausgeprägte Schwellung beeinträchtigt nicht nur die Beweglichkeit, sondern verstärkt auch den Schmerz, da der Gewebedruck steigt und Spannungsgefühle entstehen. Dadurch werden Bewegungen erschwert und die Funktion von Gelenken und Sehnen eingeschränkt. Eine frühzeitige Schwellungsreduktion trägt daher maßgeblich zur Schmerzreduktion und Wiederherstellung der Handfunktion bei.

Entlastende Massagetechniken – vorausgesetzt, die Berührung kann ertragen und positiv verschaltet werden – sind ein wichtiger Bestandteil der Therapie, da sie das autonome Nervensystem positiv beeinflussen und zur Regulation vegetativer Symptome beitragen. Sie fördern die Durchblutung, reduzieren Spannungen im Gewebe und können helfen, das Schmerzempfinden zu modulieren.

Ein weiterer sanfter Ansatz ist das gezielte Einbeziehen angrenzender Gelenke, wenn direkte Behandlungen der Hand aufgrund der Berührungsempfindlichkeit noch nicht möglich sind. Zu Beginn können schonende Armbewegungen wie leichtes Schwingen oder Pendelbewegungen durchgeführt werden, um das Bewegungsausmaß ohne Belastung der betroffenen Hand schrittweise zu erweitern.

Im weiteren Verlauf eignen sich spielerische Aktivitäten, um die Beweglichkeit der Hand indirekt zu fördern. Dazu zählen Übungen wie das Spielen mit einem Luftballon oder Schaumstoffball sowie sanfte Wischbewegungen auf einer glatten Oberfläche. Diese Methoden ermöglichen es, funktionelle Bewegungen ohne übermäßige Belastung in den Therapieprozess zu integrieren.

Die therapeutische Begleitung sollte stets auf positive Verstärkung und die Förderung der Selbstwirksamkeit setzen. Entscheidend ist, dass Patientinnen ermutigt werden, eigenständig zu üben – jedoch unter Respektierung der Belastungsgrenze. Hier kommt das Prinzip der Dosierung ins Spiel: Wie bei Alkohol gilt auch hier – Übertreibung ist Gift.

Die richtige Dosierung von Übung und Belastung ist ein zentraler Faktor für den Therapieerfolg. Die Intensität muss gemeinsam mit der Therapeutin so angepasst werden, dass sie trotz Schmerzen tolerierbar bleibt, ohne das Nervensystem weiter zu sensibilisieren. Die Hand muss sowohl bewegt als auch behutsam berührt werden, sodass sensorische Reize schrittweise integriert werden können. Bewegungsübungen für das Handgelenk und die Finger sollten stufenweise gesteigert und progressiv in alltägliche Tätigkeiten eingebunden werden. Eine zu intensive Belastung kann vegetative Symptome verstärken und den Schmerz wieder oder weiter anheizen – eine individuell angepasste Progression der Übungstherapie ist daher essenziell.

Ein weiterer wichtiger Bestandteil der Therapie ist das Feinmotoriktraining, das durch gezielte funktionelle Übungen und spielerische Ansätze gefördert wird. Hierbei werden Alltagsaktivitäten gezielt genutzt, um die Fingerbeweglichkeit und Koordination zu verbessern.

Zur Sensibilitätsmodulation werden gezielt verschiedene Oberflächen und Texturen eingesetzt, darunter Bürsten, Pinsel, Schwämme oder Igelbälle, um die Überempfindlichkeit gegenüber Berührungen schrittweise zu reduzieren. Da Berührungen von den Patientinnen oft als quälend und überreaktiv empfunden werden, erfordert dieser Prozess eine besonders behutsame und individuell angepasste Vorgehensweise. Handtherapeutinnen greifen auf eine Vielzahl bewährter Techniken zurück und setzen ihren therapeutischen Werkzeugkasten gezielt ein, um bestmögliche Ergebnisse zu erzielen.

Wichtig ist jedoch, dass diese Maßnahmen nur dann angewendet werden, wenn sie für die Patientin erträglich sind. Der Gedanke einer reinen Desensibilisierung oder Abhärtung steht hier nicht im Vordergrund. Vielmehr geht es darum, sensorische Reize bewusst kennenzulernen, auch die damit verbundenen Schmerzempfindungen zu verstehen und einzuordnen. Das Ziel ist nicht, den Schmerz auszuschalten, sondern die Fähigkeit zu entwickeln, Oberflächen trotz der Schmerzreaktion wahrzunehmen und diese zu tolerieren.

Dabei ist es wichtig, spielerische Übungen mit Spaß und Lachen zu verbinden, um neben der Schmerzbahn auch andere Hirnareale anzusprechen (Butler et al., 2009). Wenn der Schmerz der einzige sensorische Input ist, wird er im Gehirn vorrangig und besonders intensiv wahrgenommen. Durch die Einbeziehung positiver, angenehmer Reize können diese negativen Erfahrungen abgemildert werden, und das Gehirn kann auf andere, weniger belastende Empfindungen fokussiert werden. Die Integration positiver kognitiver Zusatzreize wie Musik, Strategiespiele sowie der daraus resultierende Spaß und das Lachen, kombiniert mit minimalen Bewegungen, sorgen dafür, dass die Verarbeitung im Gehirn auf verschiedene Bereiche verteilt wird. Dies führt dazu, dass der Schmerz weniger dominant wahrgenommen und die gesamte Schmerzwahrnehmung entlastet wird.

Laut dem McGill Pain Index, einem Instrument zur Bewertung und Einordnung von Schmerzen, ist die Schmerzbelastung bei CRPS ähnlich hoch wie bei einer Geburt – eine schier unglaubliche Intensität. Diese extreme Belastung führt oft dazu, dass Betroffene sich im Schmerz allein gelassen fühlen, was Verzweiflung, Sorgen und belastendes Gedankenkreisen fördern kann. Genau da kann Handtherapie gezielt ansetzten: mit verlässlicher und geduldige Begleitung, mit schmerzlindernden Hands-on-Maßnahmen und mit dem gemeinsamen Entwickeln von Bewegungs- und Betätigungsstrategien, um Betroffenen Perspektive und Hoffnung zu geben.

An dieser Stelle möchte ich wieder an das Lied von Herbert Grönemeyer erinnern – *„Meine Hand, die schiebt"*, es verdeutlicht einmal mehr, wie wertvoll und bedeutsam der Beruf der Handtherapeutin ist – ein Grund, stolz darauf zu sein.

## 14.1 CRPS – ein „Best of" – wenn nichts mehr geht

Manchmal ist das CRPS-Syndrom so stark ausgeprägt, dass scheinbar nichts mehr möglich ist: keine Bewegung, keine Berührung – die Hand brennt wie Feuer, und die betroffene Person ist zutiefst verzweifelt. In solchen Fällen wird die Hand gewissermaßen aus dem Gehirn „abgeschaltet". Was bleibt, ist ein brennender und störender Fremdkörper, der weder bewegt noch berührt werden darf und der einmal eine Hand war. Hinzu kommt die Angst, ob dieser Zustand dauerhaft bleiben kann, und die Frustration, dass selbst Therapeutinnen und Ärztinnen keine Lösungen parat haben. Genau das lässt sich leider immer wieder beobachten. Auch medizinisches Fachpersonal kann durch ein ausgeprägtes CRPS-Syndrom an seine Grenzen gelangen und sich die Frage stellen: Was hilft in der Handtherapie, wenn wirklich nichts mehr geht?

Solche Situationen erfordern neue Denkansätze und Methoden, die über die klassische funktionelle und manuelle Therapie hinausgehen. Denn ein CRPS führt zu Veränderungen im zentralen Nervensystem, insbesondere in Bereichen, die für die Wahrnehmung und Verarbeitung von Sinneseindrücken zuständig sind (Quintal et al., 2018) (Abb. 14.3).

Die 3 zentralen Behandlungsstrategien für CRPS-Schmerz sind neurokognitive Therapie zur gezielten Reorganisation der sensorisch-motorischen Repräsentation und Förderung der Bewegungssteuerung, verhaltensorientierte Therapie zur Überwindung von Vermeidungsverhalten sowie zentrale positive Verschaltung, um durch gezielte sanfte sensorische und motorische Reize die Schmerzverarbeitung zu modulieren und adaptive neuronale Netzwerke zu stärken.

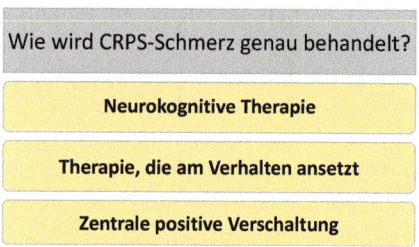

**Abb. 14.3** Behandlungsstrategien bei CRPS-Syndrom

**„Best of" Nummer 1, wenn nichts mehr geht – die neurokognitiven Therapieansätze**
- **Graded Motor Imagery (GMI) – der Trumpf der Handtherapie**

Ein möglicher Ansatz bei therapieresistentem CRPS liegt in der Kombination aus somatosensorischer Schmerzrehabilitation (z. B. Manualtherapie, funktioneller Übungstherapie) und der gestuften sensomotorischen Vorstellungstherapie, der GMI (Kügelgen & Kügelgen, 2023). Diese Methode eröffnet einen alternativen Weg, um die Hand schrittweise wieder in das Körperbewusstsein zu integrieren, ohne sie selbst berühren oder bewegen zu müssen und dadurch Schmerzen anzufeuern. Durch GMI, der imaginativen Vorstellung von Bewegungen und Berührungen, können diese Veränderungen positiv beeinflusst werden (Harvey et al., 2018). Es entsteht die Möglichkeit, verlorene Funktionen wiederherzustellen und die Bewegungsfähigkeit allmählich zu verbessern (Strauss et al., 2021), ohne den Einsatz von Bewegungsübungen oder manuellen Therapietechniken, bei denen die schmerzende Hand berührt werden muss.

- **Der positive innere Bewegungsmonolog – einfach, aber wirksam**

Ein weiterer neurokognitiver Therapieansatz in der Handtherapie besteht in der gezielten Anleitung der Patientin zur Durchführung eines positiven inneren Bewegungsmonologs. Diese Strategie soll von der Patientin internalisiert und jederzeit abrufbar gemacht werden. Der positive innere Bewegungsmonolog beschreibt die bewusste Lenkung der eigenen Gedanken während einer Bewegungsausführung oder -vorstellung. Anstatt sich auf potenzielle Schmerzen, Unsicherheiten oder Einschränkungen zu konzentrieren, wird eine wohlwollende, fördernde Selbstinstruktion etabliert.

Dieser innere Dialog kann durch sanfte Selbstsuggestionen erfolgen, die gezielt positive Bewegungswahrnehmungen verstärken, wie beispielsweise: *„Meine Hand bewegt sich fließend und sicher.", „Diese Bewegung ist leicht und möglich.", „Ich spüre die Stabilität und Kontrolle in meiner Bewegung."* oder *„Jede kleine Bewegung ist ein Fortschritt."*

Darüber hinaus kann der innere Bewegungsmonolog detaillierte Beschreibungen der Bewegung und der damit verbundenen sensorischen Wahrnehmungen beinhalten. Dies unterstützt nicht nur die Bewegungsvorstellung, sondern verstärkt auch die sensorische Integration. Beispielsweise könnte die Patientin sich innerlich sagen: *„Mein Gelenk bewegt sich zum Glas hin.", „Ich spüre die kühle, glatte Oberfläche."* oder *„Die Bewegung ist leicht und fließend."*

Indem Patientinnen ihre Bewegungen innerlich sprachlich mit einem positiven Monolog begleiten, wird das Gehirn in die Bewegungsgestaltung einbezogen. Dieser Ansatz trägt zur Entkopplung schmerzhafter Erwartungshaltungen bei und fördert eine physiologische Bewegungssteuerung.

- **Die Action Observation Therapy (AOT) – Blick über den Zaun**

Die AOT nutzt die Aktivierung von Spiegelneuronen, indem Patientinnen Bewegungen beobachten, bevor sie diese selbst ausführen. Besonders bei CRPS hilft sie, Bewegungsangst abzubauen und die motorische Planung zu erleichtern.

Ein Beispiel ist die schrittweise Annäherung an eine Greifbewegung. Die Patientin beobachtet zunächst eine andere Person oder eine Videoaufnahme, in der eine Greifbewegung langsam und kontrolliert ausgeführt wird, etwa das Aufnehmen eines Glases. Dabei begleitet die Therapeutin die Szene verbal mit positiven Beschreibungen wie „*Die Hand bewegt sich sanft zum Glas, die Bewegung ist fließend.*"

Im nächsten Schritt übt die Patientin die Bewegung gemeinsam mit der Therapeutin – entweder synchron oder leicht zeitversetzt. Das Nebeneinander-Üben ermöglicht eine direkte Anpassung und Sicherheit. Ergänzend können individuelle Videos erstellt werden, die die Patientin auch zu Hause zur weiteren Visualisierung nutzt.

Diese Kombination aus Beobachtung, verbaler Begleitung und schrittweiser Eigenbewegung unterstützt die Entkopplung schmerzhafter Erwartungshaltungen und erleichtert die funktionelle Rückgewinnung der Hand.

- **GMI, AOT und positiver Bewegungsmonolog – nur die Kombination macht stark**

Neurokognitive Ansätze wie GMI, AOT und der positive innere Bewegungsmonolog lassen sich gezielt kombinieren. Besonders bei CRPS ermöglichen sie den Zugang zu Patientinnen, deren Schmerz die Therapie blockiert oder deren Bewegungsfähigkeit stark eingeschränkt ist. Diese Methoden eröffnen nicht nur neue Behandlungsoptionen, sondern bieten einen strukturierten Ansatz in der Handtherapie, wenn scheinbar nichts mehr hilft.

Das Ziel bleibt stets dasselbe: den Weg aus der Stagnation zu finden und Patientinnen ihre Hand schrittweise zurückzugeben – mit Geduld, Expertise und dem gezielten Einbezug des Gehirns in die Therapie. Kap.

### „Best of" Nummer 2, wenn nichts mehr geht – die zentral positive Verschaltung

Eine der wichtigsten Therapiemaßnahmen bei einem ausgeprägten CRPS ist jedoch die zentral positive Verschaltung. Sie beschreibt einen neurophysiologischen Mechanismus, bei dem angenehme sensorische Reize die Schmerzempfindung über zentrale Hemmmechanismen im Gehirn modulieren und reduzieren, um maladaptive Schmerzverarbeitungsmuster zu durchbrechen. Zu diesen sensorischen Reizen gehören sanfte Berührungen, leichte Streichbewegungen oder sanfter Druck, die beruhigend auf das Nervensystem wirken, oder langsame, geführte passive Bewegungen, die schmerzarme Mobilisation ermöglichen und das Wohlbefinden steigern (Staud, 2013).

Auch die Integration achtsamer Atmungstechniken sowie eine angenehme Umgebung mit Licht, Musik oder Düften können eine entspannende Atmosphäre schaffen und die parasympathische Aktivierung fördern.

Die zentral positive Verschaltung kann mit einem Dimmschalter für Schmerz verglichen werden: Angenehme sensorische Reize reduzieren die Schmerzintensität nicht über eine direkte Blockade, sondern über eine zentrale Modulation. Der Schmerz ist wie ein Licht, das immer an ist, aber durch einen Drehschalter aus dem grellen Bereich gedimmt werden kann, damit der Schmerz nicht blendet.

**„Best of" Nummer 3, wenn nichts mehr geht – die verhaltensorientierte Handtherapie**

Die verhaltensorientierte Handtherapie setzt, wie der Name schon vermuten lässt, am Verhalten der Patientin an. Anstatt sich dem Schmerz passiv zu unterwerfen und ihn zu vermeiden, wird eine aktive Auseinandersetzung mit ihm gefördert (Vlaeyen & Linton, 2000). Eine innere, kämpferische Haltung kann dabei unterstützend wirken – etwa durch einen inneren Dialog mit dem Schmerz, in dem die Patientin ihm entgegnet: *„Du kleines Biest wirst mich nicht zum Schonen zwingen. Ich lasse mir meine Hand von dir nicht nehmen!"*

Diese gezielte Wut kann als Motivation gegen das Vermeidungsverhalten, das durch den Schmerz entsteht, genutzt werden. Anstatt aus Angst vor Schmerzen die Hand nicht mehr zu benützen, wird der Fokus darauf gelegt, Bewegungen bewusst und kontrolliert auszuführen. In der verhaltensorientierten Handtherapie wird außerdem eine angemessene Dosierung von Belastung und ein durchdachtes Pausenmanagement erarbeitet, sodass Patientinnen trotz Schmerzen nicht in Schonhaltungen verharren, sondern durch gezielte Steuerung des eigenen Verhaltens ihre Hand bewusst aber achtsam benützen.

## 14.2 CRPS und der biopsychosoziale Therapieansatz

Das biopsychosoziale Modell integriert die physischen, psychischen und sozialen Faktoren, die das Erleben von Schmerzen beeinflussen. Es berücksichtigt, dass Schmerzen nicht nur durch körperliche Ursachen entstehen, sondern auch durch emotionale und soziale Aspekte verstärkt oder abgeschwächt werden können. In der Handtherapie bedeutet das, dass nicht nur der Schmerz selbst behandelt wird, sondern auch die Auswirkungen auf die Psyche und auf das soziale Umfeld der Patientinnen.

Der Schwerpunkt in der Behandlung von CRPS-Betroffenen liegt nicht nur auf der physischen Therapie zur Förderung von Körperfunktionen auf der Aktivitäts- und Partizipationsebene, gleichwertig ist die emotionale Begleitung während des oft langen und mühsamen Rehabilitationsprozesses.

Handtherapeutinnen bieten einen geschützten Raum, in dem Patientinnen über ihre Schmerzen sprechen können. Oft empfinden CRPS-Betroffene Scham oder sie ziehen sich aus Angst zurück, ihre Angehörigen mit der Problematik zu belasten. Aber auch Angehörige können durch die Schmerzgeschichte überfordert sein, da das CRPS-Syndrom über einen langen Zeitraum das Leben der Betroffenen dominiert. Ihre Reaktionen – seien sie schroff, überfürsorglich oder bagatellisierend – können zusätzlich belastend für die Schmerzbetroffenen werden.

In solchen Momenten zeigt die Handtherapeutin Verständnis, sie hört zu und vermittelt den Betroffenen und Angehörigen, dass ihre Empfindungen real und bedeutsam sind. Die Handtherapie bietet einen sicheren Raum, einen sogenannten "safe space", in dem Platz für Gespräche und Gefühle rund um den Schmerz und seine Auswirkungen auf die Person, das Umfeld und die Handfunktionen entsteht. CRPS-Betroffene und ihre Angehörigen tragen eine immense emotionale Last, deshalb ist es wichtig, dass jemand von außerhalb dieses belasteten Systems klare Perspektiven aufzeigt.

Eine Handtherapeutin kann die Richtung weisen und einen ganzheitlichen Behandlungsprozess gestalten, der gezielt auf individuelle Probleme und Bedürfnisse abgestimmt ist. Dabei steht im Mittelpunkt, trotz des überwältigenden Schmerzes aktiv zu bleiben und weiterhin an Alltagsaktivitäten teilzuhaben. Ebenso wichtig ist es, die Übungen mit positiven Emotionen zu verknüpfen – etwa indem Freude an Bewegung gefördert und kleine Erfolge sichtbar gemacht werden. Der Leitsatz „*FUNctional*" – *Funktionen mit Spaß trainieren* hilft wesentlich dabei, eine positive Dynamik zu erzeugen, die das Vertrauen in den eigenen Körper stärkt und den Umgang mit Schmerz erleichtert (Butler et al., 2009). Eine Therapie mag von außen spielerisch und mühelos wirken, doch genau diese Leichtigkeit erfordert viel Feingefühl. Es braucht Fingerspitzengefühl, natürliche Lockerheit und eine positive Atmosphäre, um den Heilungsprozess gezielt zu unterstützen.

In der therapeutischen Beziehung können Handtherapeutinnen weit mehr als körperliche Symptome behandeln – sie gehen auch auf die emotionalen Bedürfnisse der Patientinnen ein. Indem sie dem Schmerz Raum geben, Hoffnung vermitteln und die Betroffenen durch diese schwierige Lebensphase begleiten, können sie einen entscheidenden Unterschied machen (Abb. 14.4).

Das zentrale Prinzip im therapeutischen Umgang mit CRPS-Schmerz ist die Schaffung eines sicheren Rahmens, in dem der Schmerz anerkannt, aber nicht verstärkt wird. Dazu gehören Beruhigung und Aufklärung, der Abbau von Ängsten durch Vertrauen und aktives Zuhören sowie eine gezielte Begleitung im Umgang mit der Schmerzverarbeitung (Lotze & Moseley, 2020).

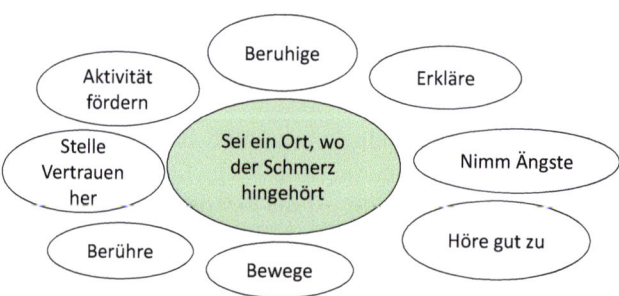

**Abb. 14.4** Handtherapie und der Umgang mit dem CRPS-Schmerz

## 14.2 CRPS und der biopsychosoziale Therapieansatz

Durch gezielte Berührung und Bewegung wird eine positive sensorische und motorische Verarbeitung gefördert (Laube et al., 2020). Die Aktivitätssteigerung und der Aufbau von Vertrauen in die eigene Hand unterstützen die schrittweise Reintegration der betroffenen Hand in den Alltag.

> **Beispiel**
>
> Ein Anruf aus der Handambulanz kündigt eine Patientin mit einer Radiusfraktur nach Verplattung an. Der ruhigstellende Gips wurde vor wenigen Tagen entfernt, doch das Handgelenk und alle 5 Finger sind vollständig unbeweglich. Null Bewegung. Besorgniserregend sind zudem die massive Schwellung des Handrückens sowie der brennende, ausstrahlende Schmerz, den die Patientin als unerträglich beschreibt. Bereits beim Betreten des Therapieraums wird deutlich: Das Schreckgespenst CRPS hat wieder zugeschlagen.
>
> Die Patientin wirkt erschöpft und entmutigt, dunkle Ringe unter ihren Augen zeugen von schlaflosen Nächten. Der Schmerz „erwürgt ihre Finger", wie sie es selbst beschreibt – ein brennendes, pulsierendes Gefühl, das bis ins Ohr zieht. Ihre gesamte Körperhaltung signalisiert Schutz und Angst: Der Arm wird eng am Körper gehalten, die Schultern sind hochgezogen. Ihre größte Sorge? Dass dieser Zustand von Dauer ist. Noch mehr aber fürchtet sie, dass die Hand in der Therapie schmerzhaft bewegt wird.
>
> Um ihr Vertrauen zu gewinnen, wird sie beruhigt: „Ich werde Ihre Hand nicht berühren." Die erste Aufgabe besteht darin, den Arm aus der angespannten Haltung zu lösen und eine lockere Position einzunehmen. Zögerlich lässt sie ihn baumeln – zunächst fremd und ungewohnt, doch nach und nach setzt eine kleine Erleichterung ein.
>
> Eine einfache Übung folgt: Ein Luftballon wird ihr zugeworfen. Der erste Versuch scheitert, doch beim zweiten Mal greift sie danach. Ohne es zu merken, beginnt sie, die Bewegung über das Schultergelenk zu aktivieren. Ihr Gesichtsausdruck verändert sich, ein erster Hauch von Zuversicht ist zu erkennen.
>
> Als nächster Schritt wird ein kaltes Kirschkernkissen eingesetzt – ein aus der Kindheit vertrautes Element, das kontrollierbare sensorische Reize bietet. Gemeinsam werden minimale Bewegungen im wohlig kühlen Kernkissen ausprobiert: sanftes Spreizen und Schließen der Finger, stets in einem erträglichen Rahmen. „Schauen Sie auf meine Finger – lassen Sie Ihre einfach tun, was sie können."
>
> Währenddessen wird der Schmerzmechanismus erklärt: Nicht jede starke Schmerzwahrnehmung bedeutet eine Gefahr für die Fraktur. Der Vergleich mit einem Rauchmelder, der bereits bei harmlosen Dämpfen Alarm schlägt, veranschaulicht dies – Frau Musterfrau beginnt zu verstehen. „Also darf ich bewegen?" – Ein erster Aha-Moment.
>
> Zum Abschluss wird der Patientin eine kleine „Therapiemaus" aus elastischem Strumpfmaterial und Papiertüchern gebastelt. Diese wird locker um den Handrücken gebunden, sodass die Finger sie immer wieder greifen können, ohne Sorge, dass sie verloren geht. Ein einfaches, aber wirkungsvolles Hilfsmittel, das

Bewegung ermöglicht, ohne Überlastung zu erzeugen. Ein Lächeln huscht über ihr Gesicht – „Das schaffe ich, die Maus zu bearbeiten!"

Was folgt, ist ein längerer therapeutischer Prozess: Sanfte Mobilisation, schrittweise Integration von Bewegung und gezielte Alltagsübungen. Der Fokus liegt auf einem individuell abgestimmten Training – nicht gegen den Schmerz, sondern mit ihm umgehen lernen.

Die Therapie wird kreativ, funktionell und spielerisch gestaltet. Spiegeltherapie, visuelle Bewegungsstrategien, sanfte Behandlungstechniken zur Regulation des autonomen Nervensystems – all dies wird eingesetzt, sobald es für die Patientin tolerierbar ist. Jeder kleine Fortschritt zählt, und mit Geduld sowie gezielter Anleitung wird sich die Beweglichkeit allmählich wieder einstellen.

CRPS verlangt Feingefühl, Struktur und therapeutische Kreativität. Die größte Herausforderung ist nicht die Bewegung selbst, sondern die Angst davor. Schritt für Schritt wird die Hand zurück ins funktionelle Leben geführt – in einem Tempo, das für die Patientin machbar ist. **Und der Schmerz? Der wird Frau Musterfrau noch eine Weile begleiten.** ◀

**CRPS – Balance zwischen Reiz und Regulation**
CRPS fordert die Handtherapie in besonderem Maß – denn hier gilt es, Bewegung zu ermöglichen, ohne zu überfordern. Die richtige Dosierung ist entscheidend: Zu wenig Reiz verstärkt die Schonhaltung, zu viel feuert die Symptome an. Statt Desensibilisierung um jeden Preis steht die kontrollierte Exposition im Fokus – Reize verstehen, Schmerz interpretieren, Bewegung trotz Schmerz ermöglichen.

Das Geheimnis? Ein individuelles Zusammenspiel aus sanfter Mobilisation, neurokognitiven Strategien und vegetativer Regulation. Nicht gegen den Schmerz arbeiten, sondern mit ihm umgehen lernen, um die Hand schrittweise zurück ins funktionelle Leben zu führen. CRPS verlangt Geduld, Präzision und therapeutische Kreativität – die beste Übung bleibt immer die, die für die Patientin machbar ist.

## 14.3 Schritt-für-Schritt-Anleitung zur CRPS-Therapie

1. **Frühzeitige Diagnose und interdisziplinäre Zusammenarbeit**
   - Anwendung der Budapester Kriterien zur sicheren Diagnosestellung
   - Nutzung zusätzlicher Diagnostik (z. B. Wärmebilddiagnostik) zur Verlaufskontrolle
   - Interdisziplinäre Zusammenarbeit mit Ärztinnen, Psychologinnen und Schmerztherapeutinnen
   - Frühe Einleitung der handtherapeutischen Maßnahmen zur Vermeidung der Chronifizierung
   - Psychologische Unterstützung zur Bewältigung von Schmerz und Vermeidungsverhalten

## 14.3 Schritt-für-Schritt-Anleitung zur CRPS-Therapie

2. **Akutphase: Schmerzmanagement und vegetative Regulation**
   - Ruhigstellung vermeiden, stattdessen vorsichtige, sanfte Bewegungen
   - Medikamentöse Therapie (z. B. Analgetika, Kortison) zur Schmerzlinderung
   - Aufklärung der Patientin über den Schmerzmechanismus und Angstabbau
3. **Zentrale positive Verschaltung**
   - Leichte massierende Streichbewegungen oder sanfter Druck zur Beruhigung des Nervensystems
   - Langsame, geführte passive Bewegungen zur schmerzarmen Mobilisation
   - Nutzung von warmen, kalten oder weichen Materialien für angenehme sensorische Reize
   - Gezielte Atemführung zur Förderung der parasympathischen Aktivierung
   - Einsatz von Licht, Musik oder Düften zur Förderung einer entspannenden Atmosphäre
   - Vermeidung stressfördernder Reize (grelles Licht, laute Geräusche, unruhige Umgebung)
   - Schaffung eines sicheren, beruhigenden Raums für die Therapie
4. **Neurokognitive Ansätze: "the brain is the gain"**
   - AOT: Beobachtung gesunder schmerzfreier Bewegung
   - GMI: Vorstellung gesunder schmerzfreier Bewegung
   - Spiegeltherapie
   - Innerer positiver Monolog: positive innere verbale Begleitung von Bewegung
5. **Bewegung trotz Schmerz: dosierte Aktivierung**
   - Beginn mit indirekten Bewegungsansätzen, z. B. sanfte Armbewegungen, Pendelübungen
   - Einsatz spielerischer Aktivitäten zur Bewegungsförderung (Luftballonspiele, Wischbewegungen)
   - Individuelle Anpassung der Belastungsgrenze zur Vermeidung von Schmerzverstärkung
   - Schrittweise Integration manueller Mobilisationstechniken, sobald tolerierbar
6. **Sensorisches Training und Desensibilisierung**
   - Anwendung verschiedener Materialien zur Sensibilitätsmodulation (Bürsten, Igelbälle, Texturen)
   - Nutzung positiver kognitiver Zusatzreize (Musik, Spiele) zur Schmerzmodulation
   - Systematische und individuell angepasste Desensibilisierungsmaßnahmen
7. **Funktionelle Integration und alltagsorientierte Therapie**
   - Nutzung von Handfunktionen in alltäglichen Betätigungen
   - Training aller Handfunktionen: Kraft, Beweglichkeit, Geschicklichkeit und Spüren
   - ADL-Training und alltagsnahe Übungen
8. **Biopsychosoziale Begleitung und Langzeitstrategie**
   - Aufbau einer therapeutischen Vertrauensbeziehung und emotionaler Unterstützung
   - Erarbeitung individueller Strategien zur Schmerzkontrolle
   - Pausenmanagement

- Integration von Entspannungstechniken und Achtsamkeitsübungen
- Aufrechterhaltung eines individuellen Trainingsplans zur langfristigen Stabilisierung

CRPS erfordert ein strukturiertes und fein abgestimmtes Vorgehen, das sowohl physiologische als auch psychologische Aspekte berücksichtigt. Eine frühzeitige Therapie, kombiniert mit gezielten Bewegungs- und Desensibilisierungsmaßnahmen, kann die Schmerzen reduzieren und die Handfunktion schrittweise wiederherstellen.

## 14.4 Quiz über den Umgang mit dem CRPS-Syndrom

*Frage 1: Welche der folgenden Aussagen zu CRPS trifft zu?*
   a) CRPS tritt ausschließlich nach schweren Verletzungen oder Operationen auf.
   b) Die genaue Ursache von CRPS ist unbekannt, es wird jedoch eine Fehlregulation des Nervensystems vermutet.
   c) CRPS betrifft ausschließlich ältere Menschen.
   d) Ohne Therapie bildet sich CRPS in den meisten Fällen von selbst zurück.

*Frage 2: Welche Aussage zur Therapie bei CRPS trifft zu?*
   a) Bewegungen sollten vollständig vermieden werden, um Schmerzen zu reduzieren.
   b) Eine zu hohe Belastung kann die Symptome verstärken und das Nervensystem weiter sensibilisieren.
   c) Eine einmalige Kortisontherapie reicht in der Regel aus, um CRPS zu heilen.
   d) Das Hauptziel ist eine vollständige Schmerzfreiheit, bevor mit der Therapie begonnen wird.

*Frage 3: Welcher Therapieansatz ist besonders wichtig, wenn Berührungen als unerträglich empfunden werden?*
   a) Direkte, intensive Massage der betroffenen Hand
   b) Spiegeltherapie und sensorisches Training mit tolerierbaren Reizen
   c) Kräftigungsübungen mit Gewichten zur Verbesserung der Durchblutung
   d) Elektrotherapie zur direkten Schmerzreduktion

*Frage 4: Warum sollte der Dosierung der Therapie bei CRPS besondere Beachtung geschenkt werden?*
   a) Eine zu intensive Therapie kann vegetative Symptome und Schmerzen verstärken.
   b) Eine zu sanfte Therapie hat keine Auswirkungen auf die Rehabilitation.
   c) Es gibt eine festgelegte Übungsdosis, die bei allen Patientinnen gleich ist.
   d) CRPS heilt spontan, unabhängig von der Therapieintensität.

**Frage 5: Welcher Mechanismus spielt eine zentrale Rolle bei der Entwicklung eines CRPS?**
a) Ein eingeklemmter Nerv in der Halswirbelsäule
b) Eine Fehlregulation des Nervensystems mit überschießender Schmerz- und Entzündungsreaktion
c) Eine unzureichende Muskelaktivität durch Ruhigstellung nach einer Fraktur
d) Eine genetisch bedingte Muskelerkrankung

Antworten: 1 b, 2 b, 3 b, 4 a, 5 b

## Literatur

Butler, D. S., Moseley, G. L., Moog, M. E., & Butler, D. S. (2009). *Schmerzen verstehen* (2., erw. Aufl.). Springer Medizin.

Harden, N. R., Bruehl, S., Perez, R. S. G. M., Birklein, F., Marinus, J., Maihofner, C., Lubenow, T., Buvanendran, A., Mackey, S., Graciosa, J., Mogilevski, M., Ramsden, C., Chont, M., & Vatine, J.-J. (2010). Validation of proposed diagnostic criteria (the „Budapest Criteria") for Complex Regional Pain Syndrome. *Pain, 150*(2), 268–274. https://doi.org/10.1016/j.pain.2010.04.030

Harvey, M.-P., Maher-Bussières, S., Emery, E., Martel, M., Houde, F., Tousignant-Laflamme, Y., & Léonard, G. (2018). Evidence of motor system reorganization in complex regional pain syndrome type 1: A case report. *Canadian Journal of Pain, 2*(1), 21–26. https://doi.org/10.1080/24740527.2017.1422116

Kügelgen, B., & Kügelgen, C. (2023). Diagnostik und nicht medikamentöse Behandlung des CRPS: Vom Entzug bis zur Begutachtung – Empfehlungen aus der Praxis. *Schmerzmedizin, 39*(5), 42–51. https://doi.org/10.1007/s00940-023-4265-3

Laube, W., Beyer, L., & Pfaff, G. (2020). *Sensomotorik und Schmerz: Wechselwirkungen Von Bewegungsreizen und Schmerzempfinden*. Springer.

Leeuw, M., Goossens, M. E., Linton, S. J., et al. (2007). The fear-avoidance model of musculoskeletal pain: Current state of scientific evidence. *Journal of Behavioral Medicine, 30*(1), 77–94. https://doi.org/10.1007/s10865-006-9085-0

Lotze, M., & Moseley, G. L. (2020). Schmerzpatienten in Bewegung bringen. *Neurorehabilitation, 12*, 82–85. https://doi.org/10.1055/a-1156-3958

Quintal, I., Poiré-Hamel, L., Bourbonnais, D., & Dyer, J.-O. (2018). Management of long-term complex regional pain syndrome with allodynia: A case report. *Journal of Hand Therapy, 31*(2), 255–264. https://doi.org/10.1016/j.jht.2018.01.012

Staud, R. (2013). The important role of CNS facilitation and inhibition for chronic pain. *International Journal of Clinical Rheumatology, 8*(6), 639–646. https://doi.org/10.2217/ijr.13.57

Strauss, S., Barby, S., Härtner, J., Neumann, N., Moseley, G. L., & Lotze, M. (2021). Modifications in fMRI representation of mental rotation following a 6 week graded motor imagery training in chronic CRPS patients. *The Journal of Pain, 22*(6), 680–691. https://doi.org/10.1016/j.jpain.2020.12.003

Vlaeyen, J. W., & Linton, S. J. (2000). Fear-avoidance and its consequences in chronic musculoskeletal pain: A state of the art. *Pain, 85*(3), 317–332. https://doi.org/10.1016/S0304-3959(00)00355-

# 15 Abschließende Gedanken – nie aufhören, voneinander zu lernen

Im Bewusstsein, dass die Wirkungsweise therapeutischer Maßnahmen zu einem gewissen Prozentsatz auf der Vielfalt und Einzigartigkeit von Therapeutinnen beruht, möchte ich Sie, liebe Leserinnen, auf Folgendes hinweisen:

Viele der Behandlungsbeschreibungen in diesem Buch sowie die Erzählungen über Frau Musterfrau basieren auf meiner langjährigen Erfahrung in der Handtherapie. Diese Erfahrung verbindet sich mit meiner unstillbaren Neugierde und Freude am Lernen, die mich dazu antreibt, Fachbücher zu lesen, im Internet zu recherchieren, an Fortbildungen teilzunehmen, Evidenzen zu prüfen, wissenschaftliche Literatur zu durchforsten, mit Studentinnen zu diskutieren, zu forschen und letztlich dieses Buch zu schreiben.

In der Handtherapie begegnen wir nicht nur der Hand, sondern auch der einzigartigen Geschichte aller Patientinnen. Die Therapieansätze und Übungen, die hier beschrieben werden, sind daher keineswegs ein festes Rezept, sondern vielmehr ein Werkzeug, das individuell angepasst und kombiniert werden muss. Der Weg zur gesunden Hand ist nicht geradlinig, sondern erfordert Flexibilität, Kreativität und oft auch den Mut, neue Wege zu gehen. Der Fortschritt erfolgt in kleinen, aber entscheidenden Schritten, die sich im täglichen Leben bemerkbar machen – sei es beim Schreiben, beim Heben einer schweren Einkaufstasche oder beim Umarmen eines geliebten Menschen. Es ist diese tägliche Praxis, das kontinuierliche Üben und das bewusste Wahrnehmen der eigenen Hand, die es den Patientinnen ermöglicht, das Vertrauen in den eigenen Körper zurückzugewinnen.

Ich lade Sie ein, sich Anregungen zu holen, Ideen zu übernehmen oder sich inspirieren zu lassen – vielleicht möchten Sie ihren eigenen Behandlungsstil damit vergleichen. Ich bin mir sicher, dass dieses Buch nicht die einzige Wahrheit darstellt und dass viele Therapeutinnen mit ihren persönlichen Ansätzen und individuellen Kontextfaktoren ebenfalls hervorragende Therapieerfolge erzielen. Deshalb möchte ich Sie ermutigen, kritisch zu bleiben und mich gerne auf Fehler aufmerksam zu machen. Ich schätze Ihre Erfahrungen und Meinungen sehr und freue mich darauf, auch von Ihnen lernen zu dürfen. Meine Kontaktmöglichkeiten finden Sie am Ende des Buches.

In jedem Schritt, den wir mit unseren Patientinnen gehen, gibt es kleine Siege, die die Grundlage für das große Ziel bilden: die Wiederherstellung einer zufriedenstellenden Handfunktion. Die Hand ist nicht nur ein funktionales Werkzeug, sondern auch ein Symbol für unsere Fähigkeit, uns mit der Welt zu verbinden. Wenn wir die Hand einer Person rehabilitieren, rehabilitieren wir mehr als nur ein Körperteil – wir ermöglichen es den Patientinnen und Patienten, wieder aktiv am Alltag teilzunehmen und ihre gewohnten Aufgaben zu bewältigen.

Allen Therapeutinnen, die auf diesem Weg mitgehen, und allen Patientinnen, die den Mut haben, ihre eigene Geschichte der Heilung zu schreiben, wünsche ich aus ganzem Herzen viel Erfolg.

## 15.1 Danke an alle meine Begleiterinnen

Danke an alle, die mich bei meiner Idee, ein Buch über die Handtherapie zu schreiben, unterstützt und begleitet haben, die mich nicht für verrückt hielten und an mein Projekt glaubten. Denn Schritt für Schritt ging es mit meiner Idee immer weiter. Danke an meine Familie, allen voran an meinen Mann Markus und meine beiden Töchter Hannah und Magda-Lena, für die vielen Gespräche und intensiven Diskussionen. Danke Markus, dass du mir mit dem Haushalt und den beiden Hunden immer den Rücken freihältst.

Ich kann gar nicht oft genug danke sagen, an alle meine unzähligen Patientinnen für euer Vertrauen in meine Arbeit, ihr wart meine wahren Lehrmeister! Danke auch all meinen Studentinnen und Kursteilnehmerinnen an meinen Online-Kursen für die wertvollen Diskussionen, ohne die ich niemals so viel gelernt hätte und auch nicht die Idee für das praxisnahe Buch bekommen hätte. Ihr habt meinen Geschichten über Frau Musterfrau als Erste zugehört und den Grundstein für dieses Stilelement damit gelegt. Danke besonders meiner Studentin und jetzt Ergotherapeutin Alina Aschbacher für die Inspiration zum Durchhalten.

Danke auch an meine allerbesten Arbeitskolleginnen der Welt, Eva und Steffi, für die Inspiration und für die Übungsideen, die ich bei euch abgeschaut habe, für das gemeinsame Lachen und Aufmuntern und das wertvolle Feedback über meine Arbeit!

Danke meiner Freundin Bettina für die Geschichte mit dem Bier und dass du mich vor vielen Jahren dazu motiviert hast, die Zertifizierung zur Handtherapeutin anzugehen.

Danke an all meine zukünftigen Leserinnen für das Kaufen des Buches und auch dafür, mir Feedback zukommen zu lassen, worüber ich mich wirklich sehr freuen würde. Denn Interaktion und lernen voneinander bringt uns alle voran!

Darf ich schlussendlich auch mir selbst danken, für mein Durchhaltevermögen und meine Lebensfreude und für und meine unermüdliche Energie für meine Arbeit als Handtherapeutin?

Ihr findet mich unter andrea@therapie-nalogisch.at oder auch auf Instagram unter handtherapy.austria.

## 15.2 Interessenskonflikt

Ich handle in privater Funktion und verfolge keine sekundären wirtschaftlichen Interessen. Meine Motivation ist rein intrinsisch und mein Ziel ist es, die Handtherapie als Herzstück der Rehabilitation der oberen Extremität anderen Kolleginnen verständlich und praxisnah zugänglich zu machen. Mit diesem Buch möchte ich mein Wissen und meine praktische Expertise weitergeben, bevor ich mich irgendwann – ich hoffe, ich bin noch lange mit dabei – aus dem Berufsleben in die Pension zurückziehe.

# Literatur

Alderman, A. K., & Chung, K. C. (2008). Measuring outcomes in hand surgery. *Clinics in Plastic Surgery, 35*(2), Article 2. https://doi.org/10.1016/j.cps.2007.10.001

Al-Malat, T., Hingmann, S., & Homann, H.-H. (2019). Klinische Untersuchung der Hand. *Orthopädie und Unfallchirurgie up2date, 14*(01), Article 01. https://doi.org/10.1055/a-0585-0404

Ashford, R. F., Nagelburg, S., & Adkins, R. (1996). Sensitivity of the jamar dynamometer in detecting submaximal grip effort. *The Journal of Hand Surgery, 21*(3), Article 3. https://doi.org/10.1016/S0363-5023(96)80352-2

Ashford, S., Slade, M., Malaprade, F., & Turner-Stokes, L. (2008). Evaluation of functional outcome measures for the hemiparetic upper limb: A systematic review. *Journal of Rehabilitation Medicine, 40*(10), 787–795. https://doi.org/10.2340/16501977-0276

Bach, A., Citrini-Hunger, A., & Tobler-Ammann, B. (2019). *Betätigungsbasierte Befunderhebung in der Handtherapie – eine E-Mail-Umfrage in der Deutschschweiz*. Schulz-Kirchner Verlag. https://doi.org/10.2443/skv-s-2019-54020190101

Blasi, Z. D., Harkness, E., Ernst, E., Georgiou, A., & Kleijnen, J. (2001). Influence of context effects on health outcomes: A systematic review. *The Lancet, 357*(9258), 757–762. https://doi.org/10.1016/S0140-6736(00)04169-6

Bode, T., Horn, T., & Schüning, A. (2022). *Wundmanagement – Wundversorgung in der täglichen Praxis*. Georg Thieme Verlag.

Buchbauer, J., Steininger, K., & Eisenlauer, H.-G. (2016). *Funktionelles Kraftaufbautraining in der Rehabilitation: Komplette Trainingsprogramme* (7., komplett überarb. Aufl.). Elsevier/Urban & Fischer.

Changulani, M., Okonkwo, U., Keswani, T., & Kalairajah, Y. (2008). Outcome evaluation measures for wrist and hand. Which one to choose? *International Orthopaedics, 32*(1), Article 1. https://doi.org/10.1007/s00264-007-0368-z

De Klerk, S., Buchanan, H., & Pretorius, B. (2015). Occupational therapy hand assessment practices: Cause for concern? *South African Journal of Occupational Therapy, 45*(2), Article 2. https://doi.org/10.17159/2310-3833/2015/V45N2A7

De Marco, D., Scalona, E., Bazzini, M. C., Nuara, A., Taglione, E., Lopomo, N. F., Rizzolatti, G., Fabbri-Destro, M., & Avanzini, P. (2021). Observation of others' actions during limb immobilization prevents the subsequent decay of motor performance. *Proceedings of the National Academy of Sciences, 118*(47), e2025979118. https://doi.org/10.1073/pnas.2025979118

Dettmers, C., & Nedelko, V. (2012). Einsatz von mentalem Training in der Neurorehabilitation. *physioscience, 8*(03), 96–103. https://doi.org/10.1055/s-0031-1299542

Dubert, T. (2014). Outcome measurements in hand and upper limb surgery. *Chirurgie de La Main, 33*(4), Article 4. https://doi.org/10.1016/j.main.2014.02.004

Elzer, M. (2019). *Angewandte Kommunikation in der Physiotherapie: Ein Kurzlehrbuch mit Praxisbeispielen* (1. Aufl.). KVM – der Medizinverlag.

Engel, G. L. (1977). The need for a new medical model: A challenge for biomedicine. *Science, 196*(4286), 129–136. https://doi.org/10.1126/science.847460

Ferrauti, A. (Hrsg.). (2020). *Trainingswissenschaft für die Sportpraxis: Lehrbuch für Studium, Ausbildung und Unterricht im Sport* (1. Aufl. 2020). Springer Berlin Heidelberg. https://doi.org/10.1007/978-3-662-58227-5

Grenier, J.-P., & Rothmund, M. (2024). A critical review of the role of manual therapy in the treatment of individuals with low back pain. *Journal of Manual & Manipulative Therapy, 32*(5), 464–477. https://doi.org/10.1080/10669817.2024.2316393

Hamzei, F. (2021). *Spiegeltherapie in Physiotherapie und Ergotherapie*. Springer.

Harden, N. R., Bruehl, S., Perez, R. S. G. M., Birklein, F., Marinus, J., Maihofner, C., Lubenow, T., Buvanendran, A., Mackey, S., Graciosa, J., Mogilevski, M., Ramsden, C., Chont, M., & Vatine, J.-J. (2010). Validation of proposed diagnostic criteria (the „Budapest Criteria") for Complex Regional Pain Syndrome. *Pain, 150*(2), 268–274. https://doi.org/10.1016/j.pain.2010.04.030

Harvey, M.-P., Maher-Bussières, S., Emery, E., Martel, M., Houde, F., Tousignant-Laflamme, Y., & Léonard, G. (2018). Evidence of motor system reorganization in complex regional pain syndrome type 1: A case report. *Canadian Journal of Pain, 2*(1), 21–26. https://doi.org/10.1080/24740527.2017.1422116

Hesse, O. (2024). Funktion und Erscheinungsbild verbessern – Narbenbehandlung. *ergopraxis, 17*(02), 18–21. https://doi.org/10.1055/a-2175-9009

Kato, M., Echigo, A., Ohta, H., Ishiai, S., Aoki, M., Tsubota, S., & Uchiyama, E. (2007). The accuracy of goniometric measurements of proximal interphalangeal joints in fresh cadavers: Comparison between methods of measurement, types of goniometers, and fingers. *Journal of Hand Therapy, 20*(1), Article 1. https://doi.org/10.1197/j.jht.2006.11.015

Kenney, R. J., & Hammert, W. C. (2014). Physical examination of the hand. *The Journal of Hand Surgery, 39*(11), 2324–2334. https://doi.org/10.1016/j.jhsa.2014.04.026

Kleinlugtenbelt, Y. V., Krol, R. G., Bhandari, M., Goslings, J. C., Poolman, R. W., & Scholtes, V. A. B. (2018). Are the patient-rated wrist evaluation (PRWE) and the disabilities of the arm, shoulder and hand (DASH) questionnaire used in distal radial fractures truly valid and reliable? *Bone & Joint Research, 7*(1), Article 1. https://doi.org/10.1302/2046-3758.71.BJR-2017-0081.R1

Koller, T., Gut, V., Rüegg, C., & Meier, P. (2020). *Manuelle Narbentherapie bei tiefdermalen Defekten nach Verbrennungen: Leitfaden für Physiotherapeuten und Ergotherapeuten*. Springer Fachmedien Wiesbaden GmbH.

Kraft, E. (2015). Spiegeltherapie zur Behandlung chronischer Schmerzen. *neuroreha, 07*(01), 37–39. https://doi.org/10.1055/s-0035-1548520

Kügelgen, B., & Kügelgen, C. (2023). Diagnostik und nicht medikamentöse Behandlung des CRPS: Vom Entzug bis zur Begutachtung - Empfehlungen aus der Praxis. *Schmerzmedizin, 39*(5), 42–51. https://doi.org/10.1007/s00940-023-4265-3

Lippka, M.-M. (2015). *Leitfaden Kommunikation im therapeutischen Alltag: Physiotherapie, Ergotherapie, Sprachtherapie: von A wie „Aktives Zuhören" bis Z wie „Zeitdruck"* (1. Auflage). Elsevier, Urban & Fischer. https://doi.org/10.1016/C2013-0-23325-0

Löber, M., & van den Berg, F. (2007). *Untersuchen und Behandeln nach Cyriax*. Springer Berlin Heidelberg. https://doi.org/10.1007/978-3-540-68101-4

Lotze, M., & Moseley, G. L. (2020). Schmerzpatienten in Bewegung bringen. *neuroreha, 12*(02), 82–85. https://doi.org/10.1055/a-1156-3958

Mathiowetz, V., Weber, K., Kashman, N., & Volland, G. (1985). Adult norms for the nine hole peg test of finger dexterity. *The Occupational Therapy Journal of Research, 5*(1), Article 1. https://doi.org/10.1177/153944928500500102

Meade, L. B., Bearne, L. M., Sweeney, L. H., Alageel, S. H., & Godfrey, E. L. (2019). Behaviour change techniques associated with adherence to prescribed exercise in patients with persistent musculoskeletal pain: Systematic review. *British Journal of Health Psychology, 24*(1), 10–30. https://doi.org/10.1111/bjhp.12324

Moser, A. (2023). Der Moser-Köfeler-Visualisierungsbogen für die Handfunktion (MOKÖ). *Praxis Handreha, 04*(01), 40–45. https://doi.org/10.1055/a-1779-3164

Moser, A., Aschbacher, A. J., Moser, H. P., & Schaden, W. (2024). *Der Moser-Köfeler-Visualisierungsbogen für die Handfunktion (MoKö) Der MoKö unter der Lupe: Inwieweit stellt der neu entwickelte MoKö einen Gewinn für die Handbefundung dar?* Schulz-Kirchner Verlag GmbH. https://doi.org/10.2443/skv-s-2024-54020240202

Nakaten, A., Govers, J., & Dohle, C. (2009). *Spiegeltherapie in der Neurorehabilitation*. Schulz-Kirchner.

*Prometheus. LernAtlas der Anatomie (Allgemeine Anatomie und Bewegungssystem)* (2005). Thieme.

Quintal, I., Poiré-Hamel, L., Bourbonnais, D., & Dyer, J.-O. (2018). Management of long-term complex regional pain syndrome with allodynia: A case report. *Journal of Hand Therapy*, *31*(2), 255–264. https://doi.org/10.1016/j.jht.2018.01.012

Ritschl, V. (2014). *Analyse der Reliabilität und Anwendung von Goniometern zur Erstellung von Anwendungsempfehlungen für die ergotherapeutische Praxis – ein systematischer Review*. Schulz-Kirchner Verlag. https://doi.org/10.2443/skv-s-2014-54020140102

Ritschl, V., Weigl, R., Stamm, T. A., & Mériaux-Kratochvila, S. (Hrsg.). (2016). *Wissenschaftliches Arbeiten und Schreiben: Verstehen, Anwenden, Nutzen für die Praxis*. Springer.

Rizzolatti, G., Fabbri-Destro, M., Nuara, A., Gatti, R., & Avanzini, P. (2021). The role of mirror mechanism in the recovery, maintenance, and acquisition of motor abilities. *Neuroscience & Biobehavioral Reviews*, *127*, 404–423. https://doi.org/10.1016/j.neubiorev.2021.04.024

Rollnick, S., Miller, W. R., & Butler, C. C. (2020). *Motivierende Gesprächsführung in den Heilberufen: Core-Skills für Helfer* (2. Aufl.). Probst Verlag.

Rossettini, G., Camerone, E. M., Carlino, E., Benedetti, F., & Testa, M. (2020). Context matters: The psychoneurobiological determinants of placebo, nocebo and context-related effects in physiotherapy. *Archives of Physiotherapy*, *10*(1), 11. https://doi.org/10.1186/s40945-020-00082-y

Santos-Eggimann, B., Ballan, K., Fustinoni, S., & Büla, C. (2020). Measuring slowness in old age: Times to perform moberg picking-up and walking speed tests. *Journal of the American Medical Directors Association*, *21*(11), 1729–1734.e2. https://doi.org/10.1016/j.jamda.2020.03.020

Sarasso, E., Gemma, M., Agosta, F., Filippi, M., & Gatti, R. (2015). Action observation training to improve motor function recovery: A systematic review. *Archives of Physiotherapy*, *5*(1), 14. https://doi.org/10.1186/s40945-015-0013-x

Schwegler, J. S., & Lucius, R. (2011). *Der Mensch. Anatomie und Physiologie* (5., überarb. Aufl). Georg Thieme Verlag KG.

Schwegler, J. S., & Lucius, R. (2022). *Der Mensch. Anatomie und Physiologie* (7., überarb. Aufl.). Georg Thieme Verlag.

Staud, R. (2013). The important role of CNS facilitation and inhibition for chronic pain. *International Journal of Clinical Rheumatology*, *8*(6), 639–646. https://doi.org/10.2217/ijr.13.57

Steinmair, D., Ronge-Toloraya, A., & Löffler-Stastka, H. (2022). Veränderungen der Kontextfaktoren und deren Auswirkungen auf die Arzt-Patient-Beziehung. *psychopraxis. neuropraxis*, *25*(1), 45–48. https://doi.org/10.1007/s00739-021-00774-5

Strauss, S., Barby, S., Härtner, J., Neumann, N., Moseley, G. L., & Lotze, M. (2021). Modifications in fMRI representation of mental rotation following a 6 week graded motor imagery training in chronic CRPS patients. *The Journal of Pain*, *22*(6), 680–691. https://doi.org/10.1016/j.jpain.2020.12.003

Strebel, H., Merklein de Freitas, C., Kranz, F., & Berding, J. (Hrsg.). (2022). Assessments in derErgotherapie: Die Re-(Evaluation) klienten- und betätigungszentriert gestalten.In H. Strebel, C. Merklien de Freitas, & F. Kranz (Hrsg.), *unterMitarbeit von J. Berding u.a.* (1. Aufl.). Hogrefe.

Tittel, K., Seidel, E. J. (2016). *Beschreibende und funktionelle Anatomie* (16. überarbeitete und erweiterte Auflage). Kiener

Valdes, K., MacDermid, J., Algar, L., Connors, B., Cyr, L. M., Dickmann, S., Lucado, A. M., & Naughton, N. (2014). Hand therapist use of patient report outcome (PRO) in practice: A survey study. *Journal of Hand Therapy*, *27*(4), Article 4. https://doi.org/10.1016/j.jht.2014.07.001

Zumhasch, R. (2020). Therapie und Prävention von Problemnarben. *Praxis Handreha*, *1*(03), 140–144. https://doi.org/10.1055/a-1155-5949

MIX
Papier aus verantwortungsvollen Quellen
Paper from responsible sources
FSC® C105338

If you have any concerns about our products,
you can contact us on
**ProductSafety@springernature.com**

In case Publisher is established outside the EU,
the EU authorized representative is:
**Springer Nature Customer Service Center GmbH
Europaplatz 3, 69115 Heidelberg, Germany**

Printed by Libri Plureos GmbH
in Hamburg, Germany